彩色圖例

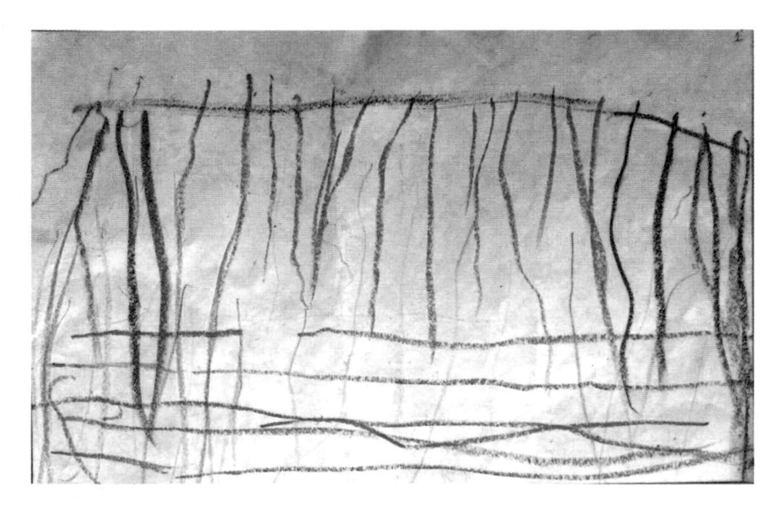

圖 2-13　四歲五個月幼兒的塗鴉三連作之一

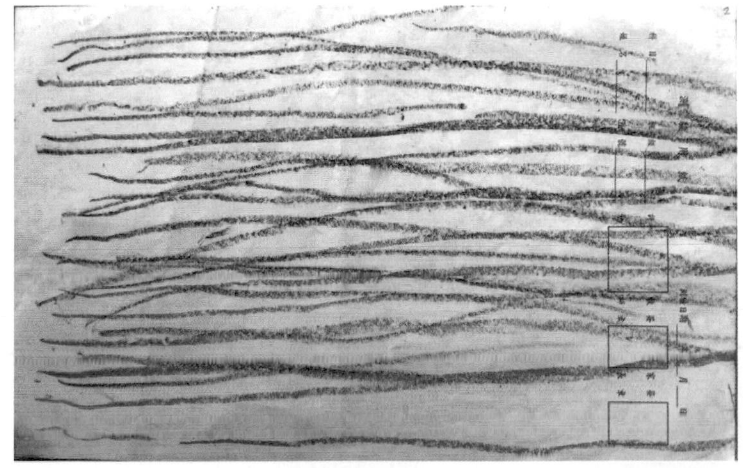

圖 2-14　四歲五個月幼兒的塗鴉三連作之二

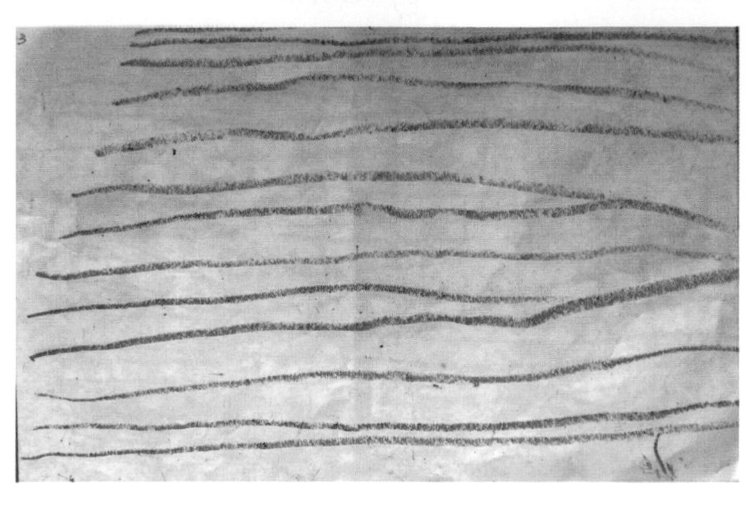

圖 2-15　四歲五個月幼兒的塗鴉三連作之三

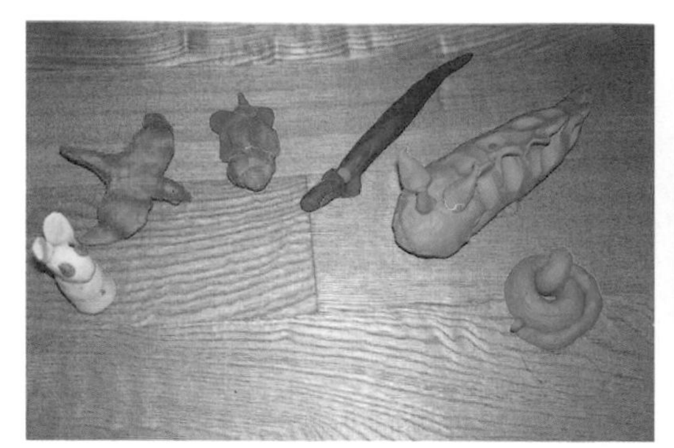

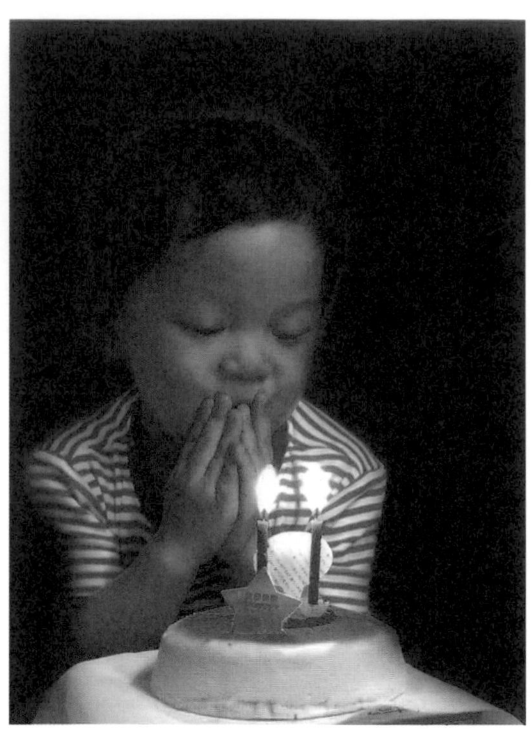

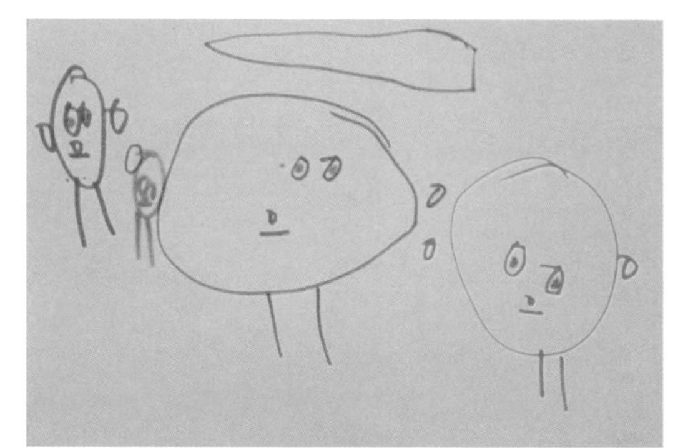

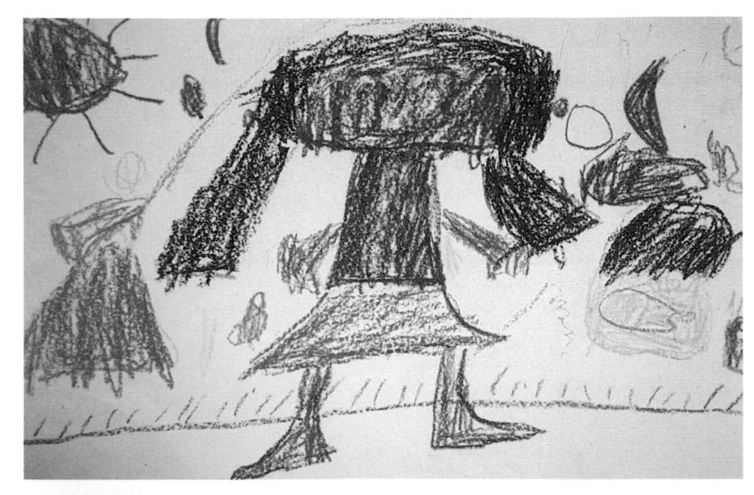

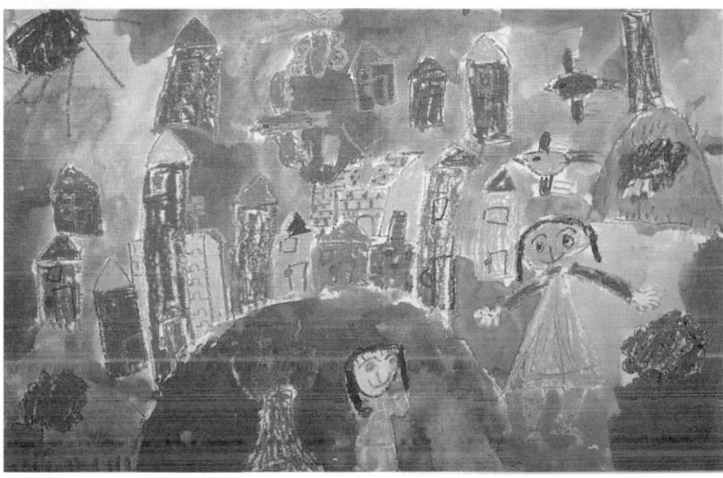

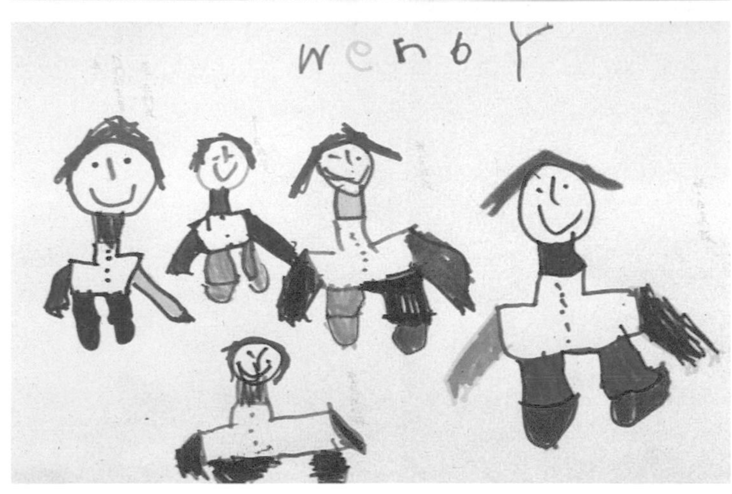

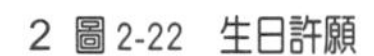

1 圖 2-21　男，四歲，27×39 公分，黏土遊戲

2 圖 2-22　生日許願

3 圖 3-2　男，六歲七個月，27×39 公分，「全家福」

4 圖 3-7　女，四歲半，27×39 公分，故事畫「月宮裡的兔寶寶」

5 圖 3-10　女，六歲，27×39 公分，「自畫像」

6 圖 3-12　女，六歲，39×54 公分，自由畫

7 圖 3-14　男，六歲，27×39 公分

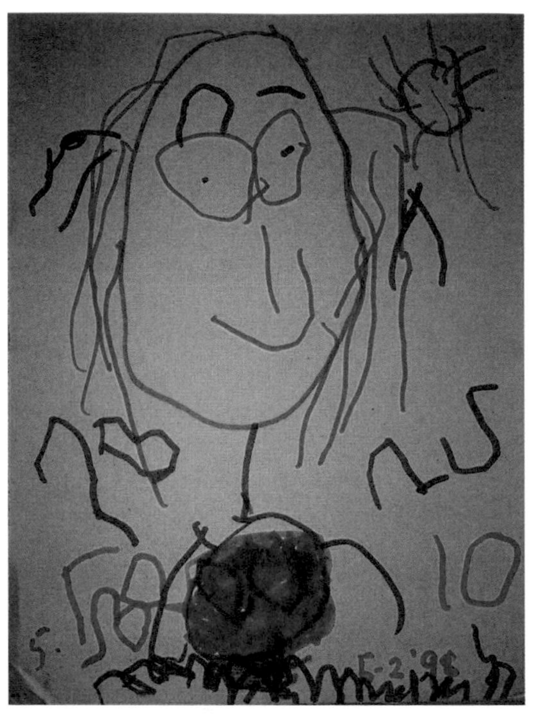

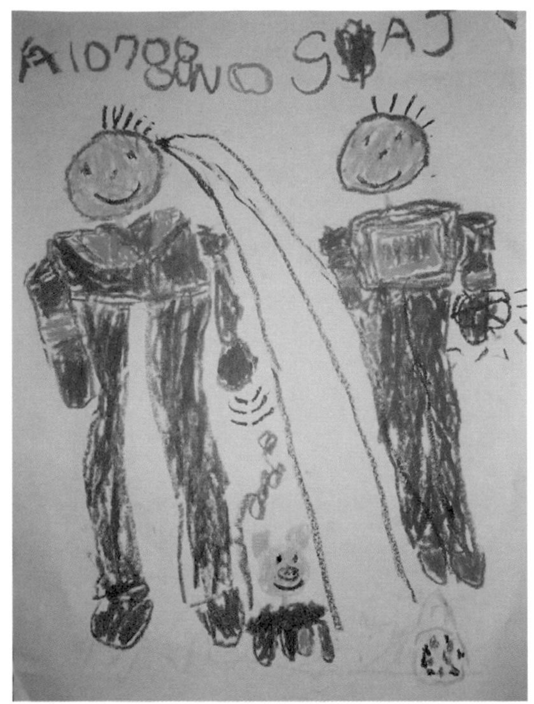

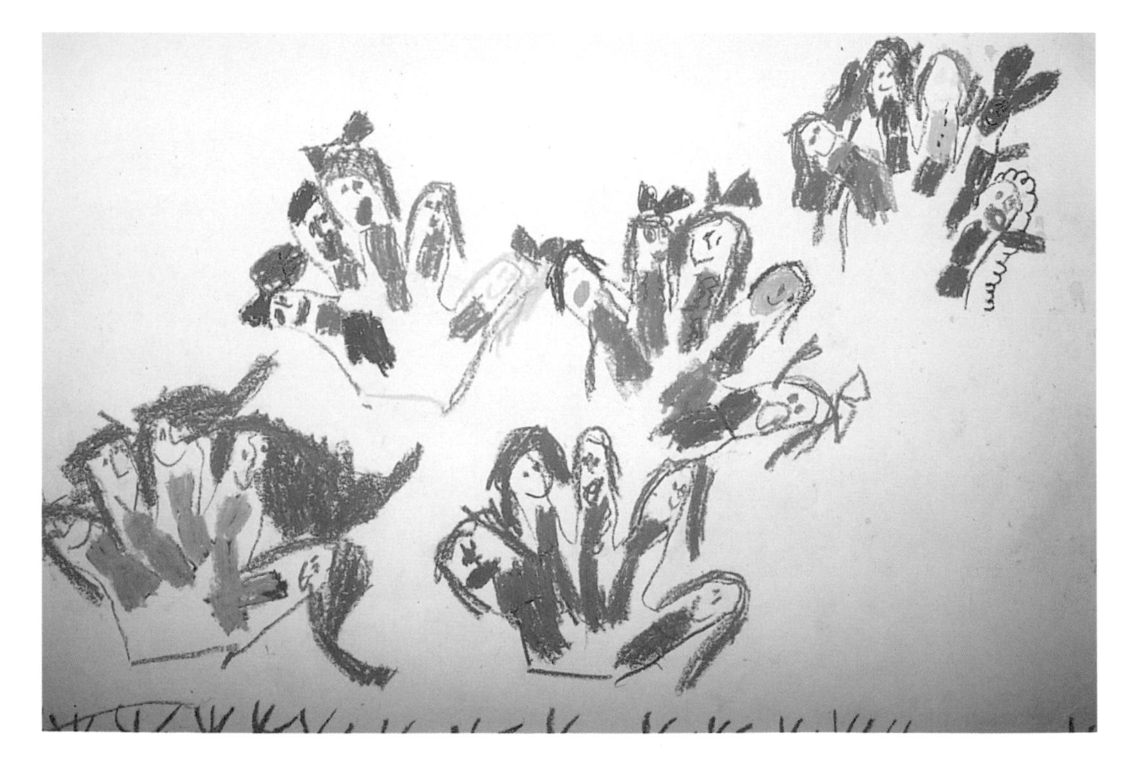

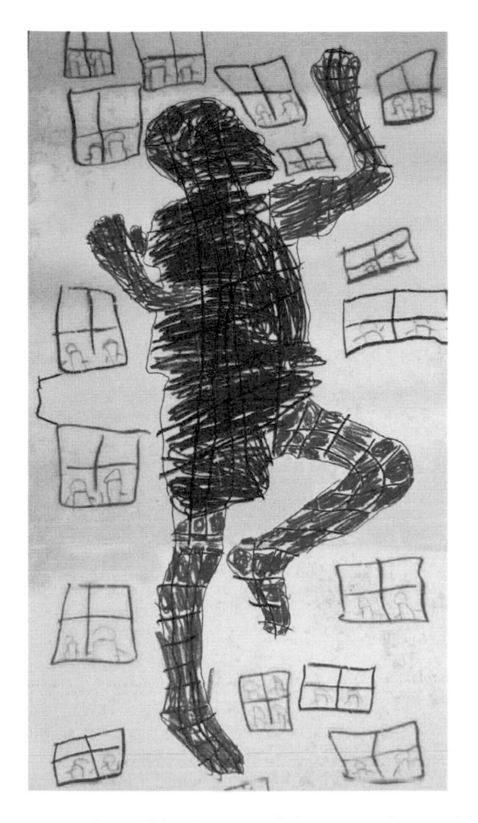

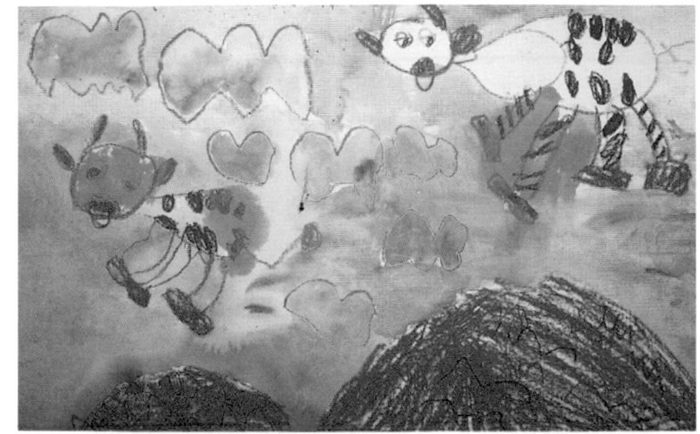

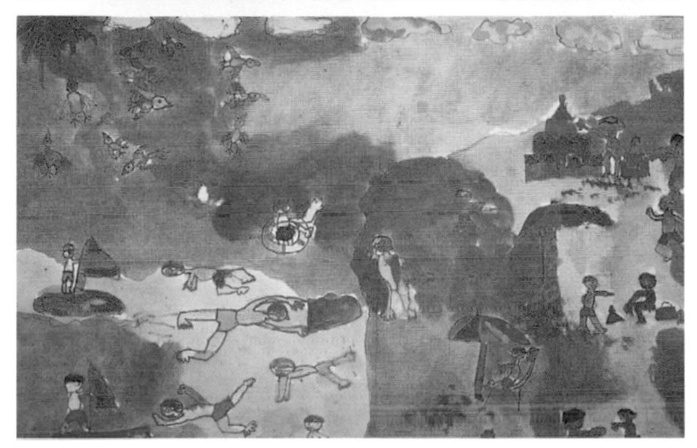

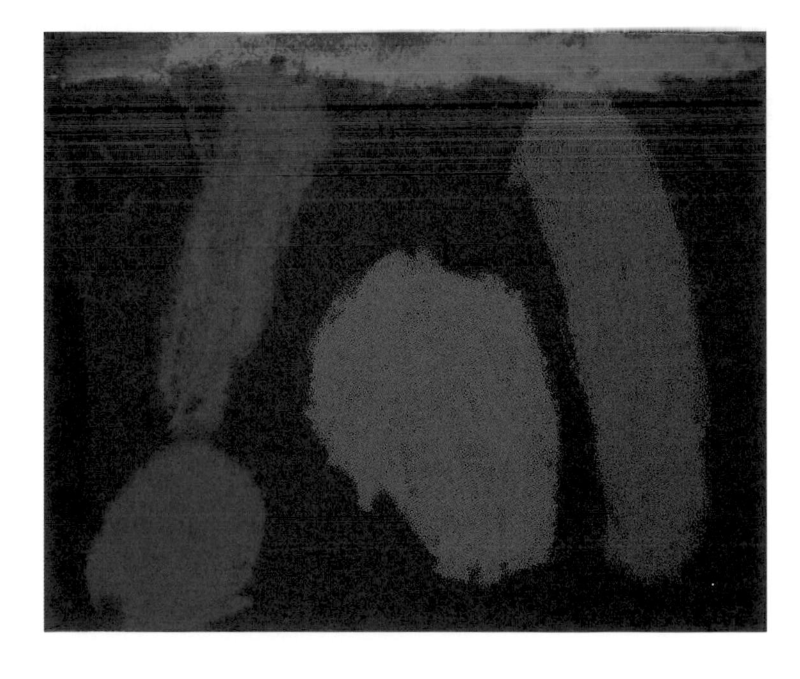

1	2	4	5 / 6
3		7	

1 圖3-16 男，四歲，「媽媽」

2 圖3-17 五歲半孩子的全家福畫

3 圖3-24 女，六歲，27×39公分，手掌創意畫

4 圖3-25 男，六歲，78×162公分

5 圖3-31 女，六歲，39×54公分，「乳牛」

6 圖3-32 男，七歲，39×54公分，「夏日的海邊」

7 圖3-34 女，五歲，18.5×27公分，砂紙自由畫

1
2
3 | 4

1 圖 4-1　女，六歲，27×39 公分，自由畫

2 圖 4-2　女，六歲，27×39 公分

3 圖 4-3　女，六歲，27×39 公分，「全家福」

4 圖4-12　男，九歲，27×39公分，自由畫「馬戲團裡的小丑走鋼索」

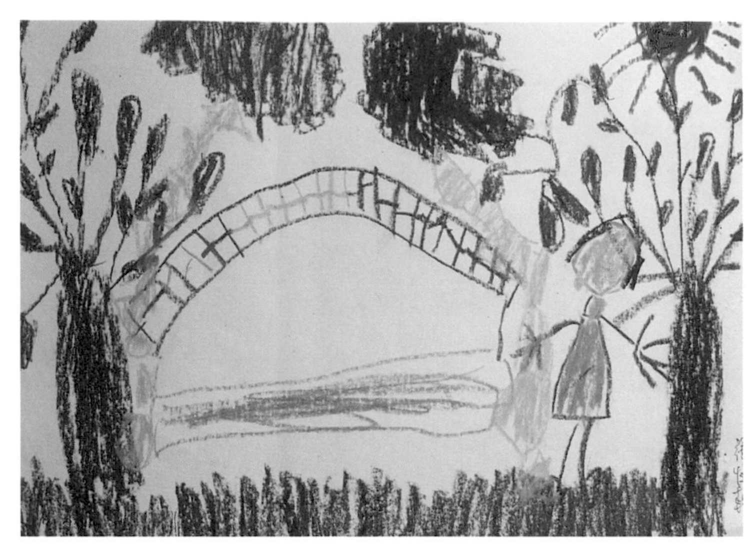

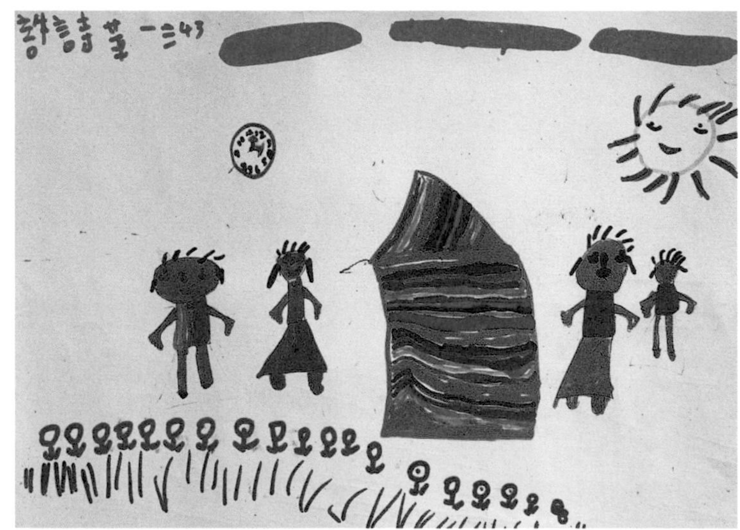

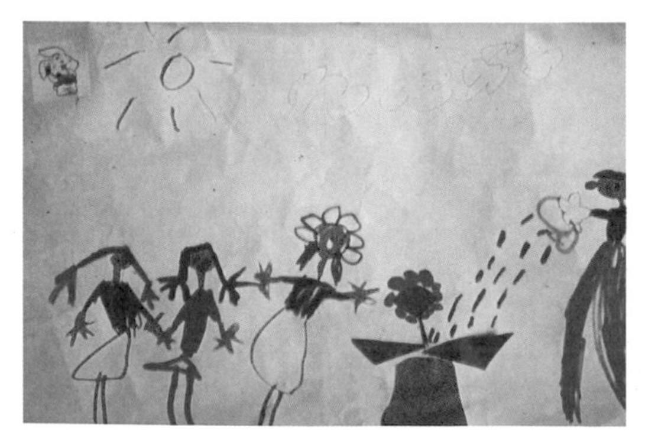

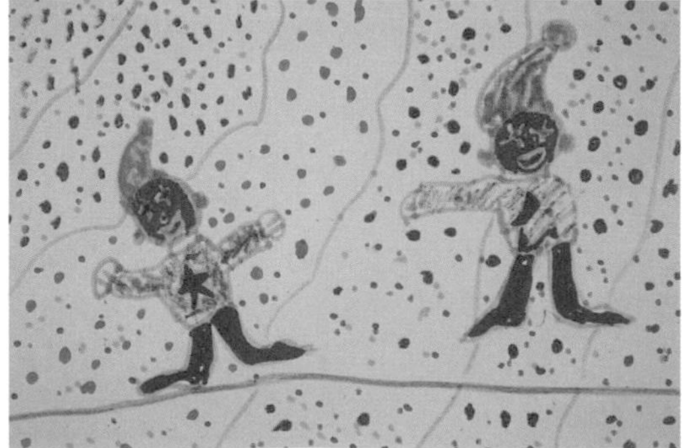

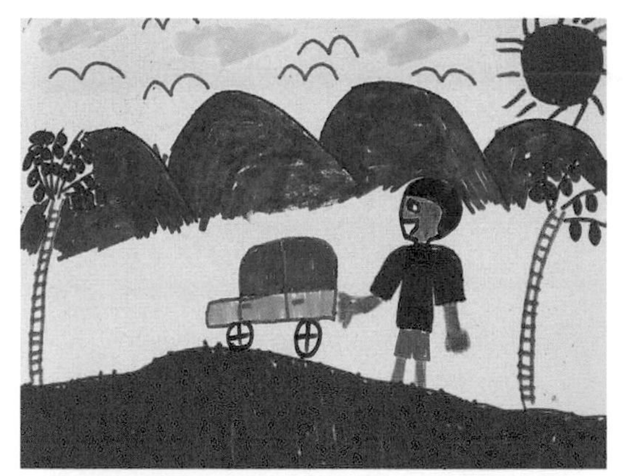

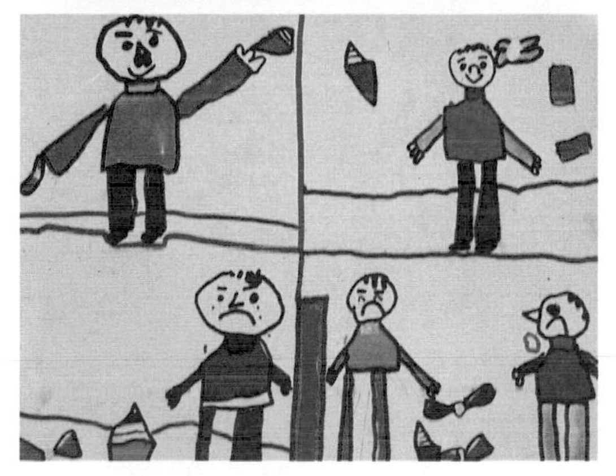

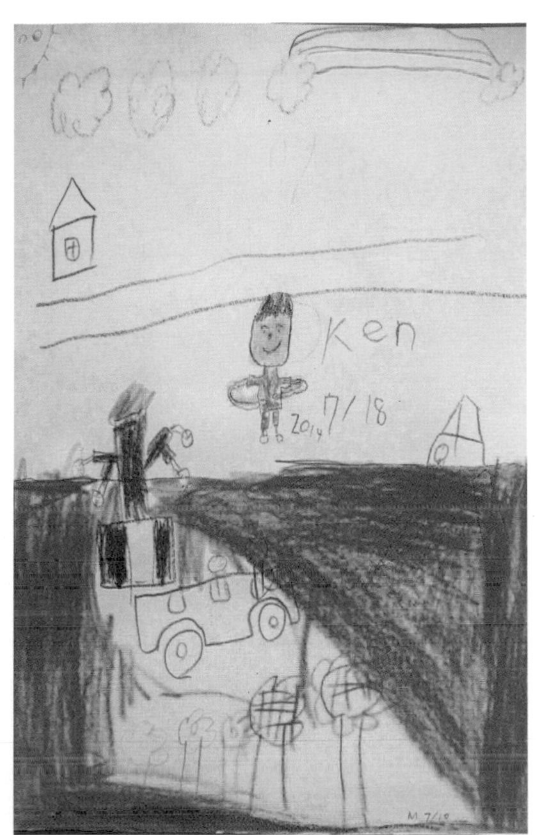

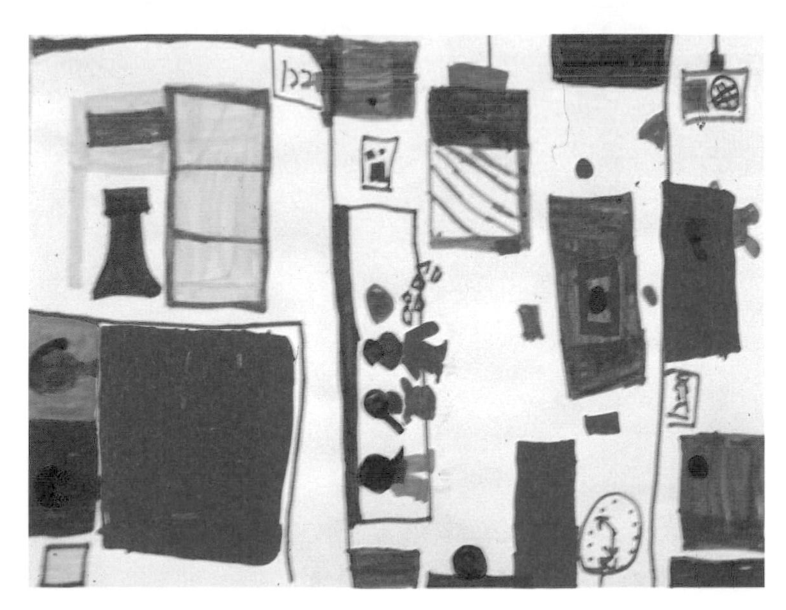

1	3
2	
4	

1 圖 4-13　男，八歲七個月，27×39 公分，自由畫「我在爬山」

2 圖 4-14　男，七歲，27×39 公分

3 圖 4-16　男，七歲十個月，自由畫

4 圖 4-22　男，九歲，27×39 公分，「全家福」

1	4	5
2		6
3	7	

1 圖4-25 女，九歲一個月，27×39公分

2 圖4-26 女，八歲十個月，27×39公分，音感作畫

3 圖4-27 女，八歲二個月，27×39公分，自由畫

4 圖4-29 女，七歲二個月，39×54公分，自畫像

5 圖4-31 女，九歲十一個月，27×39公分，音感作畫「山地同胞演唱會」

6 圖4-32 女，九歲，27×39公分，「聖誕快樂」

7 圖4-35 女，七歲，27×39公分，自由畫

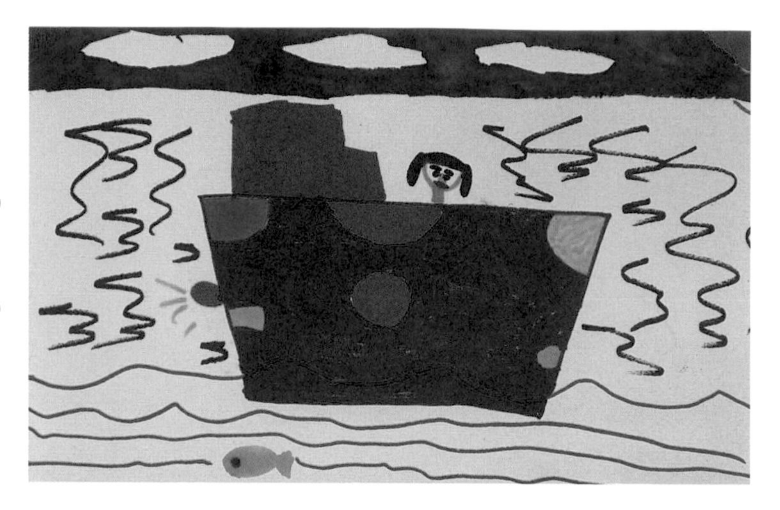

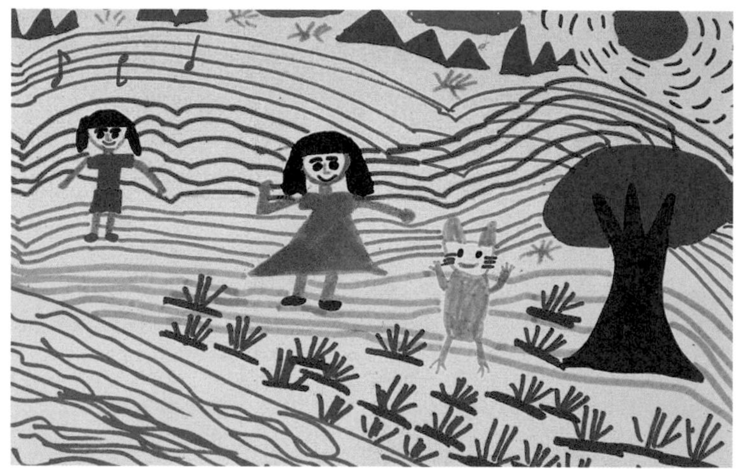

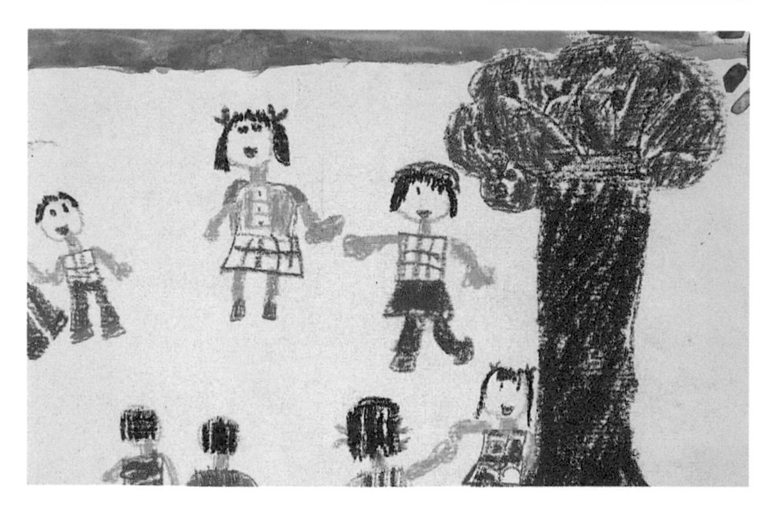

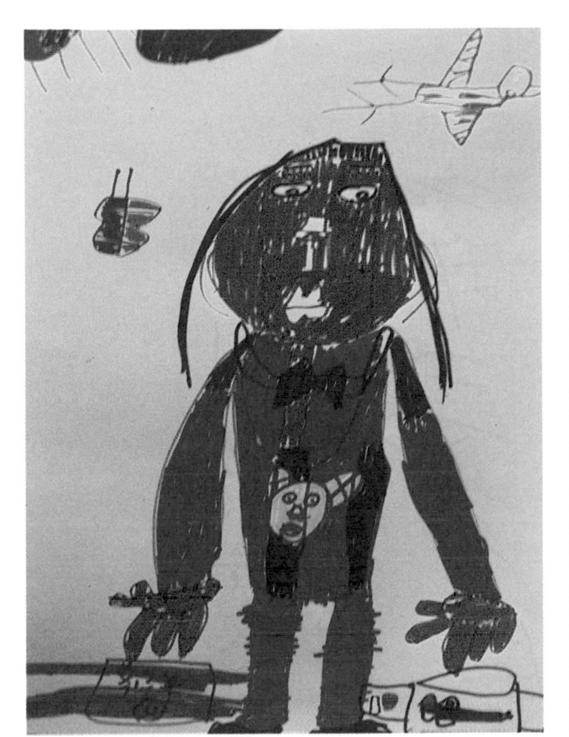

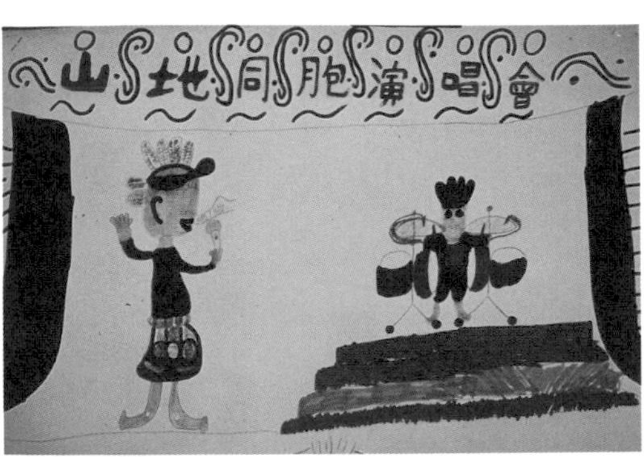
山地同胞演唱會

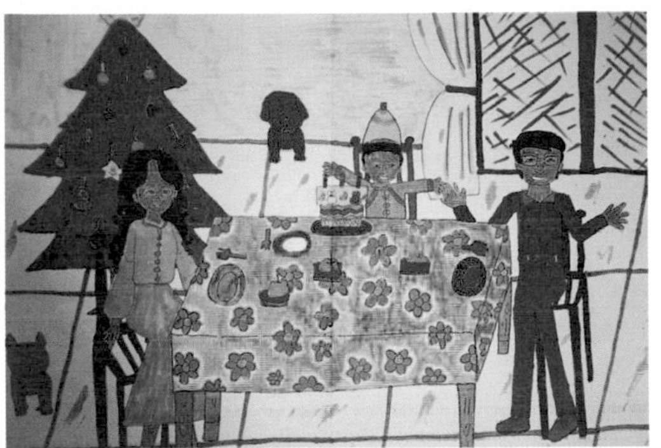

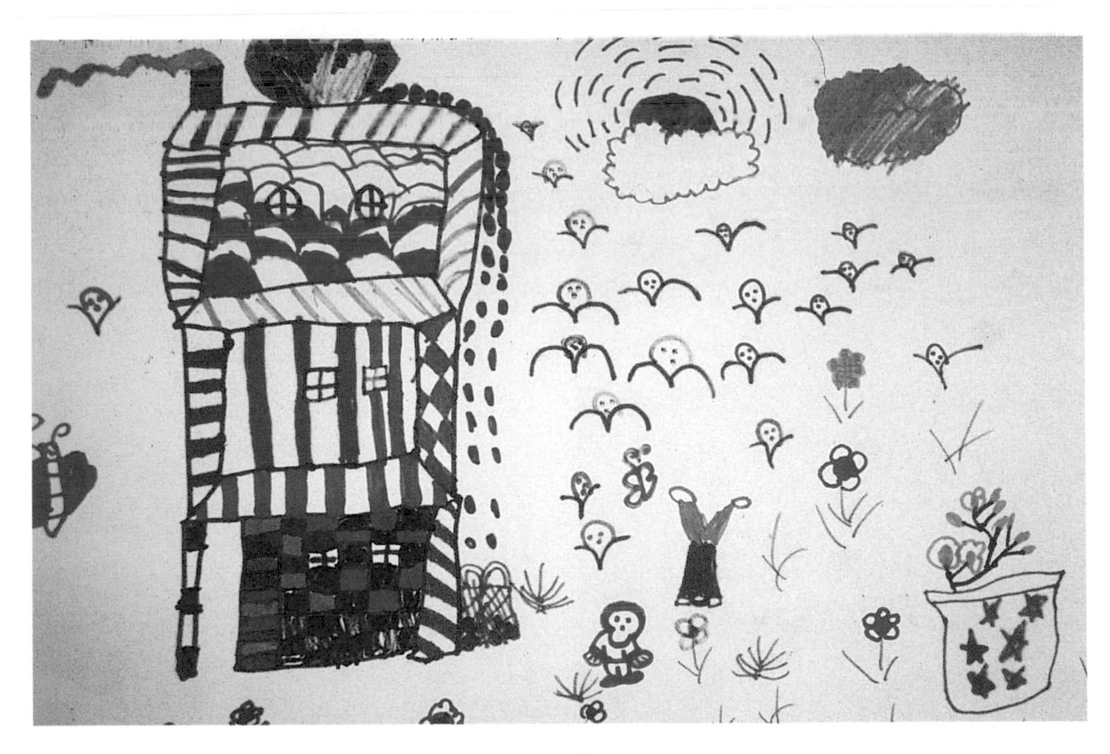

	1	
	2	3
	4	5

1 圖4-36　女，七歲，27×39公分，「全家福」

2 圖4-40　女，九歲十個月，27×39公分，音感作畫

3 圖4-41　女，八歲十個月，27×39公分，「我們在一起玩跳繩」

4 圖4-42　男，八歲十一個月，27×39公分，「放風箏」

5 圖4-43　女，七歲，27×39公分，「打預防針」

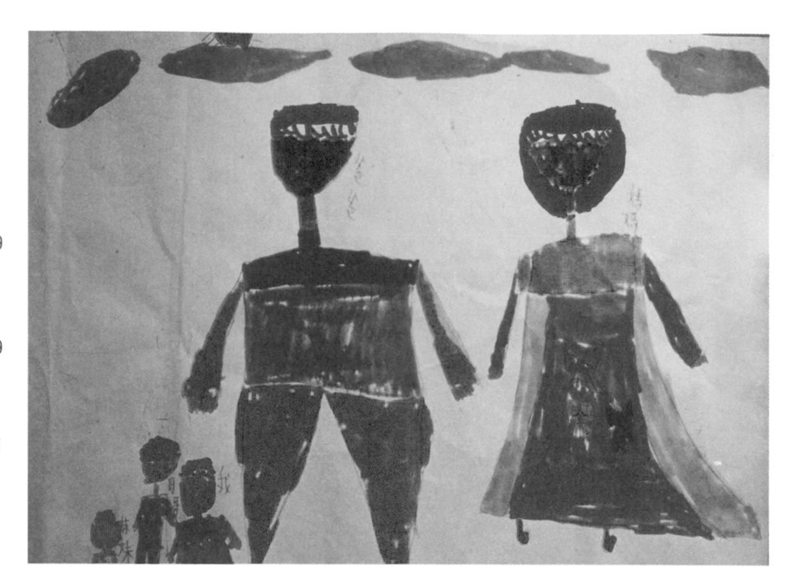

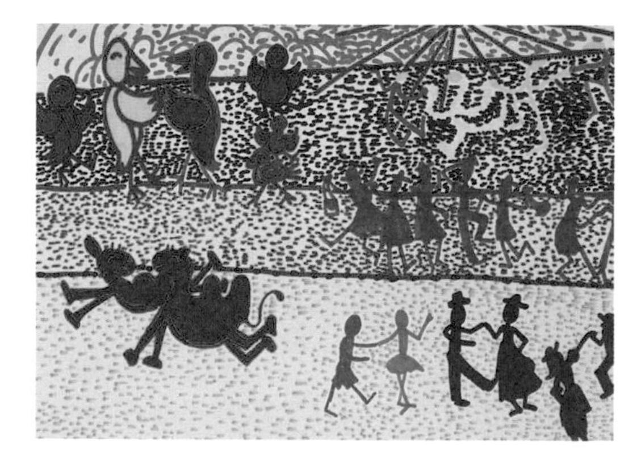

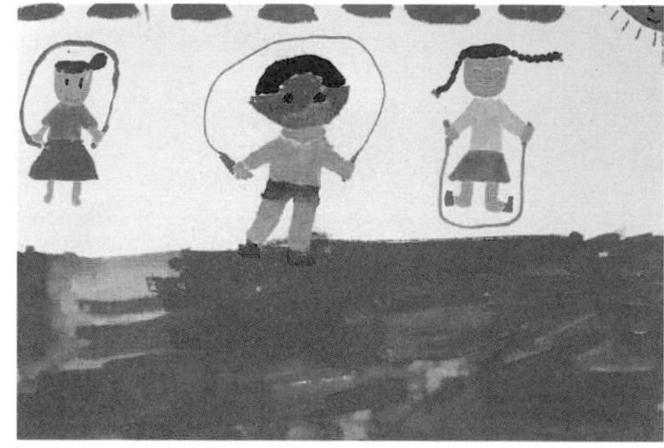

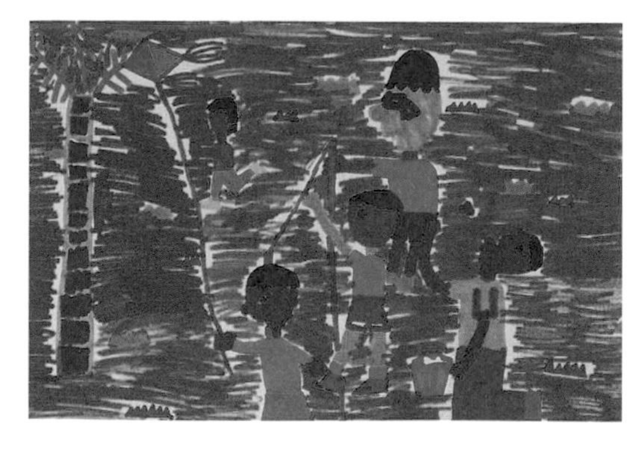

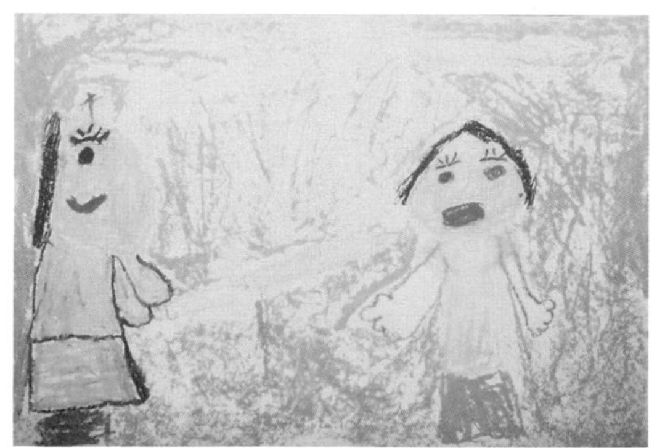

	1	
	2	3
	4	5

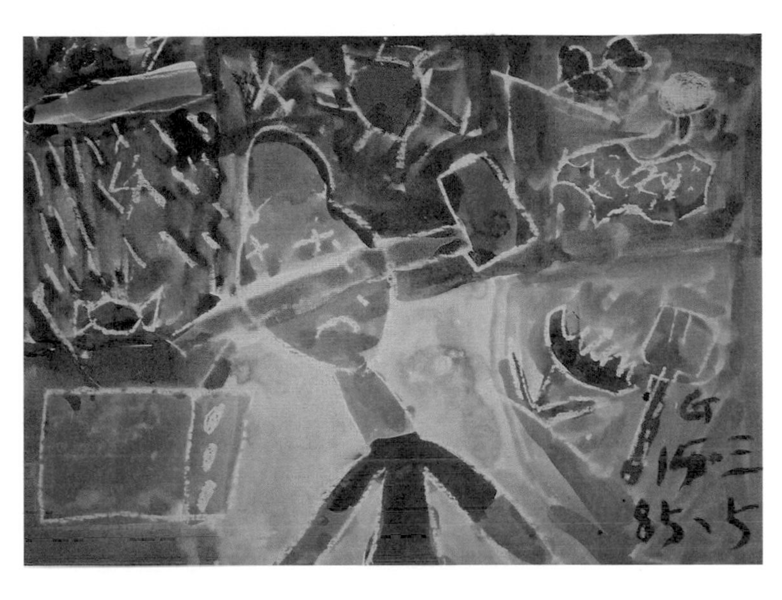

1 圖4-44　男，八歲，39×54公分，「難過」

2 圖4-45　男，八歲，黏土雕塑「恐龍」

3 圖5-1　女，九歲半，27×39公分，「新疆舞」

4 圖5-2　女，九歲一個月，27×39公分，音感作畫「芭蕾舞」

5 圖5-3　女，九歲五個月，27×39公分，音感作畫「馬」

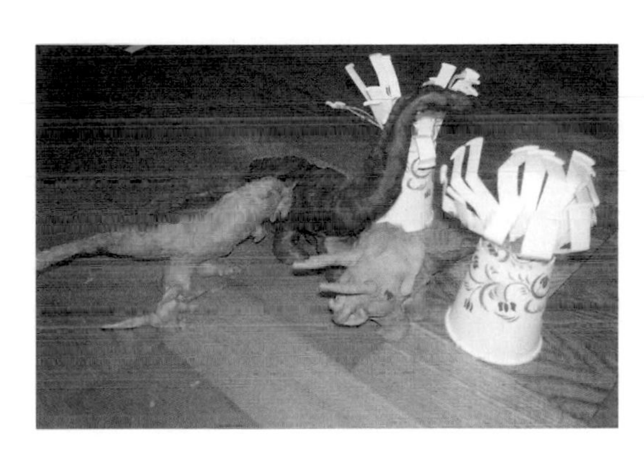

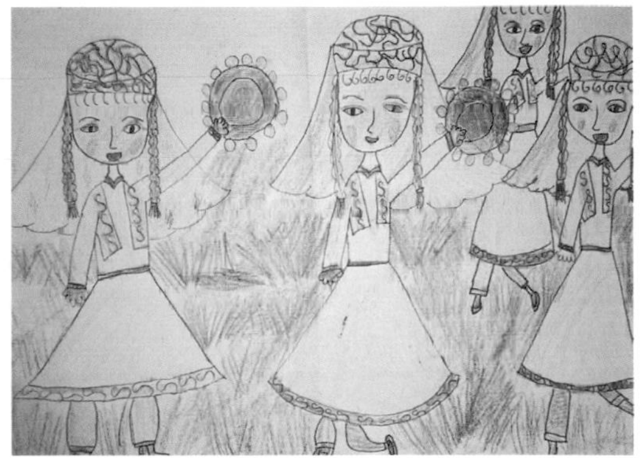

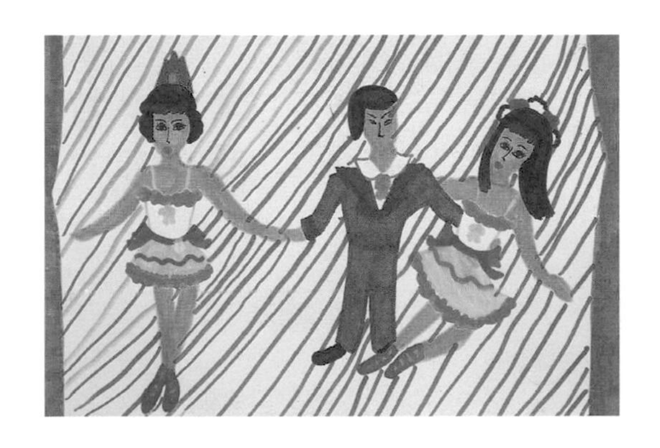

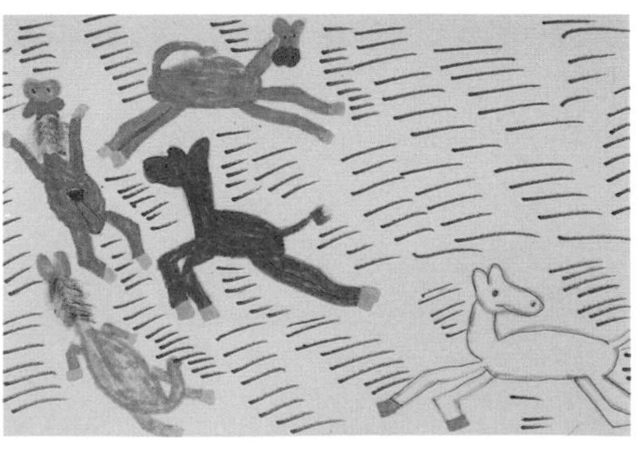

	1	
2		3
4		5

1 圖 5-5　女，十歲二個月，27×39 公分，「踏青」

2 圖 5-6　女，九歲，27×39 公分，「辦家家酒」

3 5-7　女，十歲，27×39 公分，「野餐」

4 圖 5-8　男，十歲二個月，27×39 公分，「熱門演唱會」

5 圖 5-11　女，八歲三個月，27×39 公分，自由畫「校外教學」

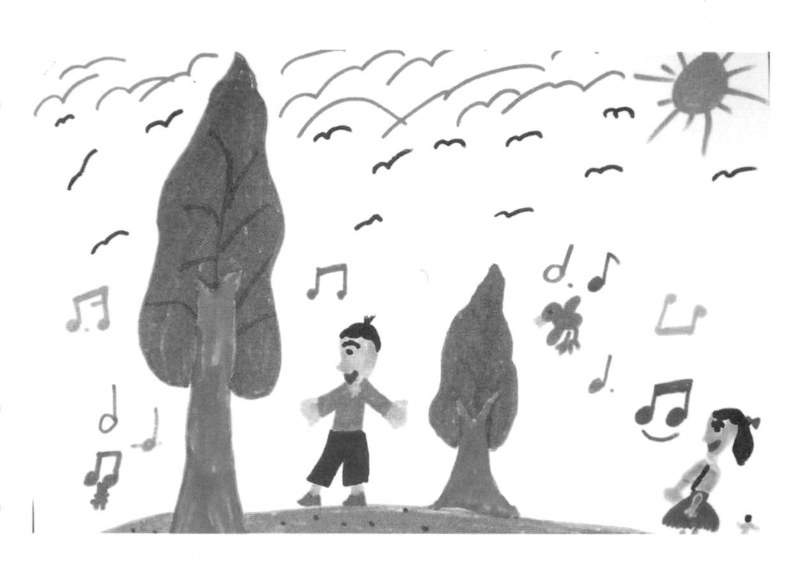

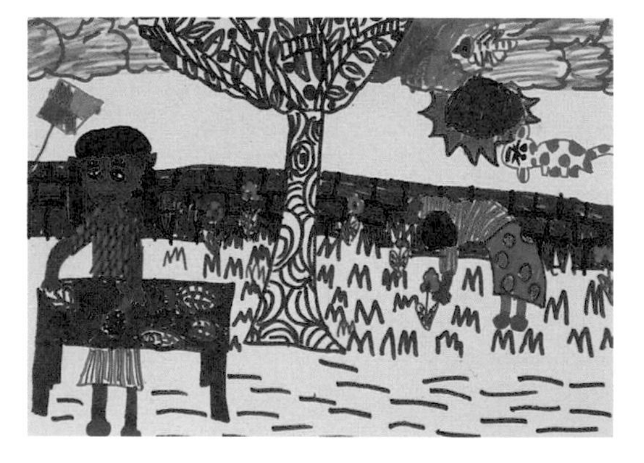

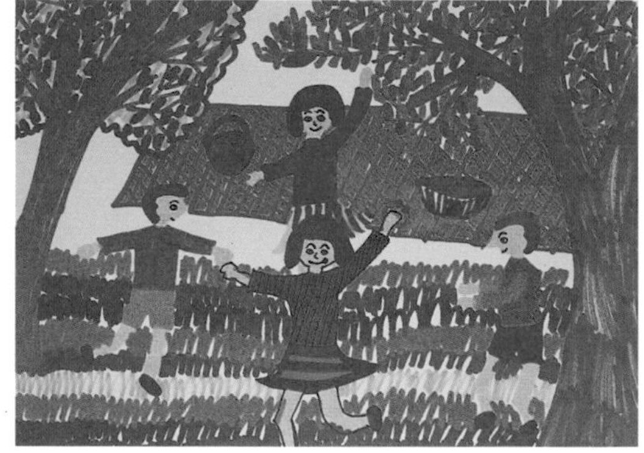

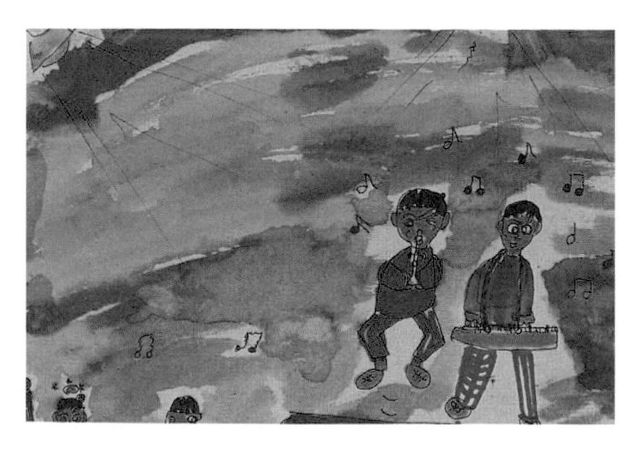

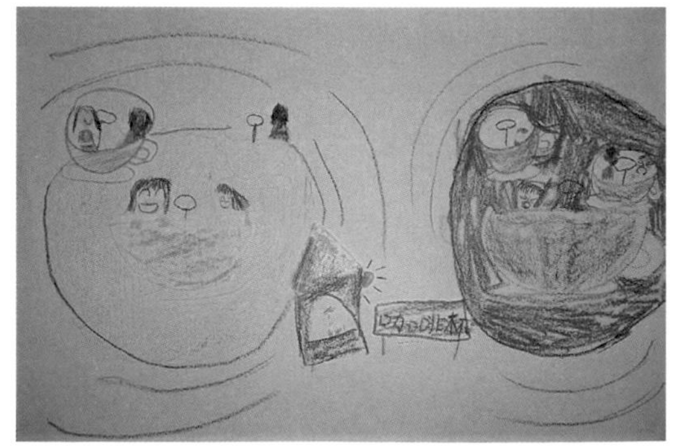

	1	
2		3
4		5

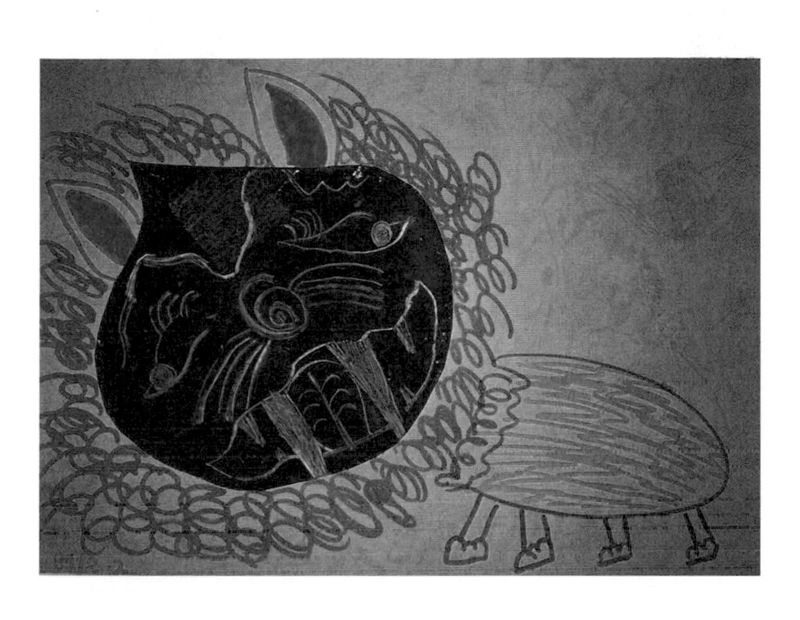

1 圖 5-12　女，十一歲半，27×39 公分，自由創作「舞獅」

2 圖 5-13　女，九歲一個月，27×39 公分，「運動會」

3 圖 5-14　男，十歲，27×39 公分，自由畫「白沙灣」

4 圖 5-15　男，十歲，27×39 公分，自由畫「千百種被砍殺支解的情境」

5 圖 5-17　女，九歲，27×39 公分，「國慶日大遊行」

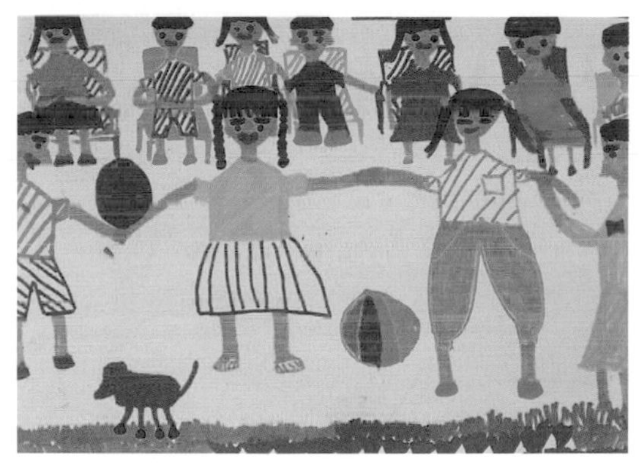

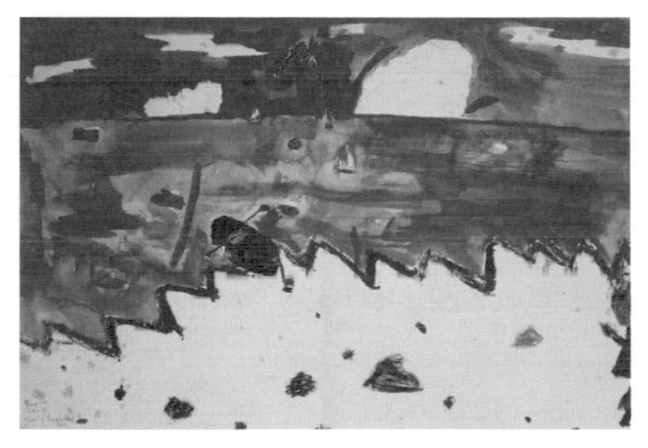

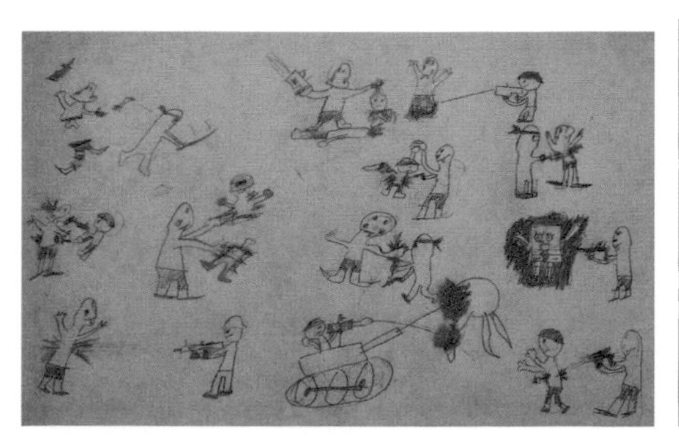

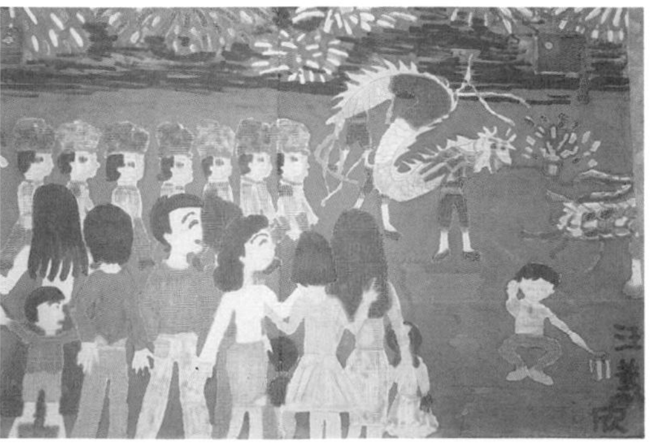

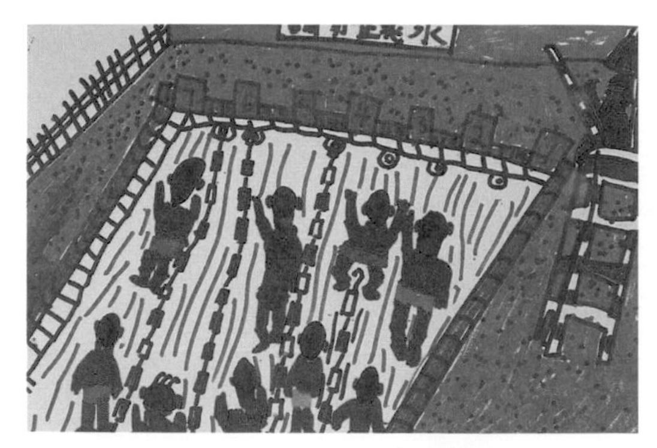

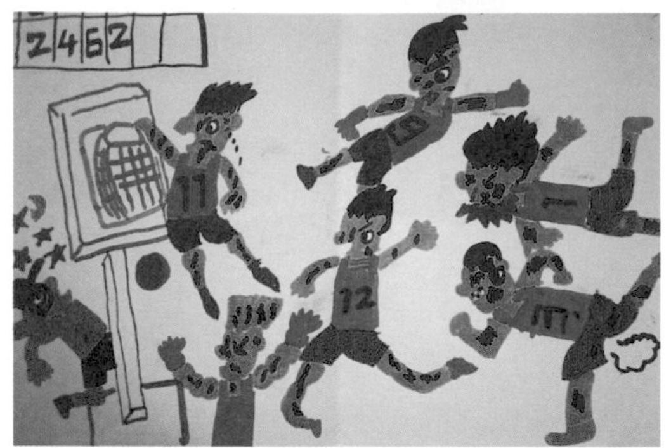

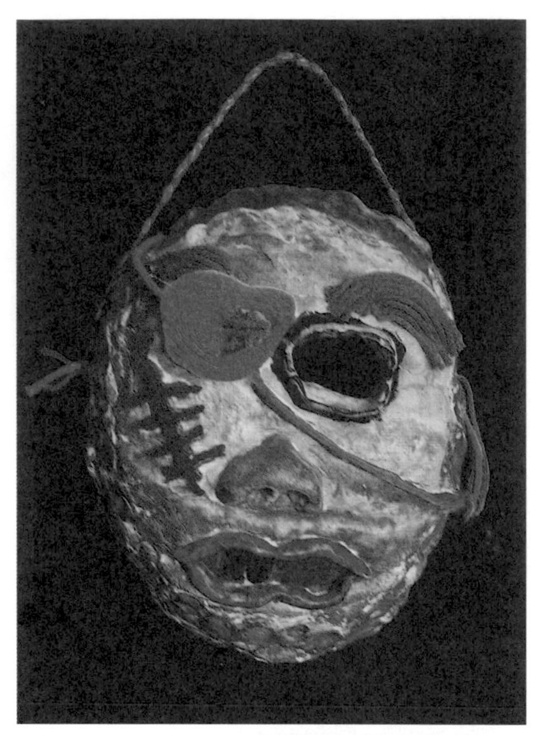

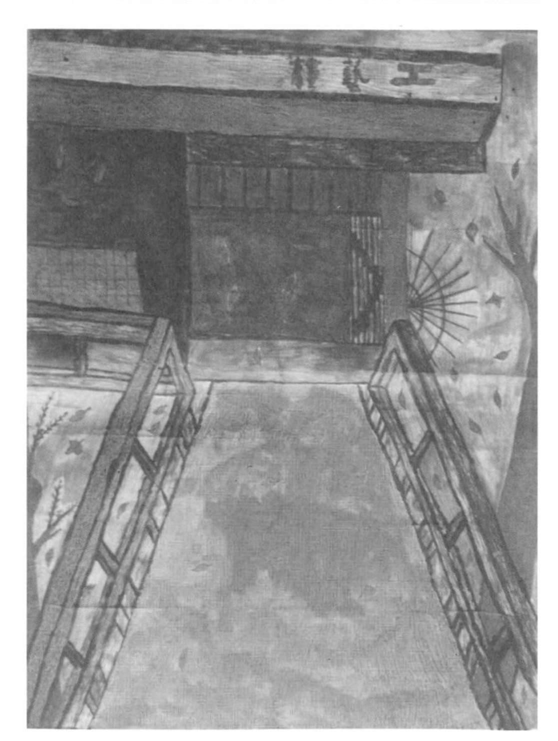

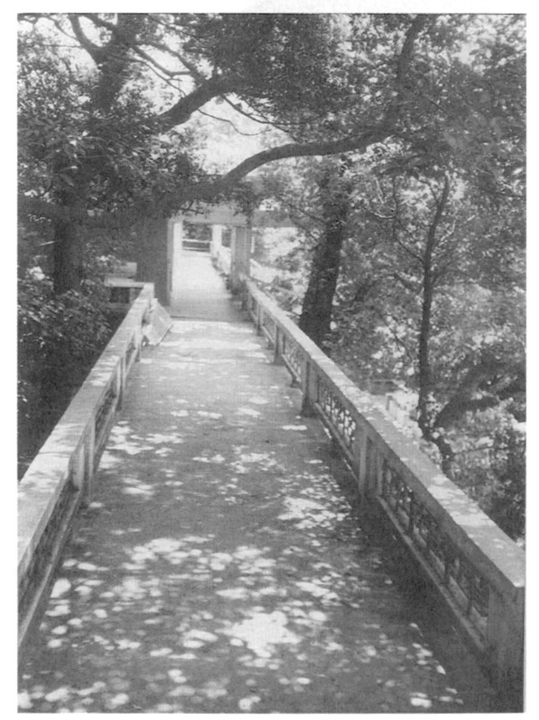

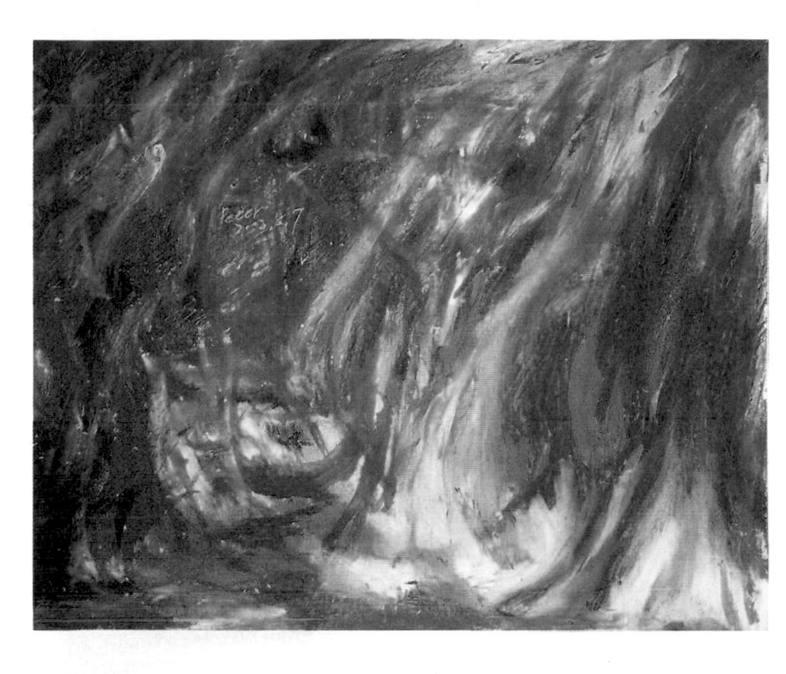

1	3	6	
2			
4	5	7	8

1 圖 5-18　男，八歲三個月，27×39公分，「在游泳池游泳」

2 圖5-19　男，十一歲，27×39公分，「最快樂的一天」（打籃球）

3 圖 5-22　紙黏土面具設計

4 圖6-11　男，十三歲，39×54公分，校園寫生

5 圖 6-12　圖 6-11 之校園實景

6 圖6-16　男，十四歲，29.3×27.2公分，自由畫「煩」

7 圖6-20　男，十三歲，29.3×27.2公分，自畫像

8 圖6-32　男，十四歲，21×29.7公分，「給畢業前的我『一個字』」（景興國中任永新老師提供）

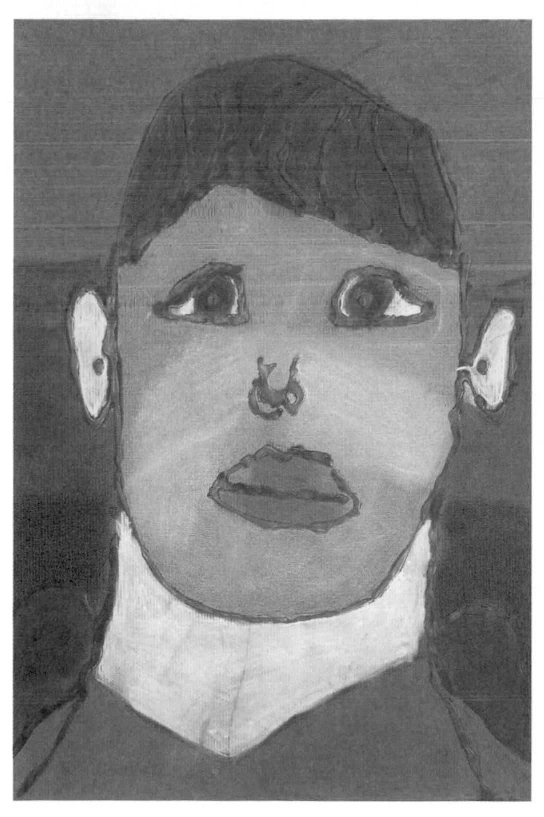

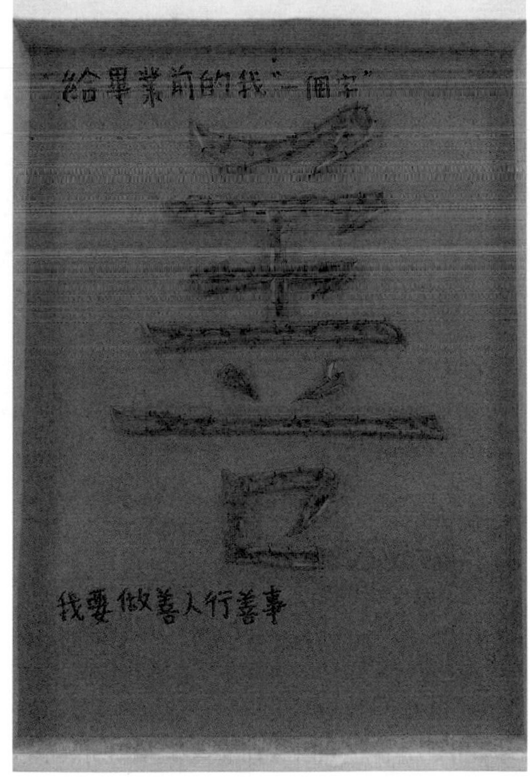

1	2
3	4
5	6

1 圖 6-34　男，十五歲，自我的塑像（玻璃瓶、紙黏土、木棒、壓克力顏料）

2 圖 6-55　男，14 歲

3 圖 6-38　男，十五歲，27×39 公分，「自我的象徵」

4 圖 6-63　時下流行的成人繪畫活動——曼陀羅著色畫以及禪繞畫

5 圖 6-43　粉筆團體塗鴉「萬聖節」（景興國中王彩妙老師提供）

6 圖 6-45（同圖 6-43）

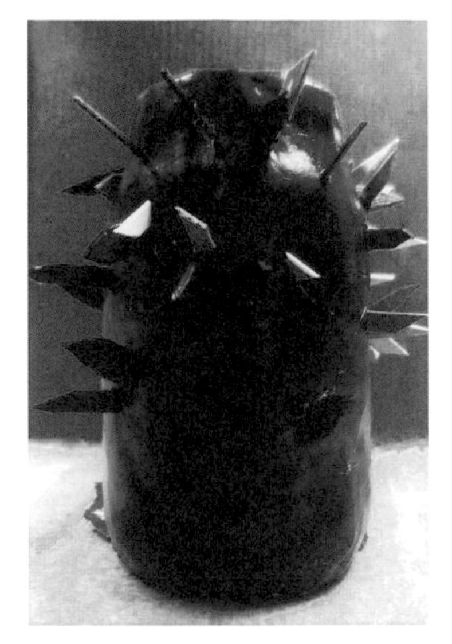

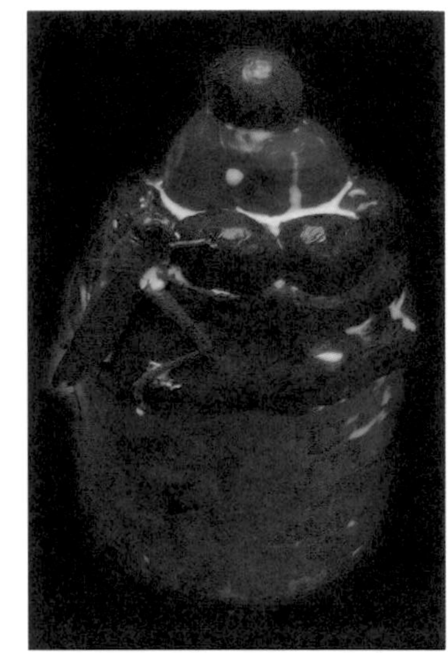

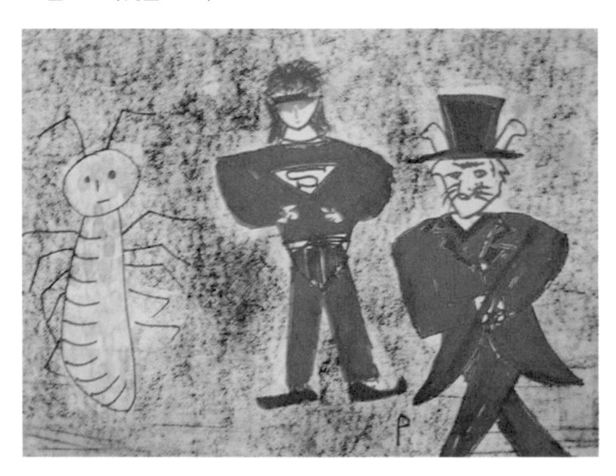

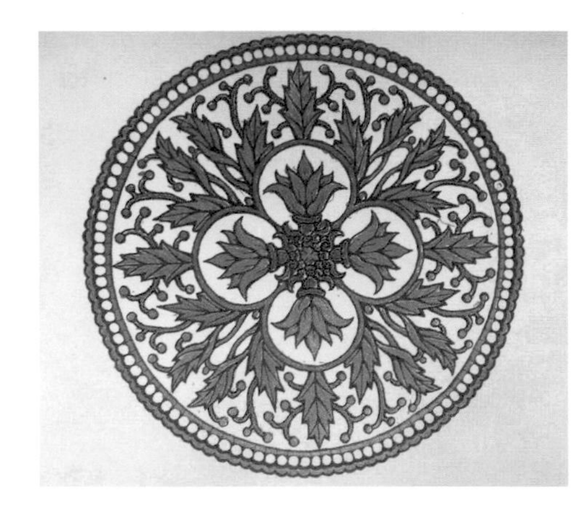

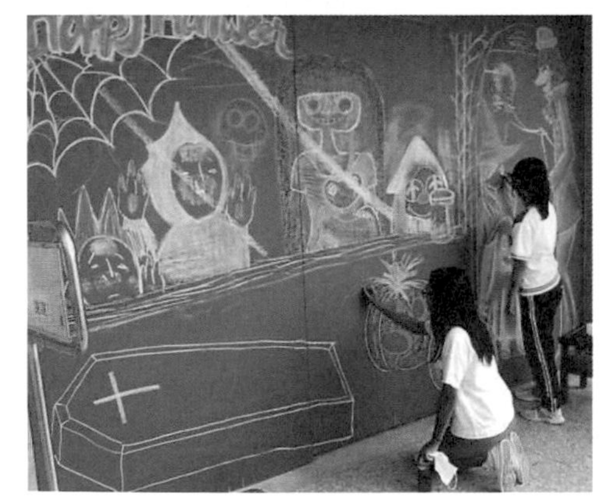

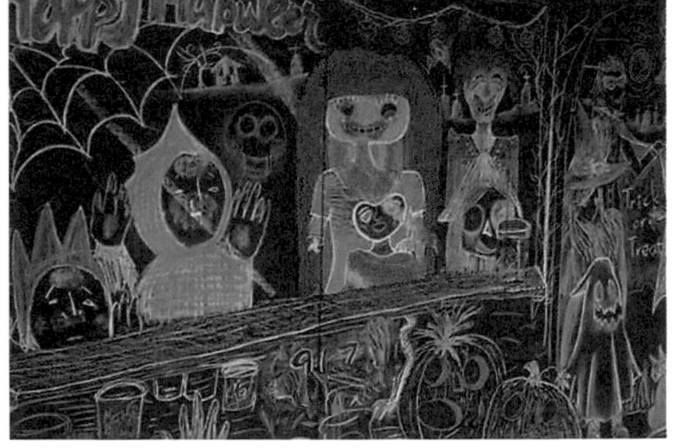

藝術治療

繪畫詮釋：從美術進入孩子的心靈世界

第四版

陸雅青 著

四版序

《藝術治療——繪畫詮釋：從美術進入孩子的心靈世界》於 1993 年出初版，1999 年、2005 年分別再版，至今距第三版的出版已有 11 年之久。每次再版均有不少修訂，但本次增刪之幅度遠遠超越前幾次。

隨著心理治療理論的更新及潮流發展，作為心理治療形式之一的藝術治療也有些變化。心理動力理論的演化與應用，尤其在客體關係上，神經科學、心流（flow）、正念（mindfulness）、榮格理論以及超個人心理學對靈性的追求與探討等均影響現今心理治療的趨勢。在本書，此影響表現在貫穿全書的繪畫詮釋哲學與態度，以及由原第七、八章所整合為一的第七章「藝術教育治療」之撰寫。

藝術治療尚未成為心理專業之前，藝術創作「活動」為精神療養機構職能治療的一種形式，而繪畫則被當作是精神科醫師在診斷上的輔助。亦即，繪畫本身為視覺上分析的重點，創作情境以及創作時的心理動力在繪畫分析時完全被忽略。這樣的現象現今似乎在藝術學、藝術教育或繪畫應用的相關領域仍是如此。

本書引介圖像反映創作者當下之心理年齡（mental age）的概念，以羅溫費爾德（Victor Lowenfeld, 1903-1960）的兒童繪畫發展階段理論為軸心，從身心發展理論以及藝術治療的觀點來闡釋各階段兒童的繪畫表現，及其與認知、情緒和社會發展間的關聯。在兒童早期的發展階段尤其強調幼兒的塗鴉如何反映其身體動作的發展，提供一個客觀、可觀察的指標。第四版也首次引介精神分析理論中「客體」（object）的觀點來詮釋畫者創作時內在「它」者的存在，藉以擴展對畫者創作時心靈現象的覺知。「客體」在精神分析學派意謂著本能衝動之對象，尤其指行為或慾念所導向的對象。此外，本版亦引用「心理距離」的抽象概念來指稱畫者與所描寫物體（客體）間之距離。

圖畫中物件描繪的大小即為此概念的詮釋運用。在圖像的實務運用上，筆者企圖由創作行為的現象去親近畫者的心靈，再從某些繪畫現象與畫者之行為、意念在其所處的情境脈絡中去作關聯性推論。雖然後者是藝術治療專業的訓練核心，但本書所主要涉及的對繪畫現象的了解，更是所有教師和助人專業者同理案主畫作的基礎。

藝術治療的理論橫跨藝術、心理、醫療等學門，從諸多領域中擷取精華，發揮了加乘效果。藝術治療發展之初，尤其受到當時（1940 年代）李德（Herbert Read, 1893-1968）和杜威（John Dewey, 1859-1952）之藝術教育理念的影響。此兩位學者均認為藝術對「全人」人格的發展影響深遠，而其教育理念即是人本精神的實踐——教師的職責並非透過「教」來影響學生，而是透過提供媒材和情境去促進孩子心智的開展。羅溫費爾德的藝術教育理論即是在這樣一個情境脈絡中形成。雖然藝術教育後來因強調學科導向、以學習為評鑑的標準和目標，但藝術治療卻在此基礎下開啟了與心理治療的不解之緣。本書第七章「藝術教育治療」即為因應亂世校園中普遍輔導需求的教育取向，雖然在前三版書中已被提及，但在第四版中首度呈現過去近 20 年來在台灣的實務運用與研究。藝術治療在本土教育領域的推廣，或由於獨特的時空背景與機緣，目前在全球獨樹一格。

教學、治療與生活好比筆者個人的煉金術，在一次次試驗、身體力行的過程中，得以更親近心靈的樣貌。本版之更新，感謝過去一路走來所受教過的國內外課程和工作坊的師長，課堂、研習和工作坊上所教過的學生、學員，「教學相長」的意義莫過於讓循環、累積而成的知識更趨向真理，讓學術變得更踏實。尤其感謝在治療空間所陪伴的每位個案，他們讓筆者從藝術的表達中，感受到每個心靈的獨特與相似、韌性與偉大。心理出版社林敬堯先生的敦促及高碧嶸小姐的細膩協助，在此一併致謝。家人親友的體諒與支持是我深耕心靈園地的原動力，期待這片園地有讀者的不吝賜教，讓心靈成長得更悠遊自在。

陸雅青 謹識

2016 年 7 月

三版序

《藝術治療——繪畫詮釋：從美術進入孩子的心靈世界》於 1993 年底初版，1999 年再版，廣受讀者的肯定與迴響。再版至今五年多的期間，藝術治療在國內外均有很大的成長和變化——相關的論文或著作不斷被發表；國內應用藝術治療的機構急速成長；一般社會大眾的接受度增加，需求也愈來愈強烈；具有藝術治療學／協會的國家組織快速增加，台灣藝術治療學會也於 2004 年 6 月底成立……種種跡象顯示藝術治療在台灣已是被認可的心理治療專業，而藝術治療師的培訓也刻不容緩。

藝術治療的理論橫跨藝術、心理、教育、醫療……等學門，從諸多領域中擷取精華，發揮了加乘效果。藝術治療尤其與藝術教育的關係密切，因為兩者均以藝術創作為主要的表達形式，強調創造力的重要。其間最大的區別在於後者以學習為評鑑的標準和目標，以教學原理來架構其藝術活動，而前者則將心理健康作為治療的依據和目的，以心理治療來架構其治療活動。藝術教育重視藝術活動的成品，但藝術治療則更在意創造的歷程。兩者共同以兒童繪畫發展階段理論作為了解兒童或發展教學計畫的基礎。近年來人文領域受後現代思維及多重文化觀（multiculturalism）的影響，重視個體的獨特生命經驗，再加上教育上融合教育政策的實施，藝術教師較一般教師需面對更多樣化的學生，致使傳統藝術教師養成必修研的兒童繪畫發展階段理論，在實務應用時不符所需。

本書以 Lowenfeld 的兒童繪畫發展階段理論為基礎，結合其他發展學理論，從藝術治療的觀點來闡釋各階段兒童繪畫的一般圖像表徵、生理特質、可能的行為動機及心理意義，以作為判斷當事人是否適齡／不適齡、健康／不健康的參考。一般成人的繪畫表現，除非受過特殊的美術訓練，否則大都停留在 12 歲左右的兒童或青少年階段（Lowenfeld & Brittain, 1987）。成人的藝術創作、精神病患者之繪畫，甚至藝術家的視覺表現形式均有其脈絡可尋。心理創傷嚴重的個體心智或呈現退化現象，其繪畫發展亦然。基於要了解特殊兒童及成人的繪畫表現，必得先掌握一般正常兒童繪畫表現的原則，本書可謂一能從美術進入孩子或當事人心靈世界的參考書籍，適合所有關心兒童／個體心智成長的家長、老師及心理衛生工作者閱讀，亦是學習藝術治療的基礎工具書。

本書的第三版除將部分的舊資料更新以外，為配合「早期療育」的醫療及教育思潮，在第二及第三章中對七歲以下兒童的繪畫現象及適齡的藝術活動尤其有詳盡的說明，以作為診斷的輔助及介入的標準。此外，本版增錄一篇原發表於相關研討會的論文——「藝術教育治療在『藝術與人文』領域之應用」（第八章），探討將藝術治療理念實際應用於現今學校教育的可行性。

本書第三版所選用的圖片，均經過其當事人或監護人之授權同意刊登（少數圖片由台北市新民國中陳繡玲老師、中山女高江學瀅老師、高雄藍迪畫室黃美秀老師、明陽中學戴旭華老師、台北市立師範學院陳秋瑾老師及熊曣老師提供，特此致謝）。本版之發行，感謝心理出版社林敬堯總編輯的提醒與敦促，家人親友的體諒與支持。最後謹將此書獻給在幼年時賜給我一片自由天空，開啟我對藝術和生命之熱愛的外婆——陳林彩霞女士。

陸雅青 謹識

2004 年 11 月

於台北市立師範學院美勞教育學系

目錄

第一章

從藝術治療的觀點淺談兒童畫的詮釋

一、藝術治療的理論背景

藝術治療亦被稱為藝術心理治療，是跨心理與藝術兩個領域的學門，乃透過藝術的形式來達成心理治療目的之心理專業。

（一）藝術治療的發展與現況

藝術治療之緣起，可追溯到史前人類的岩洞壁畫（cave drawings）。這些繪畫表現了原始人類與當時世界的關係和其對生命的探討（Wadeson, 2010）。在古埃及時代，相傳Imhotep用藝術活動來治療精神病患。中國的莊子，亦在其著作《莊子》一書中，主張透過對藝術的觀照，人方能超越自我。1880年左右，義大利人隆姆博收（Sesare Lombroso, 1835-1909）在醫院應用藝術活動來紓解病人的身心障礙。1900年初期，心理學大師佛洛伊德（Sigmund Freud, 1856-1939）以意象（image），尤其是心象（mental image）和夢中的印象，來做精神分析式的心理治療；而原為其門生但後來因對心靈的假設不合而自立門派的榮格（Carl Jung, 1875-1961），亦常在心理治療活動中，鼓勵病人用繪畫的形式，將自己的心象和夢記錄下來。1920年代，德國的精神科醫師普林茲宏（Hans Prinzhorn, 1886-1933）從治療中，發現病人的繪畫作品表達了個人的心路歷程，可作為診斷病情發展的工具。此後，精神科醫師路易斯（Nolan D. C. Lewis, 1889-1979）等人透過成人精神官能症患者（neurosis）的自由繪畫來加以診斷和做心理分析（Levick, Goldman, & Fink, 1976; Naumburg, 1974），藝術治療專業發展開始萌芽。

近代藝術治療的成長則起因於1930～1940年代的精神治療運動（psychiatric movement）。此運動主要受到佛洛伊德和榮格兩位心理學家的影響，特別強調潛意識（unconsciousness）和象徵化（symbolization）的作用，因此「早年藝術治療先驅大都強調創作的歷程和其中所蘊含的療癒本質，而這也可以說是藝術治療實務的核心」（Case & Dalley, 2014: 5）。藝術治療領域的發展以英、美兩國的發展最早，1930、1940 年代，在幾位先趨的耕耘下，由點而面，不只在治療理念與作法上相互影響，隨著資訊與交通業的逐漸發達，也逐漸推廣到全球其他國家。

1930 年代末期，諾堡（Margaret Naumburg, 1890-1983）在美國建立了應用藝術的表達作為治療的模式。此模式與精神分析取向的心理治療有密切關聯。諾堡的藝術治療模式強調「分析」（analysis）和動力（dynamic），鼓勵病患做自發的描繪，並對其圖畫加以自由聯想和解析（Arnheim, 1984; Naumburg, 1966; Wadeson, 2010）。依此模式來應用藝術是心理分析闡釋的延伸，亦是一對一治療關係的重點。至此，「藝術」方成為一種基本治療的方法，而非其他方法的輔助治療（Naumburg, 1958, 1966），「藝術治療」正式成為精神醫療領域裡的一個專有名詞。1950 年代，美術教師優曼（Elinor Ulman, 1910-1991）致力於殘障兒童的美術教育，並發展藝術治療可用於各種不同團體的理念。1955 ～ 1965 年的十年間，她受雇於美國華府綜合醫院（D. C. General Hospital），從事藝術治療的工作，並在此期間發展日後被廣受重視的「Ulman 評估程序」（Ulman Assessment Procedure）（Williams, 1992; Kramer, Levy, & Gardner, 1992）。同年代，克拉曼（Edith Kramer, 1916-2014）從其與兒童的密集治療經驗中，建立了一種矛盾理論的觀點。雖然其理論也和心理分析概念有關，但她的理論和治療重點在於創造性藝術過程本身固有的療癒特性。克拉曼認為藝術治療是心理治療的輔助，藉著它幫助當事人發洩存在潛意識的東西，而不必消除其防衛（defense）。這種象徵性經驗的結果，當事人能在安全的情境下，試驗其行為改變（江學瀅譯，2004）。若將「心理」與「藝術」比喻為一條以精神分析理論為基礎的數線之兩個極端，則諾堡和克拉曼分別是「藝術心理治療」（art psychotherapy）和「藝術本質論」（art therapy）的代表。諾堡強調透過藝術的形式作為治療中頓悟（insight）的基礎；而克拉曼則強調藝術創作過程和藝術昇華作用在治療中的功效（侯禎塘，1987）。1950 年代後期，羅溫費爾德（Viktor Lowenfeld, 1903-1960）研究兒童繪畫和智力發展的關係，羅溫費爾德以皮亞傑（Jean Piaget, 1896-1980）的兒童發展理論為基礎，發展了其「繪畫發展階段說」，奠定了在兒童藝術治療中繪畫詮釋的根基，並開創了藝術教育治療的新模式。

在英國，李德爵士（Sr. Herbert Read, 1893-1968）「藝術應是教育的基礎」的見解大大地影響了當時期的美術教育。他強調藝術中的表達、想像和自發性的重要（Read, 1942），藝術具情感溝通本質和療癒潛能遂成為人文教育領域中的普遍信念；而同時期英國的藝術治療先驅之一的奚爾（Adrian Hill）在醫療院所也透過藝術的形式和在戰爭中劫後餘生的士兵工作（Hill, 1941）。

1960 年代藝術治療在英、美兩國儼然已成為被承認的專業。有感於藝術治療推廣的重要性，在一群藝術家及治療師的努力下，英國藝術治療師協會（The British Association of Art Therapists）於 1964 年成立，此協會所出版的半年期刊 *The International Journal of Art Therapy: Inscape*，為此領域重要的學術性刊物之一。此後，藝術治療的風潮逐漸在英國開展，且自 1997 年起，藝術治療師成為國家認證的醫療專業之一。在美國，1962 年諾堡和優曼共同創立了《藝術治療公報》（*The Bulletin of Art Therapy*），此刊物乃為《美國藝術治療期刊》（*American Journal of Art Therapy*）的前身。再則，美國藝術治療學會（American Art Therapy Association，簡稱 AATA）於 1969 年在肯塔基州的路易維爾（Louisville）市成立，為藝術治療專業領域的發展邁步向前。

1960 年代人文主義的思潮，及羅吉斯（Carl Rogers, 1902-1987）以案主為中心的治療方式，亦對藝術治療的發展有重大的影響。羅吉斯的基本假設是：人在本質上是值得信賴的；由於他們本身具備了解自己與解決自身問題的無比潛力，因此，在治療者方面便無直接介入的必要；如果他們真正地投入治療關係中，便能朝向自己訂定的方向成長（Cloninger, 2012）。至此，藝術治療除了應用在心智殘障者的醫療和特殊兒童的教育之外，亦成為一般人追求自我實現和自我成長的管道。

藝術治療的發展在 1970 年代產生了一些變化。葵雅特克威斯卡（Hanna Kwiatkowska）將克拉曼的團體治療擴大到家族團體，成為藝術治療和家族治療結合的濫觴（Ulman, Kramer, & Kwiatkowska, 1978）。蕾恩（Janie Rhyne, 1913-1995）則將藝術引進一般人的成長團體。她在藝術活動中應用完形治療的技巧，藉以激發成員的自我表達、自我覺知和團體互動（Rhyne, 1973）。因此，藝術治療被視為協助改變一般人的人格或生活方式的一種方法。無論在英國或美國，藝術治療師在醫療院所、社福機構、教育單位、全人健康等單位與不同性質的族群工作，但相較於美國各州醫療法規的不同，英國的藝術治療是保險給付的項目，稱得上是此專業發展最健全的一個國家。

除了英、美國以外，其他的歐美先進國家，如加拿大、德國、荷蘭、澳洲等國亦均有藝術治療的協會組織和治療師的專業培訓課程和證照制度。依國際藝術治療師組織（International Networking Group of Art Therapists）創始人史搓爾（Bobbi Stroll）的說法，全球有超過 90 國有藝術治療師在執業；且在不少國家，藝術治療師是被政府認可的心理衛生專業（Stroll,

2013）。在亞洲，韓國自 1980 年代末期開始發展，至今有六個藝術治療相關協會、十個碩士層級的訓練課程、五個學士層級課程、十四個繼續教育課程（Kim, 2008），整體而言，可以說是亞洲國家中此專業的發展最具規模的國家。鄰近的日本雖在 1990 年代起即有藝術治療相關的協會組織，但至今未有藝術治療師的訓練課程。在以華人為主的亞洲地區，香港、臺灣以及新加坡的藝術治療學／協會分別於 2002、2004 以及 2008 年成立，2005 年臺灣的臺北市立教育大學（今臺北市立大學）與新加坡的 LASALLE-College of The Arts 藝術治療研究所開始招生，並列為華人世界的第一。

藝術治療從早期以心理分析的理論與技術為取向，發展到今日百家齊鳴的狀態。根據治療師所採用的不同哲學觀點，如存在主義治療、理情治療、完形治療、當事人中心治療、溝通分析治療、身體工作治療和認知行為治療等的哲學觀，而各有其理論模式與方法（Rubin, 2011; Stamatelos & Mott, 1983; Wadeson, 2010）。藝術治療形式，除了以個別、團體、伴侶和家庭為單位來進行之外，由於所有的表現性治療（即創造性治療或所謂的廣義的藝術治療，其中包括視覺藝術、音樂、舞蹈、戲劇、詩詞等形式的治療）的理論發展已臻成熟，不同形式的藝術治療之間的關係廣泛地被探討，因此，在藝術治療的技法上，治療師也被鼓勵在治療中能靈活地運用不同的表現性技法以開拓藝術治療的領域（龔鉥，2007，Blatner, 1991; Lusebrink, 1991）。鄰近的香港整合了多年來表達性藝術治療的資源，在 2012 年於香港大學設立了表達性藝術治療碩士學程，開啟了表達性藝術治療在亞洲發展的新紀元。

近年來神經科學的發展肯定了以藝術治療作為身心介入的療法（林冠伶、陸雅青譯，2008）。在天災人禍頻傳的今日，藝術治療不只用於預防、教育和治療，尤其被認為是處理廣泛性心理傷痛時最自然、有效的方法。在人心最艱困的時候，非口語的表達彌足珍貴，也因此，藝術治療的重要性不可言喻，其蓬勃發展指日可待。

（二）藝術治療的意義和特質

> 藝術治療是一種結合創造性藝術表達和心理治療的助人專業。藝術治療工作者提供一個安全而完善的空間，與案主建立互信的治療關係，案主在治療關係中，透過藝術媒材，從事視覺心象的創造性藝術表達，藉此心象表達，反映與統整個人的發展、能力、人格、興趣、意念、潛意識與內心的情感狀態。在治療關係中的表達經驗和作品呈現出來的回饋，具有發展（成長）、預防、診斷和治療功能。個人情感、問題、潛能與潛意識在治療關係中被發掘與體悟，進而得以在治療關係中加以解決與處理，幫助個案達致自我了解、調和情緒、改善社會技能、提升行為管理和問題解決的能力，促進自我轉變與成長、人格統整及潛能發展。
>
> （臺灣藝術治療學會，2015）

現代藝術治療深受諾堡與克拉曼等人理念的影響，前者即為心理分析或心理動力取向的藝術治療模式。在此模式中，藝術成為非語言的溝通媒介。配合當事人對其創作的一些聯想和詮釋來抒發其負面情緒、解開心結。另一種取向則傾向於藝術本質論。透過藝術創作的過程，緩和情感上的衝突，提高當事人對事物的洞察力或達到情緒淨化的效果。以上兩種取向均是以精神分析的理論為基礎，藝術創作被視為案主表達內在和外在經驗的橋梁（Maclagan, 2005; Schaverien, 2005），當事人能透過創作釋放不安的情緒，進而自我表達、檢視、覺察和反思；而治療師也得以用藝術為媒介來鍛鍊案主的心智，強化其自我（ego），促成其全人的整合（陸雅青，2013）。

屬於心理治療法之一的藝術治療，具有下列幾項特質（整理自黃月霞，1990；侯禎塘，1987；陸雅青，1993，1999，2005）：

1. 藝術治療的表達，常運用心象做思考。此種心象思考屬於直覺式的思考方式，往往能透露潛意識的內容。
2. 藝術治療因具非語言溝通的特質，治療的對象較一般心理治療為廣。舉凡智能不足者、幼兒、喪失語言功能者等，甚至於較高等的動物均能接受藝術治療。
3. 在藝術創作的過程中，當事人較能投入於事件的主體，降低防衛心理，而讓潛意識的內容自然地浮現，是建立良好關係的有效方法。
4. 藝術創作可以是一種憤怒、敵視感覺的發洩，它是一種能被社會所接受，且不會傷害到他人的發洩方法。
5. 藝術是一種自發與自控行為。經由創作的過程，當事人的情緒得以緩和。
6. 藝術治療中的創作品為當事人意念和情感的具體呈現，透過此具體的形象，當事人得以統整其情感和意念。
7. 藝術提供治療師從中獲得當事人的潛意識素材，而不必騷擾到其脆弱的或需要的防衛機轉。
8. 藝術治療的成品是一種診斷指標，可用來作為個案其他資料的補充。治療師亦可從當事人一連串作品的表現中來評估其病情的發展。
9. 當藝術治療團體中的團員在陳述其作品、和團體分享時，常常能喚起或刺激旁觀成員的情緒反應，加強其他成員積極參與活動的動機，增進團體的互動和凝聚力。
10. 藝術涉及到當事人應用其知能和感官。藝術治療可促進幼兒的感覺統合，或成為某些病人的復健方式之一。

11. 藝術的表達具有時空的整合性。當事人能將所表達的思想和情緒關聯到過去事件、現在，甚至投射到未來活動。
12. 由藝術創作的過程中，當事人能直接經歷到能量的改變，創造的潛能得以釋放。
13. 藝術治療中的藝術經驗能與學校的藝術教育或社會的藝術活動產生巧妙的連結，定期從事或參與藝術活動可提供當事人長期而穩定的心理支持。

二、從藝術治療的觀點來看兒童的繪畫表現

在藝術治療中，當事人的繪畫創作常是治療師用以評量案主身心狀況的具體工具。繪畫評估不分當事人的年齡、性別和精神狀態，均與兒童繪畫的發展有十分密切的關係。一般成人的繪畫表現，除非在中學以後仍接受特殊美術訓練，否則均可能停留在 12 歲的兒童或以後的青少年的繪畫階段（Lowenfeld & Brittain, 1987）。因此，在本章的第二部分，我們將探討一般藝術治療師常用來詮釋兒童畫的一些學說或理論。當然，詮釋兒童在治療師面前或在治療情境下所得的畫作，和在一般情境下的自發性創作有更多必須考慮的因素，諸如，治療關係與治療情境等，接下來僅概要地說明詮釋一般性而非治療情境下的兒童繪畫時可以考慮的因素。即便是如此，這張（些）畫是孩子在什麼樣的情境下、哪些人在場時畫的？創作的歷程如何？都是詮釋兒童畫時應考慮的因素。蒐集孩子在自由情境下的自發性創作是最高的原則，若在面對面蒐集的情況下，「陌生感」需要時間和耐性去克服，且忌諱做過多的引導和介入。此外，幼兒因容易受生理因素及繪畫情境所影響，在從繪畫來評估孩子的身心發展時不妨以孩子當時期最佳的繪畫表現來判斷之。

(一) 詮釋兒童畫的相關理論

兒童的畫作到底呈現出什麼呢？孩子在不同階段的畫，都會有該特定階段的繪畫特色，而這是全人類兒童，甚至高智慧動物如大象、猩猩、海豚等的共通現象。繪畫創作行為不只與心智的發展息息相關，也涉及到肢體、官能的協調與運作，可說是一連串身體動作與感知過程的烙印。因此，要了解兒童畫，首先要熟悉所有兒童發展相關的理論，無論是生理或是心理相關的。

每張兒童畫的詮釋都必須回到孩子創作當下的情境脈絡去詮釋，亦即，了解創作的對象。創作為個體生命之延伸，在此所謂的詮釋，是一種觀者了解一張畫的內在推理歷程，用來作為「同理」孩子的媒介。在個體生命發展的前十幾年，塗鴉和繪畫便是孩子自發性的活動之一，記錄與展現出孩子每一個創作當下的生理、認知、情緒、人際關係等面向的發展。以下介紹幾個最普遍的、與兒童心智發展相關的理論——皮亞傑的認知發展（cognitive development）（Piaget, 1952）、佛洛伊德的性心理發展（psychosexnal development）（Freud, 1965）、馬勒的自我發展（ego development）（Loevinger, 1976; Mahler, 1968），以及艾利克森（Erikson）的社會心理發展階段（epigenetic psychosexual stages of development）（Erikson, 1963, 1982）理論。這些理論與（羅溫費爾德的兒童繪畫發展階段理論（陸雅青，1993，1999，2005；Lowenfeld & Brittain, 1987）均是影響本書書寫之重要參考資料。表 1-1 為上述幾個理論在每個兒童發展階段的重點描述，提供了我們在詮釋孩子畫作時可以全盤思索的方向。

(二) 兒童繪畫理論的發展與應用

最早對兒童繪畫做實證性的研究，並對兒童美術教學有

表 1-1　兒童繪畫詮釋的相關理論

認知發展階段 Stages of Cognitive Development（Piaget, 1952）	性心理發展階段 Psychosexual Stages of Development（Freud, 1965 ～ 1969）	自我發展階段 Stages of Ego Development（Loevinger, 1976; Mahler, 1968）	社會心理階段 Epigenetic Psychosexual Stages of Development（Erikson, 1963, 1982）	藝術發展階段 Stages of Artistic Development（陸雅青，2005；Lowenfeld & Brittain, 1987）
（0 ～ 2 歲） I **感覺動作期（Sensorimotor Stage）** ・動作是此時期的主要行為。幼兒無法有概念地思考，外界的事物亦尚未能內化成為心理意象；發展為基模群的組合和建構（schemata）。	（0 ～ 2 歲） I **口腔期（Oral Stage）** ・幼兒的性慾望集中於口腔部位，吸吮母親的乳頭或奶嘴給他們愉悅的快感。 ・和食物及其他物體的關係提供日後其內化（introjection）和認同（identification）等心理歷程的模式。 （1 ～ 3 歲） II **肛門期（Anal Stage）** ・藉由隨意撒尿或禁便，幼兒對四周環境有稍許的控制能力。 ・大小便的訓練在自我控制的訓練上是個困難的習題。	（0 ～ 1 歲） I **社交前期（Presocial Stage）** ・嬰兒具有自閉的人際關係方式，他們無法分辨出環境裡生物和非生物的部分。 （1 ～ 2 歲） II **共生期（Symbiotic Stage）** ・嬰兒嘗試從非自我的部分去區分自我。 ・嬰兒變得十分依賴母親。	（0 ～ 2 歲） I **口腔—感覺期（Oral-Sensory Stage）** ✦ 信任或不信任 ・最初的信任感覺為日後與人互動、能施惠於他人的基礎。 ・當嬰兒有一種極不舒服和尿汗的感覺時，不信任感即產生。 （1 ～ 3 歲） II **肌肉—肛門期（Muscular-Anal Stage）** ✦ 獨立自主感或羞恥 ・幼兒必須冒著可能破壞與母親信任關係的危險，以便能進步而達到自治。 ・自由選擇和自我約束的練習是順利發展自我能力的主要關鍵。	（2 ～ 4 歲） I **塗鴉期（Scribbling Stage）** ・隨意塗鴉（disorder scribbling） 其象徵是幼兒在此活動中享受由肢體運動所帶來的快感；紙上的線條是由手臂的運動所產生，但幼兒往往會忽略這些線痕。 ・控制塗鴉（controlled scribbling） 幼兒開始意識到紙上的線痕，經由反覆的動作，幼兒可以塗畫出長線及大圈圈。 ・命名塗鴉（naming scribbling） 有目的地塗鴉，畫中的線痕與幼兒熟悉的事物相關，從運動性思考轉換到想像性的思考形式。

表 1-1　兒童繪畫詮釋的相關理論（續）

認知發展階段 Stages of Cognitive Development（Piaget, 1952）	性心理發展階段 Psychosexual Stages of Development（Freud, 1965～1969）	自我發展階段 Stages of Ego Development（Loevinger, 1976; Mahler, 1968）	社會心理階段 Epigenetic Psychosexual Stages of Development（Erikson, 1963, 1982）	藝術發展階段 Stages of Artistic Development（陸雅青，2005；Lowenfeld & Brittain, 1987）
（2～7歲） **Ⅱ 前運思期（Preoperational Stage）** ・語言及其他表象形式的發展概念急速地成長。 ・自我中心的思考方式，在推理上採取「前概念的」（preconceptual）或「直接轉換的推理」（transductive reasoning）。	（2～5歲） **Ⅲ 性蕾期（Phallic stage）** ・男孩發展「戀母情結」並伴隨有強烈的閹割焦慮。 ・女孩對男性性器的嫉妒和焦慮，為其「戀父情結」的主要特徵。	（2～5歲） **Ⅲ 衝動支配期（Impulse Ridden）** ・幼兒開始演練配合意念的表達，並確認與母親為兩個不同的個體。 ・性與攻擊二趨力為意識上主要的關心主題。 ・幼兒的人際及互動方式是接受的、依賴的和利用的。 ・幼兒的認知模式是固定、一成不變的，而概念也常常混淆不清。	（2～5歲） **Ⅲ 運動－性器期（Locomotor-Genital Stage）** ✦ 主動或罪惡感 ・主動的、有啟始力的狀態超越有罪惡感的心理狀況，即是幼兒能為某一目的而調適自我，亦即有勇氣去面對和追求認定的目標，而無被懲罰的恐懼。	（4～7歲） **Ⅱ 前樣式化期（Preschematic Stage）** ・藝術成為自我溝通的管道；孩子致力於探索。 ・蝌蚪人出現。 ・人物、動物等採正面法則呈現。 ・固有色概念逐漸發展反映其對倫理與常規的內化程度。 ・超現實的空間表現。 ・6～6歲半有基底線出現。 ・尋求概念，象徵符號經常改變。

表 1-1 兒童繪畫詮釋的相關理論（續）

認知發展階段 Stages of Cognitive Development（Piaget, 1952）	性心理發展階段 Psychosexual Stages of Development（Freud, 1965～1969）	自我發展階段 Stages of Ego Development（Loevinger, 1976; Mahler, 1968）	社會心理階段 Epigenetic Psychosexual Stages of Development（Erikson, 1963, 1982）	藝術發展階段 Stages of Artistic Development（陸雅青，2005；Lowenfeld & Brittain, 1987）
（7～11歲） **Ⅲ具體運思期（Concrete Operational Stage）** ・孩童發展利用邏輯去思考具體問題的能力，能推理事物而後做出判斷。 ・發展黨群關係，不再以自我為中心。	（5～12歲） **Ⅳ少年期（Latency Period）** ・人格確立。 ・孩子的性慾在此時期被壓抑，直至青春期（12歲左右）。 ・性精力轉由其他形式表現出來。	（5～7歲） **Ⅳ投機者／自我保護期（Opportunistic/Self-Protective Stage）** ・操縱利用人際間的關係；害怕被懲罰，開始將憤怒外化。 ・孩童比較獨立且較能克制自己的衝動。 （7～12歲） **Ⅴ順從期（Conformist）** ・孩子開始能內化規則且遵守它們；當破壞這些規則時有羞恥或罪惡感產生。 ・待人表面的和善和歸屬感為此一時期的人際關係特徵。 ・發展簡單的概念，為主要的思考方式。 ・孩子對人際關係所下的定義主要是依據一些行動而非情感和動機。	（5～12歲） **Ⅳ少年期（Latency Stage）** ✦勤奮或自卑 ・孩童有將性趨力昇華和將社交能力導向較具技術性的活動的傾向。 ・孩童的成功給予他們一種正向的、努力的感覺，反之，失敗將給他們不適當的、低人一等的感受。	（7～9歲） **Ⅲ樣式化期（Schematic Stage）** ・發展一種形式的概念並反覆地使用。 ・樣式以一集體表現的方式呈現，但有意義的經驗可能會改變其樣式。 ・固有色的概念建立。 ・唯強烈的情感經驗能打破無論在造形、空間或用色上已建立的概念。

表 1-1　兒童繪畫詮釋的相關理論（續）

認知發展階段 Stages of Cognitive Development（Piaget, 1952）	性心理發展階段 Psychosexual Stages of Development（Freud, 1965～1969）	自我發展階段 Stages of Ego Development（Loevinger, 1976; Mahler, 1968）	社會心理階段 Epigenetic Psychosexual Stages of Development（Erikson, 1963, 1982）	藝術發展階段 Stages of Artistic Development（陸雅青，2005；Lowenfeld & Brittain, 1987）
				（9～12 歲） Ⅳ**黨群—寫實萌芽期（Gang Age-Drawing Realism）** ・在自發的情況下，畫面常出現群體的概念。 ・用固有色調的概念來描寫物體，畫面的用色豐富。 ・描述較多的細節和環境。 ・嘗試去表現深度（透視傾向）。 ・能仿畫立方體。 ・造形較為活潑，可描寫側面和有動態的人物。 **（12～14 歲）** Ⅴ**擬似寫實期（pseudo-naturalistic stage）** ・繪畫表現上視覺型、觸覺型兩傾向愈趨明顯。 ・約 12 歲左右，有表現物體「陰」和「影」的企圖。

資料來源：陸雅青（2005，2013）。

實際貢獻者，首推維也納的美術教育家齊札克（Franz Cizak, 1886-1946）。他認為所有的兒童都具有利用視覺象徵（visual symbols）來表達自我的世界性語言（Wilson & Wilson, 1982）。齊札克並假設在無外力介入的情況下，兒童將會自然地開展他們與生俱有的繪畫能力和技巧。

大約在 20 世紀初期，由於心理學的蓬勃發展，有不少學者對作為記錄兒童心智發展的兒童畫作加以研究。可洛葛（Rhoda Kellogg, 1898-1987）蒐集近百萬張來自全球八歲以前兒童的繪畫，找出其共通性並加以定義和分類，她在 1969 年的著作《分析兒童的藝術》（*Analyzing Children's Art*）中運用大量的圖像範例，詳盡地描述不同媒材的藝術表現，並說明隨著孩子的成長這些表現會如何發展，以及又為何是如此發展。這個兒童畫的研究為確認兒童的認知發展情形和教育上的需求提供了重要的資訊（Kellogg, 2015）。可洛葛認為所有的兒童畫都循著一個特定的圖式去演進的論點，與榮格之原型意象（archetypal images）有極密切的關係。後者舉例如人類學者在不同的種族或部落裡發現一些相同的符號象徵，而這些符號象徵很顯然地並非學習自另一文化。馬克非（McFee）認為只要適當的動作技巧發展成熟，小孩或成人均可有相同的繪畫表現（McFee, 1977）。精神分析理論為心理學開啟了劃時代的一頁，佛洛伊德的潛意識（subconsciousness）和自由聯想（free association）等概念、後精神分析學派艾利克森（Erik Erikson, 1902-1994）的社會心理階段理論（1963, 1982）以及自我發展階段理論（Loevinger, 1976; Mahler, 1968），對於人內在心理動力以及人格形成的諸多假設，也影響到人們對兒童畫的看法。

到 20 世紀中期，由於人類發展學的一些研究，使我們對兒童繪畫表現的發展有了更深一層的了解。皮亞傑提出了人類的智慧與各階段心智發展相關的論點。這位瑞士的發展學家在研究兒童如何思考時，發現兒童的發展階段與兒童繪畫的發展階段有相當吻合的現象（Swenson, 1991），而此也促成了羅溫費爾德兒童繪畫發展階段理論的發表。羅氏整合前人的研究與自己的教學經驗，將各個時期兒童繪畫表現的特色分為塗鴉期（二～四歲）、前樣式化期（四～七歲）、樣式化期（七～九歲）、黨群期（九～十二歲），以及擬似寫實期（十二～十四歲）（Lowenfeld & Brittain, 1987）五個階段。他認為繪畫行為反映孩子各個不同階段生理、認知、情緒、人際關係等面向的身心發展。此與筆者的教學及臨床經驗一致，故本書以兒童的認知與繪畫的發展階段平行的觀點為主軸來延伸論述。

此外，羅溫費爾德亦從與盲童藝術教學中所獲的經驗，將一般樣式化期後、不同優勢手孩子所逐漸發展出的繪畫風格，以「視覺—觸覺」數線的概念來詮釋（Lowenfeld & Brittain, 1987）；依照他的說法，不同意象之產生取決於個體內在的或外在的表達動機，這讓繪畫與身心發展特質有了特定的連結。

兒童繪畫發展階段理論對藝術治療領域的貢獻，首在於它提供了一個詮釋案主繪畫表現的基礎，而這個基礎是具普世價值與系統性的。從字面上看這個理論似乎只含括了兒童及青少年的繪畫表現，但其實已包含了人「一生」各個時候的繪畫表現。雖然在心智漸趨成熟後，「發展」的因素降低而人格特質等因素則逐漸增加，但繪畫反映「此時此地」畫者的全人狀態卻是基本的定律。在教育應用上，兒童繪畫發展階段理論中各個階段的年齡分段，實則是心理年齡（mental age）的概念。這個概念被普遍地運用於兒童精神醫療與特殊教育，主要用來描述十五歲以前孩子的心智發展。羅溫費爾德繪畫發展理論中各個階段的心理年齡，亦成為概略地評估兒童智力發展時最自然而快速的工具（見圖 1-1）。將羅氏理論與魏氏智力量表的常模對照，則奠定了將兒童繪畫發展階段理論應用於藝術治療評估與介入的基礎。亦即，從同一位兒童同一時期的一（幾）

圖 1-1 繪畫與智力發展常態分配對照圖

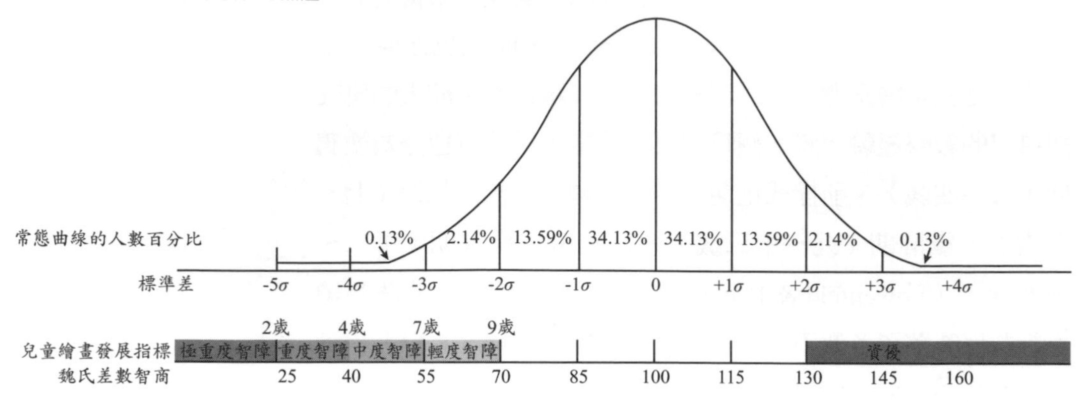

張兒童畫，我們可約略斷定出作者的心理年齡，透過 IQ ＝心理年齡（MA）／生理年齡（CA）的公式換算，即可得知其可能的受教潛能。當然，心理年齡，絕對不只與智力的成熟度相關；繪畫，亦不只具有智力上的診斷價值而已。

繪畫與智力或心理年齡的相關亦由幾位心理學家的實證研究中獲得證實（Goodenough, 1926; Harris, 1963; Koppitz, 1968; Mochover, 1949），畫人測驗成為智力測驗的工具之一，不只人物畫中的許多細節被認為是發展指標，一些細節的特定畫法也被證實為特定的情緒指標（emotional indicators）。雖然絕大多數的投射畫測驗都是單一繪畫主題的量化研究，但可推論到一般兒童畫的是：認知發展理論與人格相關理論均為詮釋兒童畫作的重要基礎理論，與魯賓（Rubin, 2011）認為在藝術治療的實務應用應兼顧發展學說和心理動力論的看法一致。

假如我們熟悉兒童繪畫的發展理論，便可以很快地對一張兒童畫下判斷，如作者的年齡、認知和情意的發展、性別等。比如一張塗鴉作品，可能是一位二～四歲幼兒的即興傑作，再從作品之線條品質、物體造形、空間的運用等因素來判斷出其手、眼協調的能力，進而推論出較確切的心理年齡。每一位正常兒童的繪畫在各發展階段，無論是在造形、用色或空間表現上均有其特色的概念，也提供了我們一個強有力的架構，來識別在任何一個發展階段中所呈現的異常現象。如一張四～五歲小朋友所畫的「蝌蚪人」（encephalopod），若為一位八歲的兒童在一般時候畫的，則該童的智力發展可能比其他同齡的孩子遲緩，或者有某些程度的情緒困擾。亦即，我們能將綜合諸多研究所形成的兒童繪畫階段發展理論，視為一繪畫發展的常模，用來推斷兒童的心理年齡。除了繪畫發展階段與心理年齡的相關性外，作者亦以嬰幼兒生理發展、兒童用色相關實徵研究，以及藝術治療之教學與實務經驗來豐富羅氏繪畫發展階段理論的論述，請詳見本書第二～六章。

綜合上述對兒童繪畫的看法，我們可以歸納以下幾點來觀察兒童畫：

1. 兒童藝術顯現的特徵隨年齡而改變，其複雜程度與作品的整體性，均隨年齡的成長而增加，反映其認知的發展。
2. 兒童的繪畫反映出其生理的發展，如畫中細節的分化程度與其知覺上的成熟度有關，而塗鴉期的線條表現亦與其骨骼肌肉的發育情形、手眼協調等發展息息相關。
3. 兒童傾向於誇張或省略藝術作品中最具意義的部分，其作品反映出作者生活經驗、與環境的互動關係以及情感世界的內容。
4. 雖然環境為影響學習的要素之一，生活在不同與文化的孩子，尤其是學齡前的幼兒，其所創作出來的視覺形式十分類似。
5. 兒童在學齡前後幾年的創作強調樣式性表現，以後便逐漸朝自然寫實的傾向邁進。
6. 不同素材與表現法有滿足兒童不同目的的趨勢，如描繪（drawing）較利於傳達觀念，而彩繪（painting）則利於情感的抒發。此點亦為藝術治療中媒材使用法的基本論點。

7. 兒童所使用的形式、色彩和構圖與其人格及社交發展有關。此點亦為藝術治療工作的基本假設之一。
8. 繪畫技能的自然發展約在青少年期趨於停止。
9. 兒童在邁向成熟的過程中，存在著不同程度的個別差異性。此個別性的考量應為所有關心兒童發展者的普遍共識。
10. 藝術為一自我表達的方式，它給予意念一個視覺的形式。
11. 藝術為人類的象徵系統之一，經由對人類文化學、社會學、心理學、藝術相關理論及對藝術品的研究，我們便能對兒童藝術有更深一層的認識。

總而言之，兒童繪畫的發展早期較受「生理」所影響，「概念」的形成為中期的發展關鍵，而「文化」因素則逐漸成為中晚期的發展重點（陸雅青，2005，2013）。畫作反映個體「當下」的身心狀況，當無過多或過於強烈外在因素足以影響個體生活時（如病痛、搬家、轉學、喪親、兒童虐待等），畫作便能忠實地反映出孩子的成長，尤其對較小的孩子而言。隨著兒童年齡的成長，尤其在樣式化期之後，特定的文化因素對畫作中物體概念的影響便與日俱增。評估畫作時，除了需考慮繪畫當下的情境、因素及繪畫表現的視覺心理外，孩童的出生史、發展史及生理狀況讓我們得以掌握畫作中的線條品質、均衡感、特定的構圖或圖式傾向及獨特的用色方式；至於一般人最感興趣，甚至將之視為神祕且可貴的圖畫內容，則與個體當下的生活經驗較為相關；而較大孩子或成人繪畫的獨特風格則或與個人已成型的人格特質有關。無論如何，所有的繪畫評估均不應背離發展心理學的基礎，也不能忽視智力對繪畫表現能力，尤其在概念的獲得上可能的影響。

值得一提者，學有專精者或許能透過繪畫評估工作來判斷畫者的心理年齡，但個人智慧能力的高低與繪畫的美感表現能力，就後現代藝術的觀點而言，卻無特定的關聯。繪畫的價值，在於它反映了個人獨特且真實的自我，無論智愚魯鈍，在全然投入的前提下，創作的歷程均是值得被肯定的。

(三) 詮釋兒童畫時所應具備的態度

藝術治療的功能，在以往常被視為一種「迷思」（myth），治療師往往具有類似巫醫般的魔力，可以憑著病人的藝術作品，鐵口直斷；再藉由舞蹈、音樂、美術等藝術形式，讓病人奇蹟般地痊癒。在我們了解上述詮釋兒童畫作的種種理論之後，應較能以一種審慎的態度來「同理」兒童的創作。不管採用哪一派的學說來詮釋兒童的畫作，對該畫作者的了解是必要的。繪畫可作為心理診斷的重要輔助，兒童畫的詮釋，應進入孩子的生命世界，並觀察其創作時的整個歷程，以全人的態度來綜合判斷。簡而言之，藝術治療師應以一種人性和理性的態度來評估繪畫，忌諱感性而主觀的詮釋方式。

最後，在此建議對藝術治療或對兒童畫有興趣的朋友，能參考上述的種種理論，且在詮釋時考慮以下幾點：

1. 何者是你所認同的心理治療／輔導取向？它（們）可否與兒童藝術的理論相結合？
2. 兒童畫的作者正處於哪個發展階段？
3. 是否有生理上、醫學上或使用藥物等因素影響兒童創作的過程和結果？
4. 是否應考慮幾個文化因素？
5. 其中是否有學習而來的技法？那（些）又反映了什麼？
6. 繪畫的內容和它所傳達出來的情感如何反映了孩子當下的生活情境？
7. 若該張創作是孩子在你面前畫的，它是否有隱含了你和他的關係？

兒童畫的詮釋，誠然並非藝術治療的全部，亦非每次治療或美術教學活動的必要過程，但無庸置疑地，它是引領我們進入孩子內心世界的重要途徑。本書摒除一般精神分析詮釋象徵符號的方式，改以探討在兒童各個發展階段的繪畫表現，來說明其畫作乃心智成熟、身心互動的結果。至於塗鴉、乃至於之後的繪畫表現，筆者將陸續以精神分析學派中對「客體」（object）的定義，來說明孩子如何透過塗鴉、繪畫來呈現其心智的發展。期望本書能提供讀者一有結構、有脈絡可循的觀點來解讀兒童畫，珍惜孩子天賦的表達語言以及它所傳達出來的感動。

參考文獻

中文部分

台灣藝術治療學會（2015）。**藝術治療的定義**。2015 年 5 月 16 日，取自 http://www.arttherapy.org.tw/arttherapy/post/post/data/arttherapy/tw/what_is_art_therapy/

江學瀅（譯）（2004）。Edith Kramer 著。**兒童藝術治療**。台北：心理。

呂廷和（譯）（2007）。Herbert Read 著。**透過藝術的教育**。台北：藝術家。

林冠伶、陸雅青（譯）（2008）。Cathy A. Malchiodi 著。**藝術治療與大腦於藝術治療——心理專業者實務手冊**。台北：學富。

侯禎塘（1987）。**藝術治療團體對特殊學校肢體殘障國中學生人格適應之影響**。國立臺灣教育學院輔導研究所碩士論文，未出版，彰化市。

陸雅青（1993）。**藝術治療——繪畫詮釋：從美術進入孩子的**

心靈世界。台北：心理。
陸雅青（1999）。**藝術治療——繪畫詮釋：從美術進入孩子的心靈世界（第二版）**。台北：心理。
陸雅青（2005）。**藝術治療——繪畫詮釋：從美術進入孩子的心靈世界（第三版）**。台北：心理。（簡體版於 2009 年由四川重慶大學出版）。
陸雅青（2013）。藝術治療師在治療中要做些什麼？怎麼做？**台灣藝術治療會訊，18**。
黃月霞（譯）（1990）。**兒童諮商與實務**。台北：五南。
龔鉥（2007）。**易術——傳統中醫、心理劇與創造性藝術之整合**。台北：心理。

外文部分

Arnheim, R. (1984). For Margaret Naumburg. *The Arts in Psychotherapy, 11*(1), 3-5.
Blatner, A. (1991). Theoretical principles underlying creative arts therapies. *The Arts in Psychotherapy, 18*(5), 405-409.
Case, C., & Dalley, T. (2014). *The handbook of art therapy* (3rd ed.). London & New York: Routledge.
Cloninger, S. C. (2012). *Theories of personality: Understanding persons* (6th ed.). MA: Pearson.
Erikson, E. H. (1963). *Childhood and society* (2nd ed.). New York: Norton.
Erikson, E. H. (1982). *The life cycle completed: A review.* New York: Norton.
Freud, S. (1965). *Three essays on the theory of sexuality.* New York: Avon Books.
Goodenough, F. L. (1926). *Measurement of intelligence by drawings.* New York: World Book.

Harris, D. B. (1963). *Children's drawings as measures of intellectual maturity.* New York: Harcourt, Brace and World.

Hill, A. (1941). *Art versus illness.* London: Allen & Unwin.

Kellogg, R. (2015). *Analyzing children's art.* Girard & Stewart Publisher.

Kim, S. (2008). Art therapy development in Korea: The current climate. *The Arts in Psychotherapy, 36*(1), 1-4.

Koppitz, E. M. (1968). *Psychological evaluation of children's human figure drawings.* New York: Grune & Stratton.

Kramer, E., Levy, C. A., & Gardner, K. (tributes) (1992). Elinor Ulman (1910-1991). *American Journal of Art Therapy, 30*(3), 67-70.

Levick, M., Goldman, M., & Fink, P. (1976). Training for art therapist. *Bulletin of Art Therapy, 6*(3).

Loevinger, J. (1976). *Ego development.* San Francisco: Jossey-Bass Publisher.

Lownfeld, V., & Brittain, W. L. (1987). *Creative and mental growth* (8th ed.). New York: Macmillan.

Lusebrink, V. B. (1991). A system oriented approach to the expressive therapies: The expressive therapies continuum. *The Arts in Psychotherapy, 18*(5), 395-403.

Machover, K. (1949). *Personality projection in the drawings of the human figure.* Springfield, IL: Thamas.

Maclagan, D. (2005). Re-imaging art therapy. *International Journal of Art Therapy, 10*(1), 23-31.

Mahler, M. S. (1968). *On human symbiosis and the vicissitudes of individuation.* New York: International University Press.

McFee, J. K. (1970). *Preparation for art.* Belmont, CA: Wadsworth Publishing.

McFee, J. K. (1977). *Art, culture, and environment: A catalyst for teaching*. Belmont, CA: Wadsworth.

Naumburg, M. (1958). Art therapy: Its scope and function. In E. F. Hammer (Ed.), *The clinical application of projective drawings*. Springfield, IL: Charles C Thomas.

Naumburg, M. (1966). *Dynamically oriented art therapy: Its principles and practices*. New York: Grune & Stratton.

Naumburg, M. (1974). *Studies of free art expression: Problem children and adolescents*. New York: Grune & Stratton.

Piaget, J. (1952). *The origin of intelligence in children*. New York: International University Press.

Read, H. (1942). *Education through art*. London: Faber & Faber.

Rhyne, J. (1973). *The Gestalt art experience*. Montercy, CA: Brooks/Cole.

Rubin, J. (2011). *Child art therapy* (25th anniversary edition). Hoboken, NJ: John Wiley & Sons.

Schaverien, J. (2005). Art and active imagination: Reflections on transference of the image. *International Journal of Art Therapy, 10*(2), 39-52.

Simmons, R., & Locher, P. (1979). Haptic perception of nonrepresentational shapes. *Perceptual and Motor Skills, 48*, 987.

Smith, P. (1985). Franz Cizak: The patriarch. *Art Education, 38*(2), 28-31.

Stamatelos, T., & Mott, D. W. (1983). Art as a client-centered treatment modality. *The Arts in Psychotherapy, 11*, 187-196.

Stroll, B. (2013). Retrieved July 16, 2013, from http://www.linkedin.com/in/bobbistoll

Swenson, A. B. (1991). Relatinship: Art education, art therapy, and special education. *Perceptual and Motor Skills, 72*, 40-42.

Ulman, E., Kramer E., & Kwiatkowska, H. (1978). *Art therapy in the United States.* Cradt-burry Common, VF: Art therapy.

Wadeson, H. (2010). *Art psychotherapy.* Hoboken, NJ: John Wiley & Sons.

Williams, K. J. (Obituary) (1992). Elinor Ulman (1910-1991). *American Journal of Art Therapy, 30*(3), 66.

第二章

自我表現的開始——塗鴉期（2～4歲）

一、塗鴉的意義

繪畫反映畫者創作當時的全人狀態，幼兒的塗鴉亦然，是其大腦、知覺、動作整合歷程中的經驗產物，是身心互動發展的結果，也是一種本能的表現。初生嬰兒的第一個哭聲即是自我表現的開始。胡寶林（1986）將出生數週後之嬰兒的微笑視為「心情的自由表現」，而嬰兒的哭聲、笑容、睡態，甚至稍大時的塗鴉行為，都可視為是他的「自由表現」，反映其當時的身心狀態。幼兒的塗鴉創作是所有的感覺（包括視覺、聽覺、觸覺、味覺、嗅覺及運動感覺等）對外在世界綜合意象的反映，是一種透過心理及大、小肌肉的活動而做的「自由表現」。它也可被視為是一種遊戲，在此不具實用目的的自由遊戲中，將感覺統合的經驗，藉由點、線、面、色彩在二度或三度空間中具體地呈現。

李維儂（Vernon Lee, 1856-1935）等人認為同理（empathy）的產生，有賴於身體（包括肌肉、呼吸及循環系統在內）對引起移情之物的模仿（Keen, 2006; Read, 2014）。這剛好提醒我們，此時期幼兒的塗鴉，與他們的感覺和動作經驗有關。畫面上的一個點，可能是一個跳躍、一個停頓、一個嘆息、一個輕拍或一個重擊；而畫面上的線，則是他們身體移動的軌跡，無怪乎此時期的孩子在塗鴉時常會伴隨著一些怪聲，如「咻」、「嗚」等模仿把玩汽車或飛機玩具時所發出的聲音。隨著幼兒語言能力的逐漸發展，他們開始會告訴父母畫面上的亂線或圈圈代表什麼，如「我跑得好快」、「哥哥在追我」等與肢體動作或感覺經驗有關的情節，可以說是一種在行動中繪畫的現象（賴昭文譯，2010）。

塗鴉線條是身體動作的紀錄。從個體成熟的觀點來看，孩子的神經以及動作發展是以向下及向外方向的模式展開（林翠湄、黃俊豪等譯，2003），而這尤其顯現在他們三歲之前塗鴉歷程的演進上。塗鴉又如何與心智發展產生關聯呢？依據心理分析學派的解釋，幼兒的塗鴉是一種反抗和報復的行為，藉以引起母親或主要照顧人的注意和關懷。此派學說認為在完全依賴成人才得以生存的嬰兒時期，尿布、衣服等弄髒了，母親便會替嬰孩換洗處理。嬰兒以自我為中心，用最原始的表現法（如哭、叫等）來獲得母親的關懷和生理上的滿足。及長至兩歲左右，母親開始施以排便訓練。在此訓練過程中，幼兒開始發現他無法全然地操控其環境；懲罰和獎勵雖為養成其良好排便習慣的方法，然而幼兒卻在此行為被制約的過程中，產生了憤怒和不滿的情緒。因此，他不自覺地要弄髒環境、弄髒紙張。一方面是反抗和報復，一方面是藉以引起母親的關懷和注意，這便是幼兒塗鴉的緣起。幼兒在塗鴉的過程中，獲得了快感和滿足，漸漸地便把原來為了要得到母親的愛，以及反抗、攻擊等動機，昇華成為創造（趙雲，2007）。

然而，就社會學習的觀點而言，幼兒塗鴉起因於模仿；此點依馬斯洛（Abraham H. Maslow, 1908-1970）的需求層級論（hierarchy of needs）（Maslow, 1986）（圖 2-1）來推敲，通常發生在其生理需求已獲得滿足，且自己覺得安全無慮之後。榮格認為幼兒看到成人或其他兒童寫字或繪畫，因而引起模仿的動機。幼兒為了獲得其重要家人（尤其是母親）的認同，而模仿他人的言行舉止。幼兒的塗鴉，是當他的心智能力和肌肉等發展到某一程度，外來的刺激使他開始模仿他人，而用筆在紙上塗抹。在塗抹的過程中，他不但享受那種有節奏的、主動的動作快感，並且由於有色線條的出現產生了增強作用，促使他加強練習，希望能成為一種表達方式，並獲得家人的讚美和認同。

圖 2-1　馬斯洛需求層級論

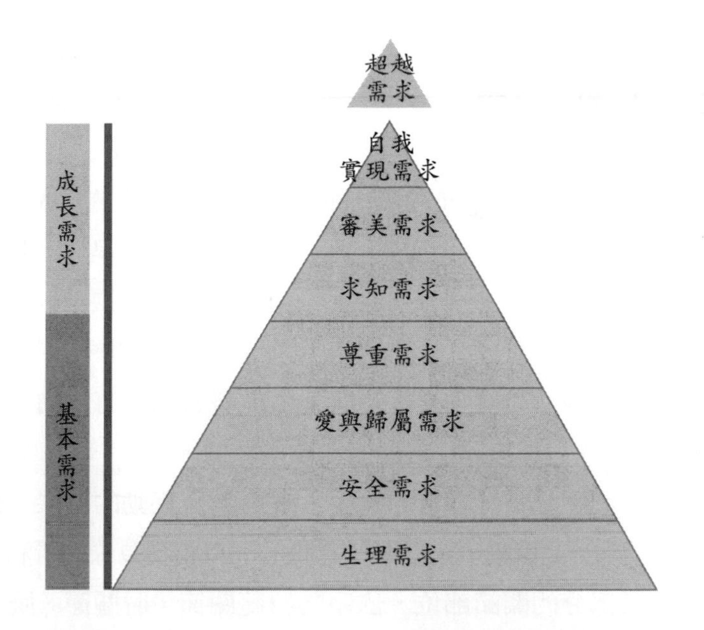

羅溫費爾德認為幼兒塗鴉，可獲致肌肉運動所產生的滿足與快感（Lowenfeld & Brittain, 1987）。羅氏強調嬰兒期感覺經驗的重要性，並以為嬰兒在動作發展方面，從無法控制其動作到達能控制，從無意義的反射動作到達有意識地動作，是一項重要的發展歷程。幼兒剛開始塗鴉時，是一種無控制的動作，也沒有任何創造的意圖，他只是享受蠟筆在紙上塗抹那有節奏的、主動的「動」的快感，漸漸地，他發現了自己的動作和紙上出現的線條有著某種關聯，於是他繼續塗鴉，手、眼、腦之間逐漸產生了協調。幼兒此後的繪畫發展更是反映出其身心發展的狀況，如手眼協調、大小肌肉運作的能力、平衡感、自我控制（self control）、現實感（reality sense）和認知發展等要素。本書以羅溫費爾德的兒童繪畫發展階段理論為參考基準，將塗鴉期（二～四歲）依幼兒繪畫表現特徵之差異又細分為三個階段，依序為「隨意塗鴉」、「控制塗鴉」和「命名塗鴉」（Lowenfeld & Brittain, 1987），其詳細內容敘述如後。

二、塗鴉的分類

塗鴉反映幼兒生理的發展。個體生理日趨成熟主要依據兩個原則。其一為由頭部及軀幹乃至於四肢，由中心呈放射狀向周邊發展。其二為由一般性的動作（如抓握），發展至較精緻的動作（如使用筷子）。基於對嬰幼兒生理發展順序的了解，我們得以將嬰幼兒塗鴉的行為與其生理發展做一有效的連結——此亦即評估早期繪畫經驗最重要的依據。

若我們將塗鴉行為定義為手、眼協調及互動的結果，則「手」的部分之關鍵處為以軀幹為軸心、以指尖為末端所涵蓋的手臂各部分的關節部位，依序為肩膀關節、肘關節、腕關節，乃至於手掌部位的近側與遠側關節。關節部位的發展成為塗鴉行為的觀察指標，在關節自然成熟的假設下，個體會反覆運用相同的姿勢做動作，進而去變化這些動作，以利相關關節部位的成熟與發展。幼兒的塗鴉涉及到整個身體，尤其是整個手臂動作與知覺發展的協調。觀察幼兒的塗鴉，不妨注意他是以什麼樣的動作來完成那張畫？整體的創作過程如何？線條的品質如何？持續多久？我們也因此能夠判斷該畫作者的動作發展年齡。

(一) 隨意塗鴉（兩歲左右）

塗鴉的線條是孩子身體動作的軌跡，早期的塗鴉尤其反映其生理的發展情形。一般而言，幼兒在 14 個月左右大時，即具備塗鴉的能力或企圖。此現象或許與大多數的嬰兒在一歲左右能開始獨自站立、行走有關。「髖關節」的發展成熟度為嬰幼兒執行「走路」這個粗動作時的關鍵，在個體成熟的發展順序上，與塗鴉所涉及的上臂關節的發展約略同期。然而，由於塗鴉尚且需要用上肢較末端的手來握筆，因此通常都在孩子學會走步之後。

孩子剛開始塗鴉時，由於將所有的精力集中在握筆和節奏的掌握上，因此畫面上的線條呈現幼兒在此方面的努力——作品的線條品質較差，粗細不一，且節奏感較不明顯（圖2-2）。兩歲左右孩子的塗鴉活動，與嬰兒拿著東西揮舞的動作相似，是比較簡單、機械化、富於反覆的節奏動作（圖2-3）；亦可說幼兒在此最初階段反覆地在練習某種動作的樣式（schema）。當然，我們必須進一步地去觀察，此種反覆性

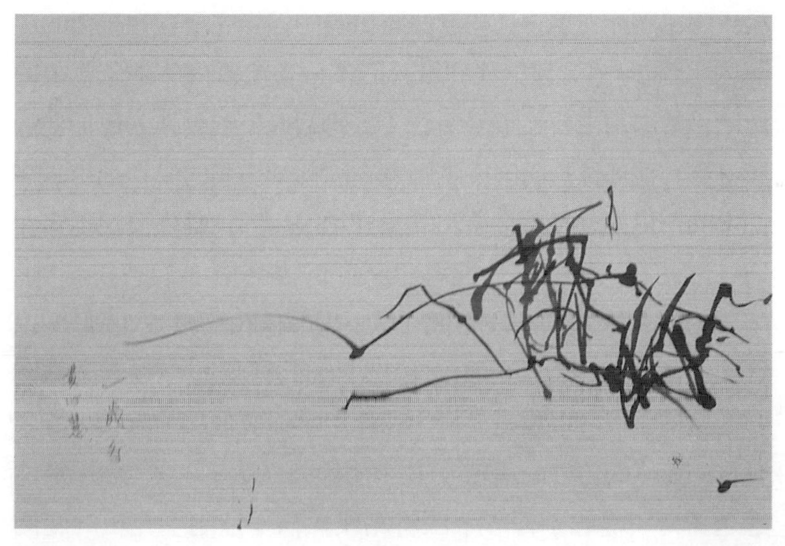

圖2-2　女，一歲半，27×39公分，隨意塗鴉

握筆及掌握線條的能力均未成熟，節奏不明顯，留白甚多。

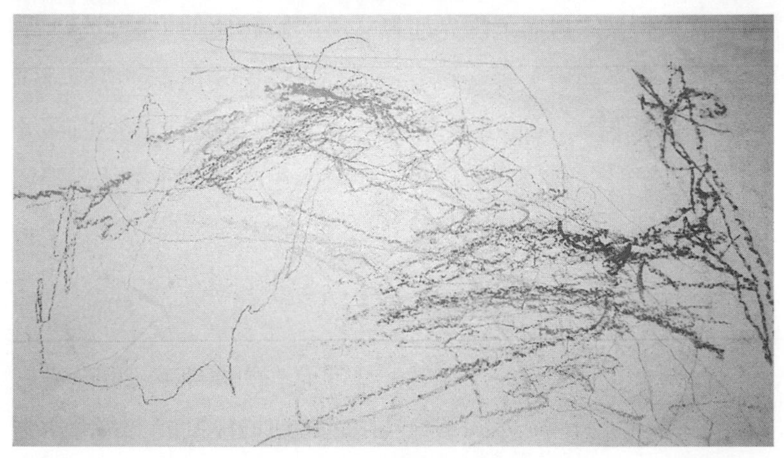

圖2-3　男，兩歲，27×39公分，隨意塗鴉

由反覆相同的動作使畫面上產生節奏感。深色筆的運用較淺色筆更容易在白紙上幫助孩子識別線條與動作的關係。

線條的產生是孩子利用其手臂的哪一個關節部位所完成的。由發展的觀點來看，個體手部成熟的順序應為自肩膀關節、手肘關節、手腕關節乃至於指關節的發育，而孩子的塗鴉則為從粗動作到精細動作的發展歷程。

若我們給兩歲的幼兒一枝筆和一張紙，他便會自然地在紙上隨意地塗鴉（眼睛未必注視著紙面）。此階段幼兒尚未能完全控制自身肌肉和關節的運作，其塗鴉線條的粗獷或雅緻均取決於幼兒的氣質（temperment）、生理的發育情形以及塗鴉當時的情境脈絡。兩歲左右的幼兒注意力集中的時間極短，且由於手眼協調能力差，往往無法將塗鴉的線條完全畫在紙張的範圍內（圖 2-4），甚至塗到紙外的部分多於紙內的部分。由於此階段的塗鴉主要靠整隻手臂（肩膀關節）的動作，再加上手和身體其他部位的肌肉協調困難，因此其塗鴉的動作拙劣，畫面上的留白部分多，且塗鴉的線條常因用同一動作反覆地畫在同一位置上，而形成一「團」亂線的現象（圖 2-5）。

幼兒在塗鴉了一段時間（大約在開始塗鴉的六個月）以後，會逐漸發現自己的動作和紙面上的線痕間存在著某種關聯，這種發現可以說是一種增強作用，促使他加強練習，探索動作和線條間巧妙的連結。由於肘關節的發育日趨成熟，漸能透過轉彎、提起手臂等手法將點或線條「控制」在紙的範圍內；意識到紙的邊界，由先前無意識的肢體運動（畫的時候眼睛未必盯著畫面看）發展到有意識地去表達，在心理發展上，可說是「自我」（ego）意識開展的明證。畫面上的空白部分和塗出畫紙外的部分逐漸減少，色彩運用由單色而多色，線條的粗細勻稱且品質漸佳。

(二) 控制塗鴉（兩歲半左右）

兩歲半左右的幼兒，在氣候條件允許的條件下，開始被施以定點的排便訓練。如同其肛門附近的肌肉控制能力逐漸增強

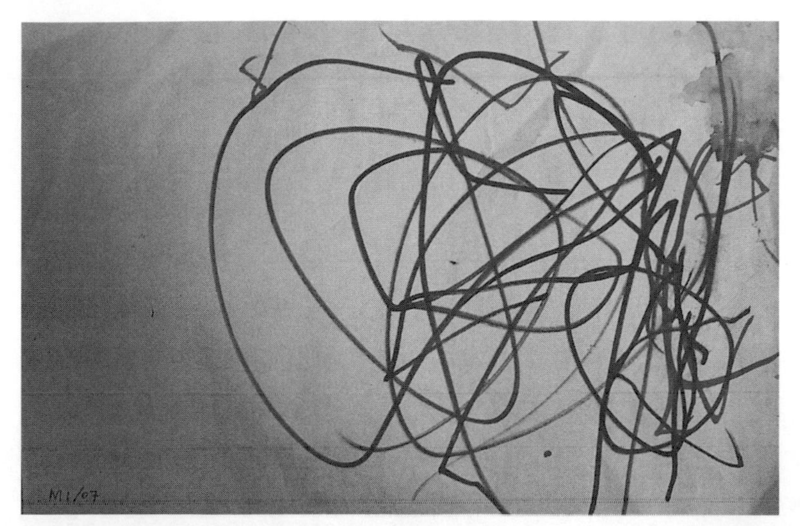

圖 2-4　男，一歲七個月，27×39 公分，隨意塗鴉

手眼協調能力差，無法將線條全部塗抹在紙的範圍內。

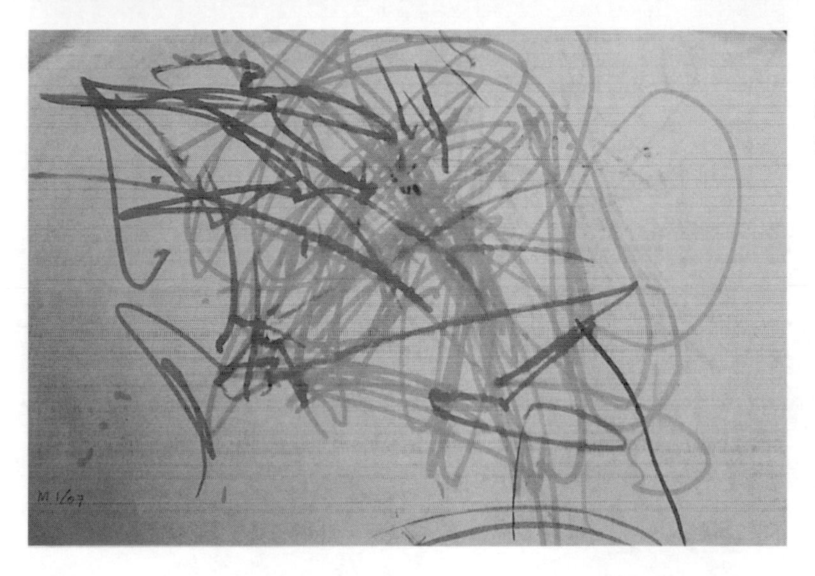

圖 2-5　男，一歲七個月，27×39 公分，隨意塗鴉

線條因同一動作反覆塗抹於同一位置，而形成一團亂線。

般，幼兒對於其塗鴉的動作控制亦有明顯的進步。一旦幼兒在塗鴉時開始反覆某一動作，在畫面上形成類似的軌跡，則我們便可以確定，此時他的手和眼之間已經具備相當好的協調能力。又因為此時期的幼兒已可靈活地運用其手肘關節，因此他的塗鴉畫面上會出現左右或上下反覆，進而大圈圈的畫線（圖 2-4 ～ 2-9）。

在階段之初，或在其精神狀況較差時（如剛睡醒、肚子餓、疲累、生病），一些已經控制的線條和一些未經控制的亂線還是會常常地混在一塊。正如同幼兒在此階段開始經驗其控制其大小便的排泄一樣，能控制手部的肌肉和動作對他而言，亦是一項十分重要的經驗。幼兒不但從控制的感覺中得到自信，亦首次從視覺上面體會到肌肉運動的偉大。對此時期的幼兒而言，塗鴉可視為一種生產性的遊戲，亦可視為一種破壞性的活動（如在有負面情緒時所自發的塗鴉）。

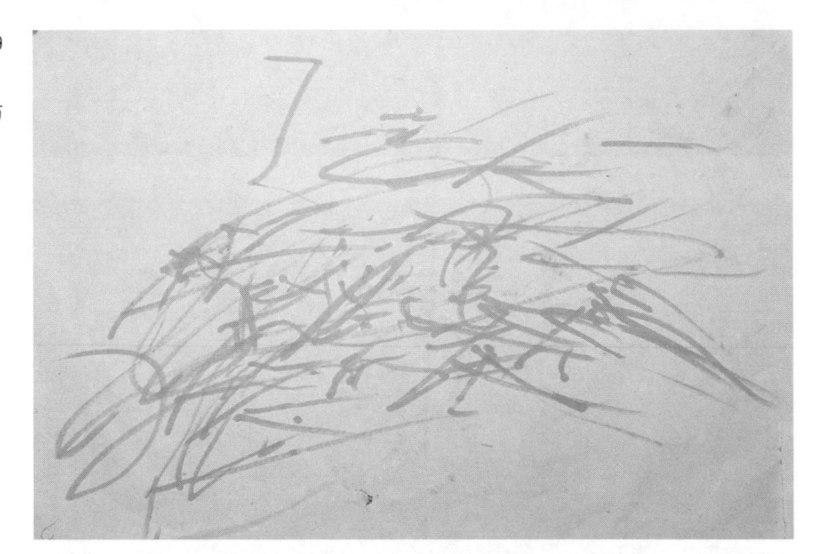

圖 2-6　男，兩歲三個月，27×39 公分，控制塗鴉
手眼協調能力較佳，能掌握線條的方向，分布勻稱。

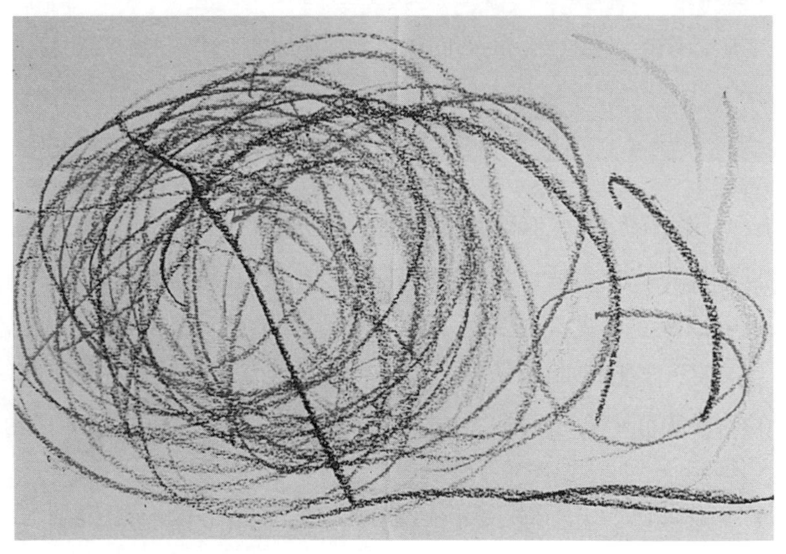

圖 2-7　男，兩歲半，27×39 公分，控制塗鴉
手肘的反覆運動在畫面上形成大圈圈，孩子能自由地更換顏色，並均衡地塗滿畫面。

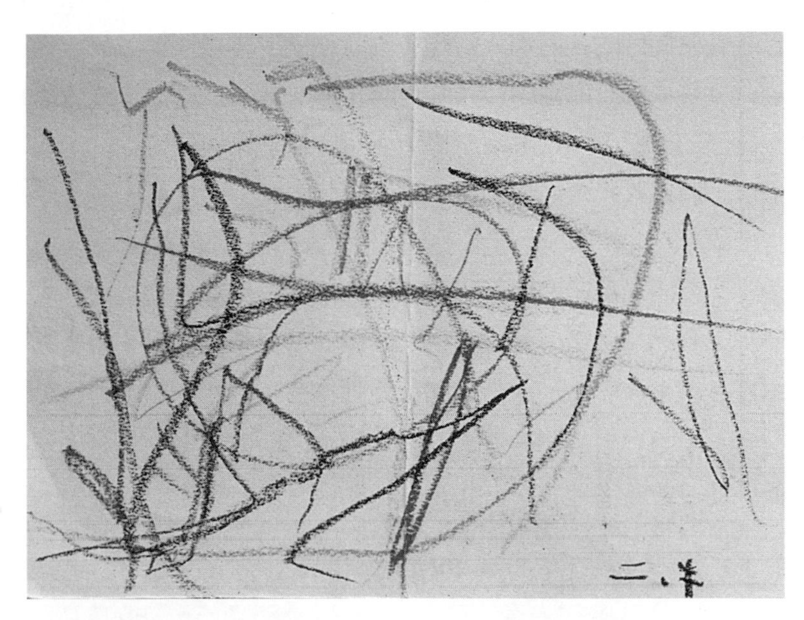

圖 2-8　男，兩歲半，27×39 公分，控制塗鴉
孩子嘗試變換各種不同的動作和顏色，了解其行為在紙上所造成的意義。

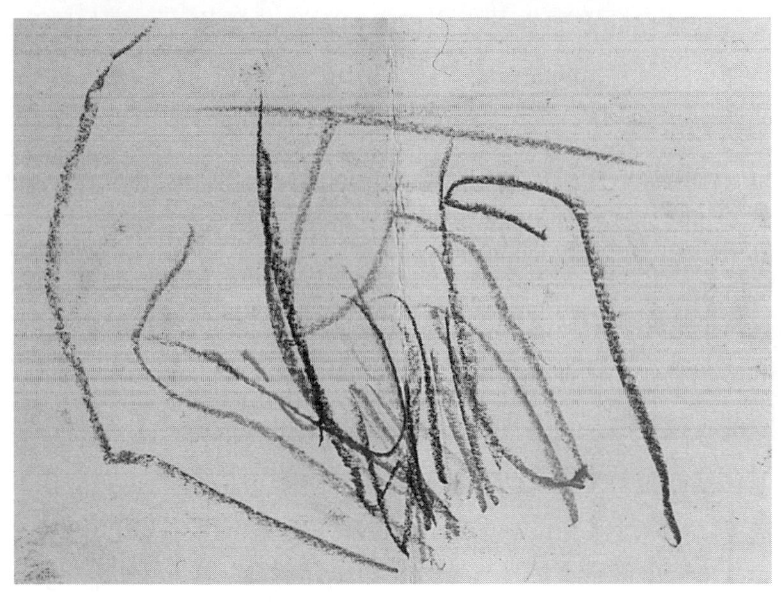

圖 2-9　男，兩歲八個月，27×39 公分，控制塗鴉
垂直線條的塗鴉，在此時期中屬於較「高級」能力的表現。

此種「控制」的樂趣，會刺激幼兒去變化其塗鴉的動作。經過不斷地練習，幼兒的畫面上也會均衡地布滿各種不同種類的線條。此時期幼兒的塗鴉動作會從以手肘為中心點，順手勢、反覆性的大動作（斜狀塗鴉），進展到將手肘提起、以整個紙面為範圍的繞圓圈大動作（圓狀塗鴉）；從反覆式的小短線到反覆式的小圈線的複雜動作轉化到小圓圈的細膩動作（手腕關節的應用），且圈數愈來愈少時，我們亦可確定他的繪畫發展即將邁入「命名塗鴉」的階段了。

大體而言，幼兒隨意塗鴉至控制塗鴉的發展（一～三歲），反映從肩膀關節至肘關節、進而邁向腕關節發展成熟的歷程。我們可以發現幼兒圖畫中的線條愈來愈多，愈來愈有節奏感，愈來愈能自紙面中間部位向外擴展，線條的粗細愈來愈一致，塗出界限的部分愈來愈少，塗鴉的時間也愈來愈長。至此，幼兒會漸漸地發現，塗鴉是件愉快且具有生產力的遊戲。

（三）命名塗鴉（三～四歲）

當幼兒的畫面上首次出現「封閉性的線條」（類似圓的造形），有要畫圓或有要畫獨立區塊的企圖時，從視覺心理學的觀點來看，即是幼兒發現了「圖」（圓圈）與「地」（背景）的關係——圖從地裡突顯出來而具有特殊的心理意義。幼兒在此時期開始具有將已內化的客體透過塗鴉或遊戲的過程，將之外顯化的能力。亦即，能把視覺經驗的對象變成心象，並嘗試把心象再現於其圖畫中。幼兒會把自己的生活經驗與自己的塗鴉動作連結在一起，並為自己畫出來的點、線、圈等加上意義，或象徵某種事物而加以命名。值得一提者，大多數的幼兒在進入命名塗鴉之前，即已具備簡單的口語表達能力。換言之，之前孩子亦可能會命名自己的作品，但絕大多數的塗鴉反映其生活中非常主觀且真實的感覺動作經驗，少有要具體地描寫物象的企圖，如畫球、蘋果等。在心理年齡的評估上，唯有其創作表現反映出其認知思考能力已與語言相結合，畫面中有獨立圓圈出現時，方可稱為「命名塗鴉」。隨著幼兒語言能力的發展，畫面上「小東西」愈來愈多，亦反映出其生活經驗愈趨豐富（圖 2-10 ～ 2-12）。

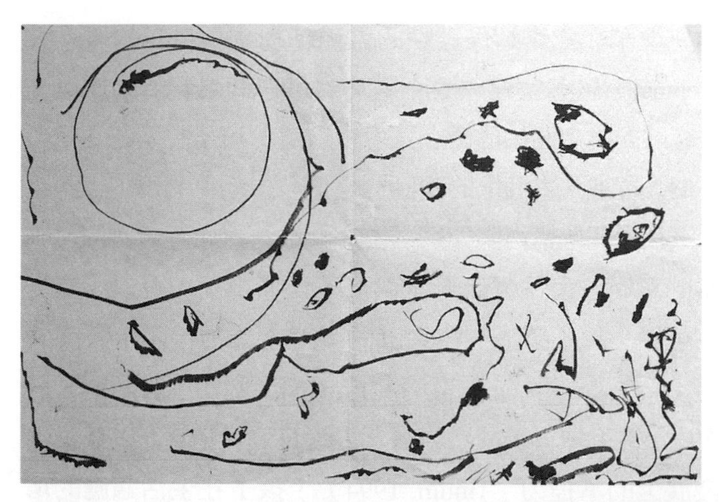

圖 2-10　女，三歲七個月，27×39 公分，命名塗鴉

線條流暢、分布勻稱、小圈圈的出現表現孩子的小肌肉及指關節的運作成熟，通常圈圈愈多，孩子所講的故事情節也愈豐富。

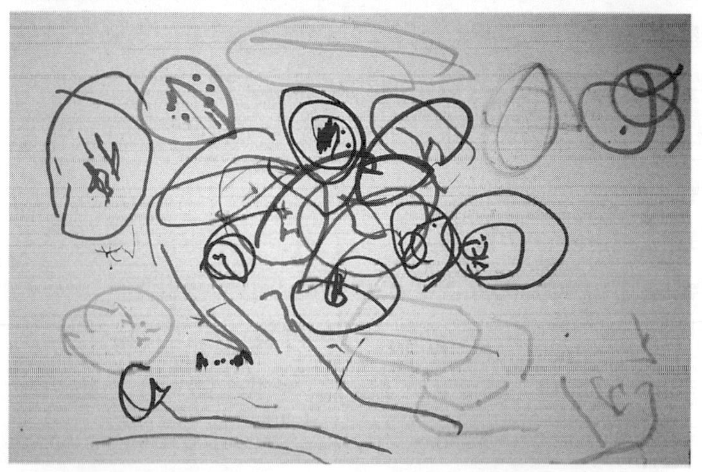

圖 2-11　女，三歲半，27×39 公分，命名塗鴉

圈圈內的小點為某人或某事物的附屬物，如爸爸（一圓圈）戴眼鏡看報紙……。

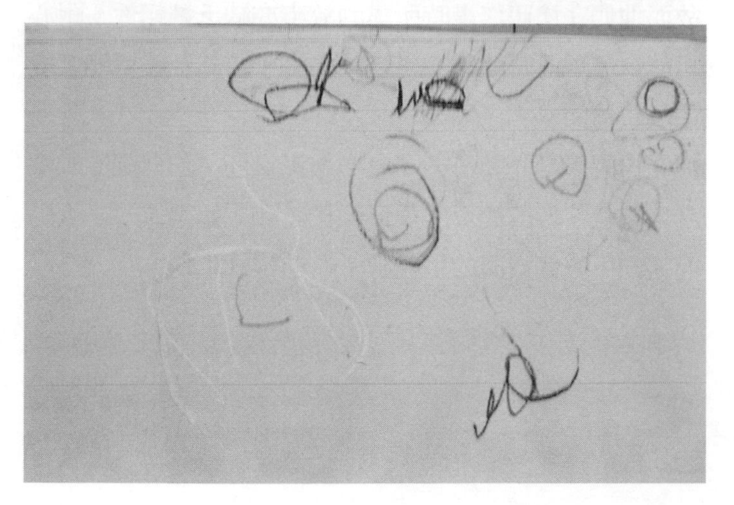

圖 2-12　女，四歲，27×39 公分，命名塗鴉

不同色彩的大小圓圈象徵不同的人、事或物。

幼兒塗鴉從感覺動作經驗的表現轉變到象徵性的概念式（conceptual）思考歷程，他所提及的每一個名詞、動作以及與過去經驗的聯想開始與概念式思考有關，可以說是認知思考上的一個大躍進。畫面上的圈圈愈來愈多，幼兒的用詞也愈來愈豐富。孩子開始懂得諸如好／壞、喜歡／討厭等帶有價值判斷字彙的意涵，家長會漸漸發現孩子變懂事了，可以「講得通」，可以「騙小孩」。在大腦的發育上，銜接兩半腦間的胼胝體（corpus callosum）發育完成，左半腦（主管語言、邏輯、次序）開始取得優於右半腦（主管直覺、情緒、美感）在心智發展上的掌控力（Tinnin, 1994），孩子在生活適應的環節上開始扮演較積極的角色。在許多分齡的兒童文具及玩具使用者的限制上，三歲是一個重要的關鍵期。標示著「三歲以下兒童不宜」者意謂著心理年齡不足三歲者，無法從大人的告知中理解該樣物品的限制及誤用時的後果。也因此，在治療或教育場合常施用的「認知—行為改變技術」，當以孩子的繪畫是否已有封閉性或獨立的圈塊出現為最基本的介入標準。

當然，由於此時期的幼兒十分「自我」， 仍缺乏控制衝動（impluse control）的能力，故可能經常「隨興」地重新命名他已命過名的圖像。幼兒在此時的想像性思考是簡單的、分散的，故而他們在塗鴉作畫時所講的故事亦缺乏邏輯性。耐心的媽媽可能會發現此時期的幼兒畫一張畫，自始至終可能會變換好幾個故事情節。

幼兒在自說自話一陣子後，原本布滿畫面、類似圓圈的圖像會漸漸地分化，形成簡單的象形圖樣（如「蝌蚪人」、太陽等），而邁向下一個發展的里程碑——前樣式化期。

三、塗鴉遊戲在兒童發展中的重要性

塗鴉在幼兒的發展上，有以下幾點其他活動難以取代的獨特性和貢獻。

（一）促進感覺統合，刺激智力的成長

誠如前面所言，幼兒依賴其感覺和動作的經驗去認知他的周遭環境和自己的存在。塗鴉活動提供一個絕佳的機會，讓幼兒由簡而繁地去練習手部的操作動作，增進手部和整個身體及手和眼在繪畫時的協調能力。塗鴉的動作由肩膀關節的運動進而到運用手肘、手腕及手指關節的運動。倘若幼兒有較大的塗鴉空間（如畫壁畫），則往往需要用整個身體去作畫。在視覺官能的訓練上，塗鴉活動提供了造形和色彩的刺激，促進了視覺知覺的成長。幼兒開始從雜亂無章的平面上，區別了畫面和背景的關係，也學會了由大腦去指揮操作自己的動作。

塗鴉訓練孩子在其知覺場中去尋求並聚焦在當下最重要的刺激，他不只學會了用眼睛去看物體，也學會了經由大腦的判斷去做最初級的反應，如是否與其舊經驗有關等。幼兒用眼去「觀察」物體，由視覺形象變成「心象」的能力愈強，感覺經驗的累積也愈豐富。不同繪畫媒材的刺激更引發和其他感覺功能，如嗅覺、聽覺、味覺、運動感覺等的統合作用。幼兒對一件物體的認知，有待其對該項物體的所有感覺加以統合以便形成清晰的概念，並將之納入記憶庫中（如對「母親」的認知可能包括：母親的味道、聲音、形象、觸摸母親的感覺、躺在母親懷裡的感覺等）。塗鴉遊戲雖不是幫助幼兒感覺統合發展的唯一活動，但卻是極重要的項目之一。感覺統合的失調，除了可能會引起幼兒生理失調的現象外，亦可能影響其學習與認知。

（二）反映及促進語言的成長

兒童發展學家皮亞傑和維高斯基（Lev Vygotsky, 1896-1934）均認為兒童最早的思考是在語言之前，且早期的語言經常是反映兒童已經知道的事物。然而，後者以為思考與語言終將結合，且皮亞傑所謂「自我中心」的非社會化語句實際上正說明了從語言之前到口語推理的轉變過程（引自蘇建文校閱，2002）。由此推論之，整個塗鴉期（四歲以前）橫跨了生命的第一個發展階段——感覺動作期（零～二歲）和前運思期（二～七歲）的前階段（請參閱表 1-1，第 12 頁），反映出兒童最早的思考形成歷程。

語言在認知發展中扮演著關鍵性的角色，能使兒童成為較有組織且有效率的問題解決者。塗鴉，無論以何種形式完成，如心理學者佛洛伊德所主張的空白螢幕（blank screen），提供具體的、可看得到或感受得到的自由空間，來反映這些思考及口語表達的歷程（Seefeldt & Barbour, 1998）。依據維高斯基的說法，學齡前兒童自導的獨白或非社會化語句，並非自我中心，而是可溝通的，那是「對自己說的話」或私我的語言（private speech），可幫助兒童計畫策略與調整行為，以便能完成他們的目標（Vygotsky, 1978）。由此可推論，幼兒的塗鴉是和自我對話的歷程，有助於他們的學習與生活適應。研究顯示在引導式的學習情境，及當兒童在面對較困難作業與犯錯後須決定要如何再繼續做下去時，較會自言自語（Berk, 1992），且他們的表現經常能有所改善（Behrend, Rosengren, & Perlmutter, 1989; Berk & Spuhl, 1995）。維高斯基的語言與思考理論，或許正可以解釋何以命名塗鴉期之後的幼兒在塗鴉之後，能獲得情緒上的釋放及行為上的改善。圖 2-13 ～ 2-15 為一位四歲五個月幼兒的三張連續塗鴉作品。在對一條條最初依紙的側邊垂直而畫的線條的掌控中，孩子轉移了先前對返回

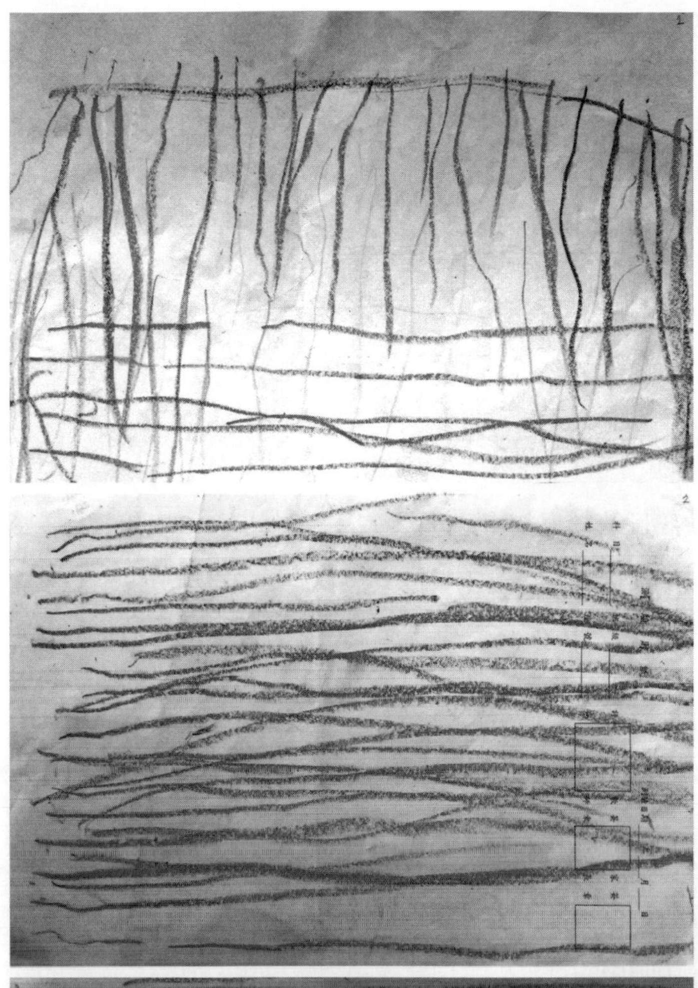

圖 2-13　四歲五個月幼兒的塗鴉三連作之一
（彩圖第 1 頁）

圖 2-14　四歲五個月幼兒的塗鴉三連作之二
（彩圖第 1 頁）

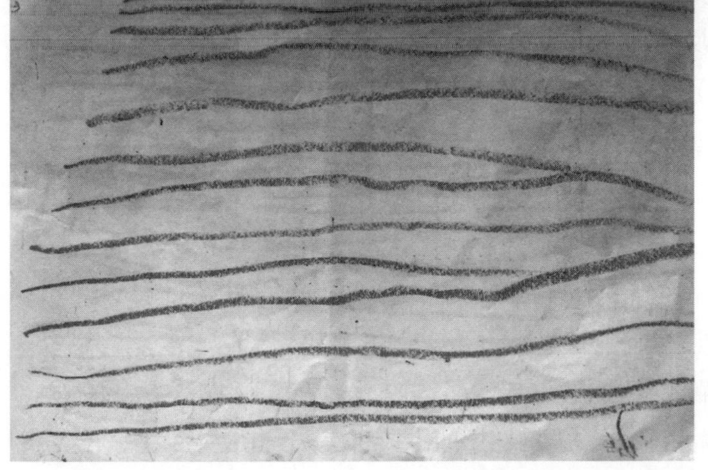

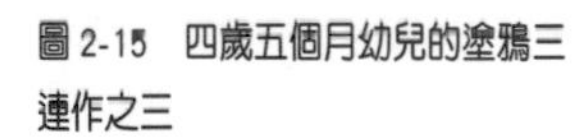

圖 2-15　四歲五個月幼兒的塗鴉三連作之三
（彩圖第 1 頁）

保母家的抗拒。小小的紙張提供了涵容的空間——四個邊界所構成的紙面成了起始和完成的依據，以及情緒轉化的空間。畫畫提供了一個在「盡在眼前」的真實，激烈的情緒在自控的畫線中獲得緩解，在紅線與藍線的交會中一而再地自我肯定，也在一步步畫面形成的過程中增能。第一張高度控制的規律性畫線和頻繁的換色動作呼應了孩子在連續假期過後被母親送到保母家的憤怒與焦慮，而後的兩張塗鴉也記錄了透過「控制」的演練，情緒逐漸鬆綁的歷程。

（三）影響人格的形成

塗鴉反映幼兒的身心發展，父母對幼兒塗鴉的態度亦影響其日後人格的形成。塗鴉所用的工具大都只有筆和紙，操作過程簡單，經驗直接，允許很大的創作自由。在亂塗之間，幼兒可以學習自我控制、抒發情感和滿足想像的慾望。幼兒對自己官能感受的覺知是主觀而真實的，在身體動作的感覺經驗中去感受自己的存在，是認識身體我（physical self）的第一步，也是建構自我概念的核心基礎（Fox, 1997; Hattie, 2014）。溫尼考特（Donald Winnicott, 1896-1971）認為當嬰兒看著母親時通常是看到他自己。母親的臉是鏡子的前身，在母嬰互動中，嬰兒藉由眼中的世界來發現意義和豐富自我，但倘若母親的臉沒有反應，則這面鏡子就只能看、無法照見自己（Winnicott, 1971）。塗鴉情境為早期母嬰關係的再現，可被視為在人生的關鍵期建立自尊心的最佳場域；當所有的情緒都可以在塗鴉的情境中被涵容，幼兒將會在其中感受到被無條件地尊重，而這正是自尊心建立的基石。再則，在小小的一張畫紙上能無中生有地呈現出無限繽紛的世界，對幼兒來說是種創造的滿足，亦是種自我能力的肯定。

雖然每位幼兒的氣質不同，受外在環境影響的程度不一，但大體而言，在人格初形成階段，父母對其塗鴉遊戲的態度，對該童日後人格的發展有關鍵性的影響。父母若否定塗鴉為反映生理發展的一種表現活動和塗鴉是一種自動自發的心象表現，而以「像不像」某件物體來「教導」兒童塗鴉，則該童可能開始對自我的能力感到懷疑，進而排斥繪畫（怎麼畫都畫不像父母所期望的那樣，所以乾脆不畫），產生退縮、被動、沒有自信也沒有創造力的人格特質（大人畫什麼我就描什麼，就不怕畫「錯」）。

筆者一位四歲、極度害羞的小女孩個案即因塗鴉行為被外婆制止、被代以教導寫數字 123 而有環境適應上的困擾。初次見面時她躲在外婆身後，在詢問她問題時無法有目光接觸，且隨時觀察外婆的眼神，只有在得到外婆的首肯之後才會回答問題。可以想見的，塗鴉對這個小女孩而言是一種「錯誤」和「不乖」的代稱，經驗告訴她，做錯事時她得不到外婆的愛（負向增強），相反地，當她順應外婆的要求，能成功地描繪出 123 時，便會得到外婆的支持和鼓勵（正向增強）。被正向增強的行為保留，而被負向增強的行為消失，因此，當一般同齡的小孩自由塗畫蝌蚪人、簡易象形圖像和自說自「畫」的時候，她只會對著畫紙發呆，因為她只會「寫字」而不會「亂畫」。在日常生活中，這個個案被教導到她所有的衝動都是錯誤的，如隨地大小便等於隨便塗鴉、等於手淫、等於壞小孩，這個無聲的訊息讓她對自己一些自然的衝動產生罪惡感。再則，為了適應其環境（外婆的要求），這個個案學會了壓抑自己的衝動（反映在其刻板化的言行舉止中）。若非及時介入，她可能將終其一生帶著這份罪惡感和低自尊，無法與人建立較對等的關係。適度的壓抑有助於社會化行為的建立，但過度且長時期的壓抑卻可能形成日後焦慮性的人格特質（Rycroft, 1988），對心理健康的影響甚鉅。

（四）訓練右腦的直覺認知，擴大表現的語言

左腦的發展在現實世界中持續被強化，相對地，與情緒發展有密切關聯、主司直覺和美感能力的右腦一直處於被動的地位。在幼兒生活適應的過程中，不為現實所允許的情緒表達必須透過遊戲和藝術形式來發聲，以維持心靈的自體平衡（homeostasis）。繪畫是一種視覺語言，它比一般文字更直接也更具包容性。一些可意會但不易言傳的經驗，尤其是一些抽象的感覺，可藉由線條、形象和色彩，直覺地被表達出來（Birren, 2013）。幼兒期的塗鴉活動運用到整個身體動作和官能上的覺知，在還未能在畫面中勾勒出可識別的造形前，即已傳遞情感的訊息。關心孩子的父母不但可從幼兒的塗鴉觀看出其生理成熟的程度（手眼協調的狀況等）、認知發展的情形（如從運動性思考到想像性思考），亦可從孩子的塗鴉畫中觀照到孩子心靈世界中對當下的感受。孩子的塗鴉在某些程度上反映親子的互動模式和父母對孩子的期待。由於孩子人格的形成與主要照護人的教養態度關係密切，幼兒期塗鴉的重要性可見一斑。

四、塗鴉期幼兒美術的指導

（一）藝術動機之誘發

處於塗鴉階段幼兒的自發性強，好奇心又高，在安全的前提下，周遭生活環境中任何的事物都可以用來促發孩子的創作動機。吸引孩子的注意、延續其專注力，促成孩子看見自己動作的軌跡是塗鴉教學的基本目的，而透過動作和聲音在一個單純的情境中給予清晰的刺激則是最高的指導原則。在幼兒開始牙牙學語的階段，「聲音」和「律動」都是可以引發他從事

塗鴉遊戲的有效刺激，並從中獲得樂趣。由於語言與符號均屬人類的象徵系統，其間存在著相當的關聯性，因此，父母若「模仿」幼兒當時期常發出的聲音，不論那對成人而言是可辨識的「爸爸」、「媽媽」、「車」等名詞，或只是純粹的發聲練習，都可能引發幼兒塗鴉的動機。隨著幼兒認知與語言的成長，一個名詞或一個聲音都漸與幼兒的生活經驗有關，誠如幼兒對於事物的認知取決於不斷反覆的練習，熟悉的事物和當時期生活經驗重心的提示更容易獲得幼兒的認同。

鼓勵幼兒使用動作變化其塗鴉動作，亦是本時期的指導目標。反覆的動作容易產生節奏，因此，利用節奏感強的音樂或指導者有節奏地發聲，不但能引起幼兒的共鳴（身體擺動），也能讓幼兒從視覺和聽覺的刺激中，直覺地去體會自己的動作和塗鴉線條間的關係。

當幼兒已進入命名塗鴉階段時，鼓勵他去做想像性的思考則是成人的指導重點。當幼兒指著圖畫中的小圈圈說「這是媽媽」時，指導者或許可從下列幾個方向給予刺激，例如：「媽媽有沒有戴眼鏡？」「媽媽有沒有長長的頭髮？」「媽媽穿什麼，褲子或是裙子？」「媽媽在哪裡，在做什麼？」等。我們的目的並非期望他的畫能盡量「寫實」，而是期待幼兒對這些問題有所回應，透過塗鴉的歷程刺激更多的心象思考以促進發展。雖然我們或許還未能辨識幼兒在此期的塗鴉象徵什麼物體，但顯然地，這種開放式問話的刺激也會鼓勵塗鴉與他所欲表現的世界發生關聯（圖 2-16）。

圖 2-16 男，四歲，27×39 公分，命名塗鴉之後

出現不少由「圓」分化而來的物體，人和太陽為最典型的代表符號，亦即孩子將邁入下一個階段的繪畫里程碑。

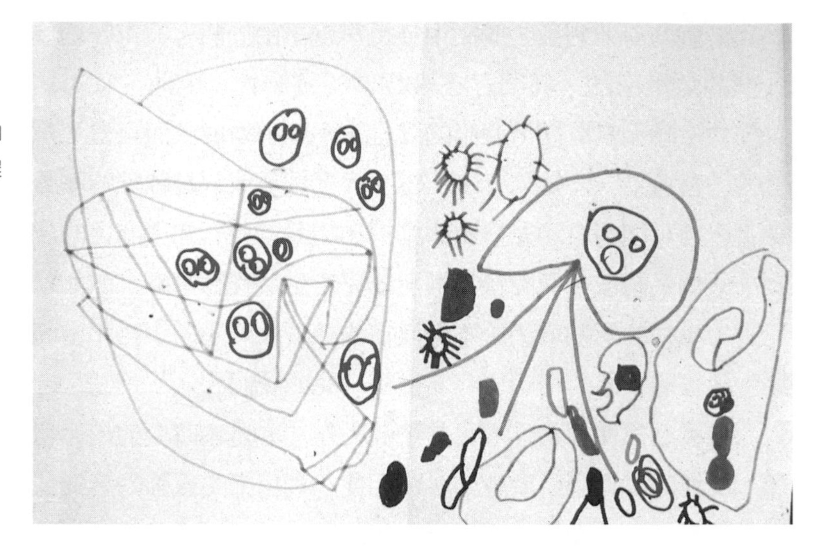

幼兒若能自發地去塗鴉，並能從中獲得快感是最理想的。如果成人能不干擾其塗鴉活動（容忍其非「寫實」的表現），而讓幼兒能獨立自主地去享受塗鴉的樂趣，則此幼兒日後或較易具備有自信心、有創造力的人格特質。

（二）藝術媒材與活動

任何藝術媒材的使用都必須先考慮到該階段孩子的需要。促進幼兒的感覺統合為此階段成長的重點，因此有利於幼兒發展其手、眼協調能力，強化其大、小肌肉發育之媒材均可善加應用，當然「安全」為最基本的考慮，所有的工具和材料均應對幼兒無毒無害。

塗鴉重在線條的表達和身體動作的練習。能表達「線」性的材料，並能讓幼兒靈活運用，容易控制自己的動作者，如蠟筆、鉛筆、粉筆、彩色筆等都可視幼兒的發展情形來使用。如在隨意塗鴉早期階段，由於幼兒的肌肉控制力較差，使用手指膏（finger paint）或便於掌握、不易折斷的粗蠟筆和粉筆最為合適。由於此時期孩子的專注力十分有限，無論所提供的媒材為何，建議不要同時提供多種的色彩選項。除上述的媒材外，色鉛筆以筆芯粗短、不易折斷者為佳，而彩色筆則在幼兒發展到控制塗鴉期以後再使用，以避免孩子因將彩色筆筆芯陷入筆桿內，而將其注意力從塗鴉操作轉移至色筆的玩弄。多種色彩的引介，增加了使用「顏色」來象徵物體和表達情感的空間，可以滿足「命名塗鴉期」孩子的情感表達需求。即便如此，為命名塗鴉期以後的孩子提供一般 12 色的媒材選項已是綽綽有餘，過多的色彩容易分散孩子的專注力，反而喪失了塗鴉活動的初衷。

大體而言，在塗鴉期線畫活動中使用的紙或底板，一般以白色或淺色、大而平滑（約八開）者為佳，筆則最好選用紅、綠、深藍、紫、深咖啡、黑等高彩度或深色者。其目的在於運用視覺上強烈的「對比」組合使幼兒易於識別塗鴉線條和動作的關聯（手眼協調之訓練），也有利於早日發現圖像與背景的關係。當然在「視覺對比」的前提下，任何的底色只要能襯托出筆跡者均可。市面所販售的彩色瓦楞板可反覆使用，是不錯的底板選擇。「黑紙白筆」或「黑底螢光筆」式的運用「黑」底可幫助幼兒更專注於塗鴉活動上（圖 2-17）。它比一般白紙黑筆的組合更強烈，能有效地隔開視覺場域中其他可能轉移幼兒注意力的事物。這個技巧尤其適用於有過動傾向、注意力不容易集中或有學習障礙的孩子。雖然色彩並非此「線畫」期的重點，但提供如上述高彩度、低明度的色筆而讓控制塗鴉期以後的幼兒能隨心所欲地自由更換色筆，亦能引發幼兒作畫的動機，練習其因為要「更換」色筆所需做的動作，也透過色彩來傳達情感（如圖 2-18，線條因筆的提放而要求更精緻細膩的小肌肉運作）。值得注意的是，太早提供不同顏色的筆也可能會產生無謂的干擾——幼兒或許會因為要找尋新顏色而經常中斷他的活動，而此種中斷無疑會限制手臂動作的流暢。當然，此時期幼兒的認知發展已能配合他命名色彩所需，三歲左右的幼兒，家長可以開始教導他去辨色和命名色彩了。

圖 2-17 三歲七個月大男童的黑色紙塗鴉

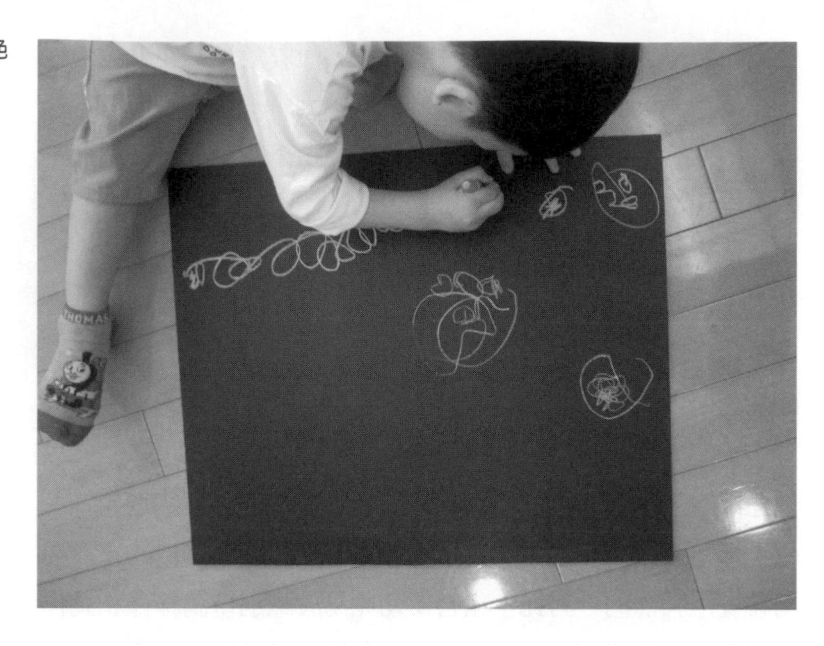

圖2-18 女，四歲，27×39 公分，命名塗鴉

線條因筆的提放和更換，而要求更精緻細膩的小肌肉運作。

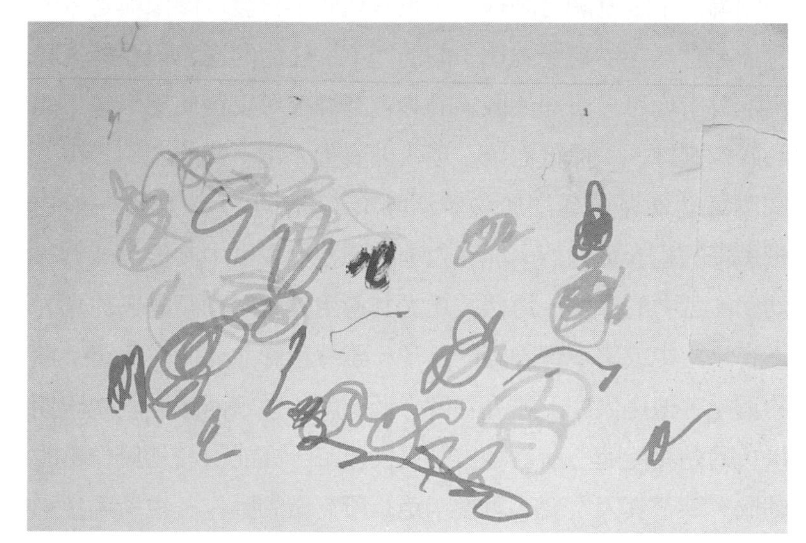

身體的體驗是建構自我的基礎。幼兒專用的無毒彩色印台，操作簡單且效果良好，在成人協助下，適合所有年齡層的幼兒使用。孩子在用力按壓印台、紙張的當下，感受到自己身體動作的張力；在手移開紙的剎那驚嘆創造之神奇；在按、壓的流動中找到節奏；而在創造與發現的過程中發展圖像的意義。圖 2-19 和圖 2-20 分別為一對寄養親子共同創作時的身影和他們分離前最後的作品。作品記錄了孩子在這個家庭的歲月和濃密難分的親情，成為寄養媽媽在孩子離去後的安慰與留念。

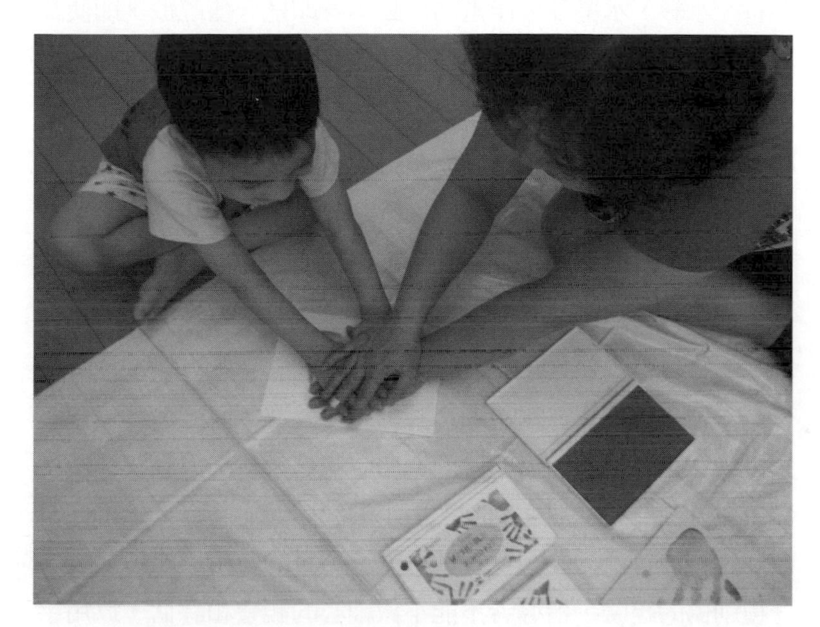

圖 2-19　親子手印畫場景

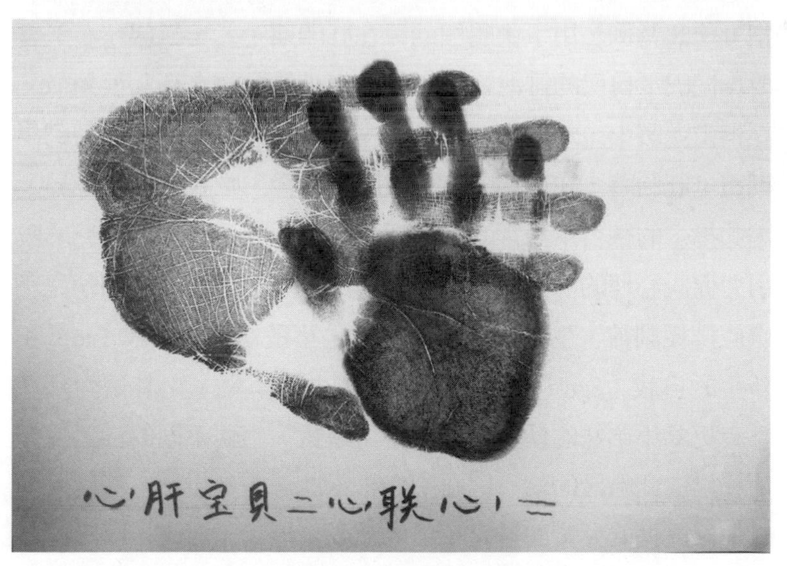

圖 2-20　親子手印畫，27×39 公分

流質性彩色顏料的使用，在技巧上而言，雖然較不易控制（線條因水分的融合而變得模糊不清），有些幼兒或許會有挫折感，但對較大的幼兒而言，在雙色交融而產生第三色或看見顏料意外地流動時，常帶來創作的喜悅。用流質的顏料如廣告顏料、水彩、水墨等來作畫的活動本身即是一種遊戲，即使此階段的幼兒塗了一個色塊，仔細地觀察，其線性的特質仍勝於平面的構成。在幼兒熟悉用硬質材料塗鴉一段時期以後，流質顏料的引用，可擴大其用不同材料來體驗塗鴉遊戲的空間，充分體驗官能上的刺激，促進感覺統合。

流質顏料的流動特質有利於情緒釋放，對平日因為教養或環境適應而有一些情緒困擾的孩子有所助益 ，只是師長在提供這類媒材時不只在安全上有萬全的準備，亦要有孩子「玩」完當天的言行舉止會暫時退化（步）的認知，而能提供更大的包容。當然並非每一位幼兒的每個時候都適合用流質顏料來塗鴉，對於一些有強烈「控制」需求的幼兒（通常也就是那些當時期比較沒有安全感的孩子），流質顏料的使用可能會演變成一種創傷的經驗，指導者不能不做細心的觀察和評估。以用手指膏塗鴉為例，用手塗鴉與幼兒在肛門期（二、三歲左右）喜愛玩泥巴、自己的排泄物或口中吐出來的食物之行為很類似。在指畫遊戲中，幼兒會沉迷於漿糊似的黏稠感覺，像是回到早期還是胚胎時，在母親子宮裡溫暖、安全、唯我獨尊的境界。因此指畫的練習本身常淪為次要，最重要的是漿糊對幼兒的吸引力促成心理的一種退化現象。其原因可能是此階段的幼兒正處於排便訓練、生活行為規範期，也正是幼兒的本我（id）和新生的自我（ego，外界規範）的權力抗爭期，尤其是對那些下有更幼小弟妹的幼兒而言。指畫遊戲，應視不同的活動目標而提供給此階段的幼兒。雖然指畫對於一些低自尊、極度內向或情感壓抑的兒童而言是絕佳的活動，但大體而言，硬質材料如蠟筆等在紙上塗鴉較指畫更適合塗鴉期孩子的繪畫訓練。

彩色黏土（colored playdough）的使用亦能幫助此階段的孩子有機會運用不同的方法去使用他的手指和肌肉，並有效地去統整感覺和動作的經驗。黏塑活動，由於可以不須使用中介物（如畫筆等），媒材與肌膚直接接觸，又可練習不同的技法如拍打、揉壓、搓捏等方法，往往能給予幼兒更強烈的感受。從只會分裂黏土，拿一小塊在手中隨意拍擊而無任何塑形的意圖（隨意塗鴉），到嘗試去弄成長條狀和球塊（控制塗鴉期），進而去命名他所塑造的物體；孩子把玩黏土的能力與其繪畫行為的發展一致，已漸漸進入命名塗鴉的階段。值得注意的是，直到孩子的心齡已達三歲，才會懂得不能「吞」黏土的真正意涵。因此並不適用於仍處於隨意塗鴉和控制塗鴉期的幼兒。

搓一個小圓球需要高度的生理協調能力，圓球搓得愈圓，顯示幼兒的手部肌肉控制能力愈好，當然，此階段的幼兒並沒有把小塊搓得很圓的意圖，亦缺乏這樣的能力，但他所搓的小塊，或有許多不同的象徵意義。命名塗鴉後期的孩子會用不同色彩的黏土做出大小不等的塊狀。藉由觀察其色彩的運用、這些象徵不同物體積塊產出的先後以及分布情形，我們不難進入幼兒的內心世界。順著幼兒命名的內容，利用既成的塊狀物來做即興的扮演活動，既可達到寓教於樂的目的，亦可達到寓治療於遊戲的效果。圖 2-21 為一名四歲男童的黏土遊戲。從玩黏土和說故事的活動歷程中，筆者得以窺知其內心之想法。黏土的色澤鮮麗且多數具有誘人的氣味，在玩黏土活動中，指導者要特別留意的是勿讓幼童，尤其是早期塗鴉階段的孩子吞食黏土。

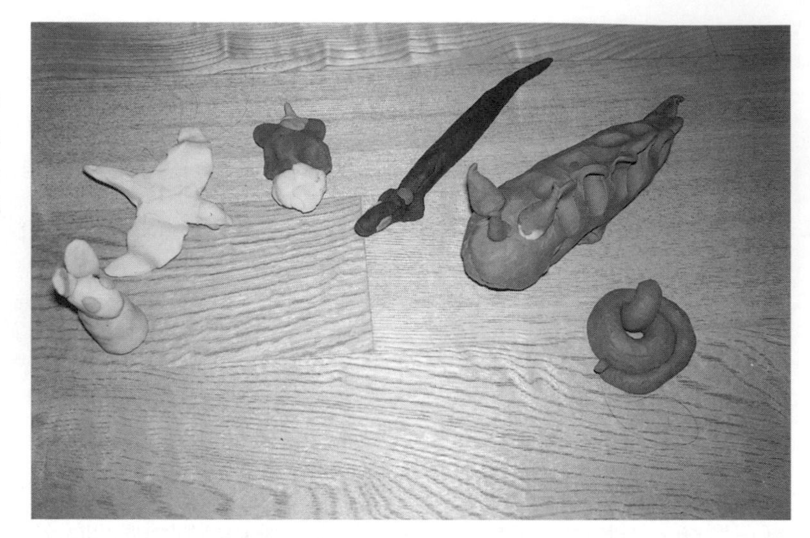

圖 2-21 男，四歲，27×39 公分，黏土遊戲
雖然每樣物體的製作不見得為成人所熟悉，治療師卻能由孩子以彩色黏土造形來做角色扮演的遊戲中，窺見其所思所感。圖左之白兔為筆者的示範作品。（彩圖第 2 頁）

五、給家長和指導者的建議

塗鴉期的幼兒繪畫活動是一種遊戲，也是一種創作活動，其身心整合的意義（感覺統合和人格培育）實大於其美術意義。我們不奢望每位幼兒將來都能成為畫家，但我們希望每位幼兒都能夠因接受適當的繪畫指導而身心健康，未來的生活更豐富，成長更順利。

在身心整合的大前提下，給幼兒的視覺刺激，事實上從嬰兒階段開始有視覺經驗的時候（約初生後第三週）即已開始。視覺的認知大約占人生所有學習的 80%（Unlin & De Chiara, 1984: 103）。依照幼兒生理發展狀況而在各個不同階段給予適當的視覺及其他感覺的刺激，有助於孩子將來的學習。

為嬰兒在其所處的環境裡製造一些稍有距離、有利於觀察的視覺／感覺焦點，可以幫助他們發展視線追尋的視覺運動。幼兒房內的陳設以大塊面、單純、明亮的粉色系背景為主，可飾以圖案清晰、色彩鮮明的圖片；娃娃車或房間天花板垂掛飾品玩具和風鈴等吊飾。用色彩鮮明之物與幼兒玩視覺追蹤的遊戲，陪幼兒閱讀圖畫書、和他進行看圖說話等活動，均是在幼兒未進入塗鴉期以前便可從事的活動。幼兒主要看護人及幼兒自身的衣著也是重要的「看板」，若上頭有令幼兒熟悉的事物（如玩偶等），能給予幼兒親切溫馨的感覺。

此外，大自然一直為最佳的學習場域。氣候溫和時，孩子在自然的環境中呼吸、玩耍，感受自然界聲音、造形與色彩的流動，猶如胎兒在母親的子宮裡安適地存在。對塗鴉期的幼兒而言，大自然提供了不少視線追尋、尋找視覺焦點、自背景中找尋圖像等視覺經驗的機會，更特別的是大自然所提供的往往是「複合式」的、多重感覺的刺激，邀請孩子去體驗並從中整合所有的經驗，發展潛能（Ayres & Robbins, 2005）。

心理學家均一致地認為孩子五歲以前的生活是奠定未來人格取向的關鍵期，而幼兒與父母的互動經驗也會影響未來其人際關係的發展。因此，筆者以為家長是塗鴉期幼兒從事一切創作活動最理想的老師，不得已而將此年齡的幼兒交給保母或托兒所的家長，更要利用有限的時間，透過陪孩子塗鴉來增進親子的關係。繪畫活動是幼兒生活的一部分，如同幼兒的體能活動、遊戲、吃飯、唱遊般，無須特別孤立於其生活經驗之外。以下是給家長和指導者的一些建議。

(一) 尊重幼兒

此階段為幼兒發展其「安全感」和「信任關係」的重要時期。孩子從觀察中學習，父母之言教不如身教，若能言行一致，孩子則能有明確的法則可循；幼兒成長環境中的成人若彼此對教養的理念分歧，也會讓幼兒為適應環境而提前學會察言觀色，可能養成日後缺乏安全感和投機取巧的心態。對幼兒的哄騙、戲弄，如利用美食引誘孩子，卻迂迴地不讓他得手，也可能影響孩子對人的「信任」。對成人而言，或許只是在「欣賞」孩子見糖眼開、為糖而衛糖等種種「可愛」和「可憐」的表情和動作，並無「惡意」，殊不知長期此等舉動可能會影響其自尊心、自我概念或未來的人際關係。

為幼兒布置一個安全的塗鴉環境，讓孩子知道在那個空間內，他可以隨時自由地去塗鴉（比如在房間的牆面上用白紙貼一大塊從地面到幼兒舉手可達的高度的塗鴉牆，讓孩子用全身去作畫），獲得父母的讚賞。超出此限制的塗鴉則是「不對」的，必須接受懲罰（如在角落面壁罰站），就如同其他的生活規範一樣，讓我們給孩子一個有限制的自由空間！

再則，在指導幼兒作畫的時候，家長當能設身處地以幼兒為本位，放棄畫面必須呈現「寫實」風貌的概念。命名塗鴉期的幼兒已表現出希望藉繪畫與別人溝通的意圖，就像寶寶以其牙牙學語的方式，想去告訴媽媽一些事情那樣。所以我們尊重幼兒的塗鴉，應該像聆聽他們的兒語一般，也用心和他們交談，去探索他們的內心世界。一旦指導者批評：「媽咪怎麼會是這個樣子？沒有一樣東西畫得像的。」那麼，孩子的自信心和創造力也就被摧毀殆盡了。

（二）讓孩子自己動手

據筆者的觀察，自嬰兒期開始，有較多感覺統合訓練機會的孩子，在認知及其他發展上均較一般嬰兒早熟，愈大則這種差異愈顯著。幼兒的日常生活，其實有許多練習感覺統合的機會。一歲左右，會用手抓物，長了四顆牙的幼兒，即可開始讓他自己進食，只要是圍上了圍兜、餐桌清潔、嬰兒的雙手乾淨，哪怕他吃完或玩完點心之後，搞得滿臉、雙手、桌上桌下全是食物。在這個吃點心的範例中，如果點心是深色的（如巧克力蛋糕），而嬰兒的餐桌是淺色的，則除了點心本身味覺、嗅覺和觸覺的誘惑外，深淺色的對比也帶來強烈的視覺刺激。寶寶較能「成功地」從淺色的餐桌上將深色的蛋糕送入自己的口中，也較能輕易地在父母的鼓勵（增強）之下將散落在餐桌上的蛋糕屑撿起來吃。

有育兒經驗的父母一定知道自己動手餵幼兒吃東西較讓幼兒自己進食省時許多，但讓幼兒自己動手去嘗試練習這個進食的動作，有助於手部肌肉動作的操作，尤其是小肌肉和指關節的運動。「吃」是幼兒日常生活中極重要的一部分，讓幼兒從自己進食中學習去統合其動作經驗是再自然不過的事了，幼兒的塗鴉亦是如此。塗鴉是當他的心智能力和肌肉等發展到某一程度，外來的刺激促使他開始模仿他人，而用筆在紙上塗抹。讓孩子自己動手去「完成」他的作品，享受那種有節奏的、主動的動作快感，「我在」、「我能」、「我可以」的自我意識也逐漸開展。

(三) 從日常生活經驗中發展塗鴉

塗鴉記錄了孩子自己身體動作的軌跡，也滿足了幼小的心靈對自我探索的好奇。除了上述需花錢購買的媒材外，事實上我們的日常生活中處處可見可以發展成塗鴉的材料和時機。黑光劇中的光點，能促成孩子對焦點光源的追尋；黑夜中孩子手中的螢光棒，能刺激孩子對自己身體動作的探索；當生日快樂歌的歌聲響起，兩歲大的幼兒緊盯著蛋糕上的燭火，為暗夜中的明亮氛圍所感動（圖 2-22）；冬日起霧時玻璃上的塗鴉、雨後路面上的水漬及路人或自己的足跡、白色點心盤中的巧克力布丁，甚至小弟弟尿急時灑在牆角的一泡尿……都是塗鴉的活動，對一般的幼兒如此，對特殊的孩子更是如此。只要我們能把握各個階段的塗鴉原則，在日常生活中去發現及發展適合孩子的塗鴉遊戲，相信將會為他們創造出更難忘而有趣的視覺經驗，促進他們感覺的統合與發展，也為自己留下更多美好的回憶。

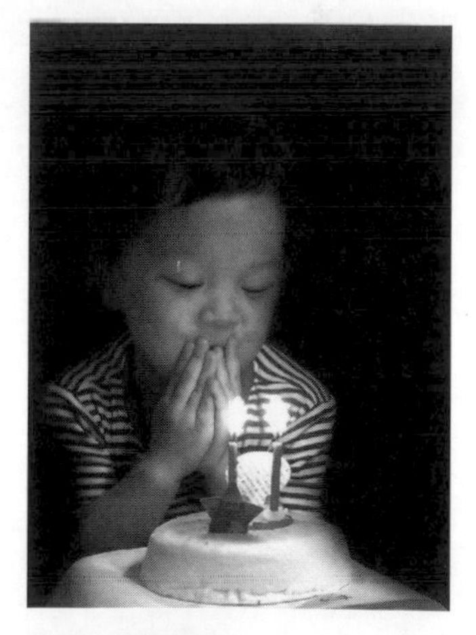

圖 2-22　生日許願
（彩圖第 2 頁）

(四) 學習成長

成長是自生至死延續不斷的經驗歷程，為能分享孩子成長的點點滴滴，父母或指導者不妨多閱讀有關兒童心理發展、幼兒教育、兒童繪畫理論與欣賞方面的書籍，也藉由參觀美展、看戲劇表演、聽音樂會等活動培養自己的審美能力和表現能力，並擴展自己的知識領域。由於近年來社會型態的急速變遷，現代幼兒的成長背景與幾十年前家長的成長環境自不可同日而語。若將老祖母時代，代代相傳的育兒經驗全盤應用到今日的幼兒生活中，可能徒增將來親子關係不協調的可能性。零歲教育及早期療育理念的備受重視更提醒我們不要錯過孩子接受早期療育或治療介入的黃金時期。要能教育出有創造力的孩子的先決條件是：這孩子的主要照顧人（父母）是具有創造力的。和孩子從自由的塗鴉遊戲中學習成長，當幼兒的畫面上出現了一些有趣的、笨拙的表象符號時，我們將可為這小朋友慶幸，這是他創造的開端。

參考文獻

中文部分

林翠湄、黃俊豪（譯）（2003）。David R. Shaffer 著。**發展心理學**。台北：學富。

胡寶林（1986）。**繪畫與視覺想像力**。台北：遠流。

趙雲（2007）。**兒童繪畫與心智發展**。台北：藝術家。

賴昭文（譯）（2010）。John Matthews 著。**線畫與繪畫：兒童與視覺再現**。台北：心理。

外文部分

Ayres, A. J., & Robbins, J. (2005). *Sensory integration and the child: understanding hidden sensory challenges.* Los Angeles, CA: Western Psychological Services.

Behrend, D. A., Rosengren, K., & Perlmutter, M. (1989). A new look at children's private speech: The effect of age, task difficulty, and parent presence. *International Journal of Behavioral Development, 12*, 305-332.

Berk, L. E. (1992). Children’s private speech: An overview of theory and the status of research. Private speech: From social interaction to self-regulation. 17-53.

Berk, L. E. (1992). Children's private speech: An overview of theory and the status of research. In R. M. diaz & L. E. Berk (Eds.), *Private speech: From social interaction to self-regulation*. Hillsdale, NJ: Erlbaum.

Berk, L. E., & Spuhl, S. T. (1995). Maternal intervention, private speech, and task performance in preschool children. *Early Childhood Research Quarterly, 10*, 145-169.

Birren, F. (2013). *Color psychology and color therapy: A factual study of the influence of color on human life.* Eastford, CT, USA: Martino Publishing.

Fox, K. R. (1997). The physical self and processes in self-esteem development. In Kenneth R. Fox (Ed.), *The physical self: From motivation to well-being* (pp. 111-139). Champaign, IL, US: Human Kinetics.

Hattie, J. (2014). *Self-concept.* New York & London: Psychology Press, Taylor & Francis Group.

Keen, S. (2006). A theory of narrative empathy. *Narrative, 14*(3),

207-236.

Lowenfeld, V., & Brittain, W. L. (1987). Creative and mental prowth (8th ed.). New York: Macmillan.

Maslow, A. (1986). *Toward a psychology of being*. New York: Van Nostrand.

Read, G. S. (2014). The antithetical meaning of the term empathy in psychoanalytic discourse. In J. D. Lichtenberg, M. Orntein, & D. Silver (Eds.), *Empathy I (Psychology Revivals)* (pp. 7-24). London & New York: Routledge.

Rycroft, C. (1988). *Anxiety and neurosis.* London: Karnac Books.

Seefeldt, C., & Barbour, N. (1998). *Early childhood education: An introduction.* NJ: Prentice Hall.

Tinnin, L. W. (1994b). Transforming the placebo effect in art therapy. *American Journal of Art Therapy, 30*, 75-78.

Uhlin D. M., & DeChiara, E. (1984). Art for exceptional Children (3rd ed.). Dubuque, Iowa: Wm. C. Brown Publishers.

Vygotsky, L. S. (1978). *Mind in society: The development of higher mental process.* M. Cole, V. John-Steiner, S. Scribner, & E. Souberman (Eds.). Cambridge, MA: Harvard University Press.

Winnicott, D.W. (1971). *Playing and reality.* London: Routledge.

第三章

表象的開端——前樣式化期（4～7歲）

一、前樣式化期的重要性

在命名塗鴉期之後，幼兒開始有意識地去創造形體，並嘗試利用自創的繪畫語言與外界溝通。幼兒畫面上的線條與符號不只與其創作時身體動作的感覺經驗相關，也含括了更多情境脈絡的內涵。

嬰幼兒的塗鴉主要是一種感覺和動作的活動，而現在孩子進一步有更明確地想要「表現」的意圖——表現當下內在所關注的議題。與內在「客體（object）」的關係，成就了本時期乃至於之後各階段的繪畫表現特色。客體是精神分析學派對本能衝動之對象的指稱，尤其指行為或慾念所導向的對象。它幾乎總是意指一個人、某人的一部分，或某人的象徵（Case & Dalley, 2014: 277）。筆者以為，此種表象的慾望往往帶給孩子極大的滿足感，呈現出幼兒與所欲描寫的客體之間的心理距離，簡稱心距（psychological distance）。幼兒開始有意識地創造形體，在這種新發現的關係中，幼兒經常追尋新的觀念，而他將會很快地建立起個人的表現方式，即約在七歲左右邁入到對所有周遭的物象概念較為一致的樣式化時期。在達到此階段之前，此種追尋有很明顯的特徵，即不斷地改變形體的符號。從發展心理學的觀點來看，這個現象在認知以及情意發展上實則反映出他們對所有物體概念以及生活經驗，從同化（assimilation）、調適（accommodation）到均衡（equilibration）的發展歷程。絕大部分的孩子開始進入幼兒園，有了與團體共同學習、分享的經驗，可以說是一個人常規與倫理建立的關鍵期（陸雅青，2005）。孩子需在生活中反覆練習他們所知道的事，以建立最有利於他們適應環境的 SOP（standard operation procedure）。由於幼兒對周遭的物象尚未建立起固定的概念模式，所以我們可以在這階段中見到變化很大的符號來表現一種或同樣的物體。

此階段的繪畫表現，不只對幼兒自身的發展而言是個重要的歷程，對家長和指導者來說，此時期幼兒的繪畫也提供了我們一些具體的記錄，讓我們得以清楚幼兒的思考歷程。一位四歲小孩的圖畫或許有時會讓成人認不出他在畫些什麼，但五歲孩子畫面上的人物、房子等圖像卻已是清晰可辨。六歲孩子的畫已變得較為複雜，往往表現特定的主題或目的，雖然一般幼兒的畫面呈現了發展的一致性，但也存在著相當程度的個別差異。當然除了認知方面的個別性以外，文化學習方面的衝擊、感覺統合方面的能力，甚至繪畫媒材的不同，都會影響此階段幼兒繪畫的美感表現。

二、前樣式化期的繪畫表現

此階段幼兒的繪畫由圓的造形出發，從一些似懂非懂的簡易幾何圖形逐漸演變為可辨識的物體組合。孩子畫中的線條愈來愈流暢，畫面的內容隨著他們生活經驗的擴展也愈來愈豐富。但無論繪畫的形式和內容為何，在超越了自己身體動作經驗的體悟後，「自我中心」（ego-centered）、完形（gestalt）仍是左右幼兒繪畫表現的原始動機。以下僅就在自然發展的前提下，幼兒繪畫中常見的造形、用色以及空間表現三方面來探討。

(一) 造形

假如畫面中的線條與孩子身體動作的經驗有關，那麼畫面中開始出現的形體，則反映他們對一些物體之概念的發展。以下介紹幾項幼兒繪畫中最常出現的物件，對於要如何將心目中物體的形象以具體的造形呈現於畫中，創作揭示了孩子心理運作的歷程。

1. 人

人通常是幼兒最關注的主題，也是多數孩子的第一個表象符號。基本上，這是由一個大圈圈代表頭和身體，而由兩條直線連接在此圈圈下面象徵雙腿的人。這種表現形式的人物，因其外型類似蝌蚪，我們稱之為「蝌蚪人」（encephalopad），是四歲至五歲小朋友圖畫上常出現的人物造形（圖 3-1、3-2）。蝌蚪人的造形是跨文化和地域的共通造形，反映出幼

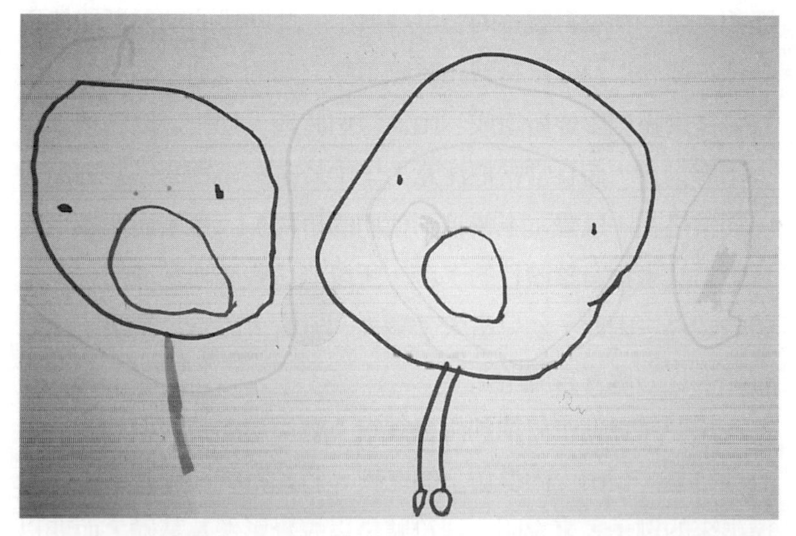

圖 3-1　女，四歲，27×39 公分，「蝌蚪人」

誇張的嘴巴顯見當事人對此一器官情有獨鍾。

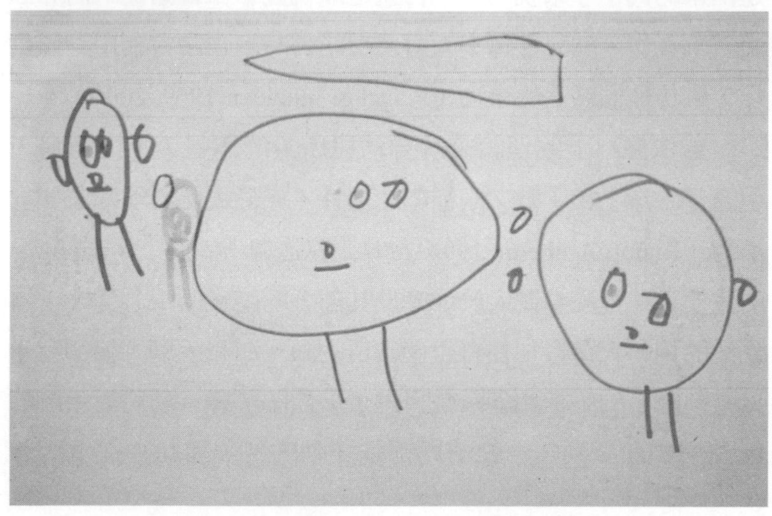

圖 3-2　男，六歲七個月，27×39 公分，「全家福」

此一輕度智障孩子以簡潔的造形組合及有意識的用色，表現出其情緒困擾的原因。在無身驅的蝌蚪人造形中，當事人卻刻意地描繪出人物的眼珠，且其用色（黃綠）正與夾置於當事人父母間的弟弟一致。當事人心齡四至五歲（由其人物造形判斷出），與其弟的實際年齡相似。在家長對智能不足者心理認識不清及在與其弟長期的爭寵下，遂有情緒困擾及偏差行為的產生。（彩圖第 2 頁）

兒在此成長階段對人的一種最初始、最「完形」的概念，像是我們從遠距看人的輪廓樣貌。幼兒所畫的「蝌蚪人」乍看之下或許不像「人」（成人的標準），但卻掌握了人的所有必要屬性，突顯了五官感覺的重要性，很容易激起觀者的共鳴。此點可由一些流行商品如〈M&M 巧克力人偶〉，或卡通角色如〈小小兵〉、卡通〈怪獸電力公司〉中的獨眼怪等的造形得到印證。

發展心理學家皮亞傑認為幼兒階段（二～四歲）的認知歷程，是一種「符號化的智慧發展」，此階段的幼兒漸能使用各種符號，以及分辨符號和實際事物之間的差別。幼兒的心理符號是由視覺影像所組成，由於這個時期，幼兒是以各種感覺去了解世界，而且常常把注意力集中於某些事物的一些細節上（通常是在「感覺」上較吸引他們的事物），並未能、或也無意願對該事物有整體性的了解，所以無法客觀地呈現部分與全體的關係。因此，幼兒畫人強調人的五官，因為這是孩子用以認識世界的感覺官能所在。

皮亞傑更進一步地利用黑猩猩不會使用語言，但牠能形成心理符號，經由「內模仿」的歷程，將此符號利用肢體動作表達出來的例子，來說明心理符號是以視覺影像為基礎，而非以語言為基礎。幼兒在還不太會使用語言時，也常會利用身體動作，模仿他體驗過的事物（Piaget & Inhelder, 1969, 2000）。

若依據以上的理論來解釋幼兒所畫的蝌蚪人，則蝌蚪人包含了「形」和「數」兩種概念屬性。完形視覺心理學家如安海姆（Rudolf Arnheim, 1904-2007）等強調「完形」（gestalt）的重要性，提出整體大於或等於其部分的總和的中心理念，為幼兒的蝌蚪人造形往往有正確數目的眼、口和手腳，但卻有十分「隨意」的手指和腳趾數目做了最佳的解釋。幼兒對手腳的感受是如此深刻（一般幼兒都是好動的），因此往往會因強調其整體性和功能性，而忽略了手指、腳趾的數字概念（圖3-3）。

再就心理分析的觀點來看幼兒的蝌蚪人。蝌蚪人造形反映出幼兒對「人」的深刻體驗。雖然用完形的觀點：「動的物體較靜的物體易引人注意，動的刺激也較靜的刺激易引起反應」的原則，我們也可以用來說明為何幼兒的蝌蚪人常出現眼睛和嘴巴，但卻往往忽略鼻子和雙耳的現象，別忘了眼和嘴亦是幼兒體驗最多、主要賴以維生和認知的兩種主要感覺器官。假如我們向他提出「你的肚子在哪裡？」這個問題，一位四歲的孩

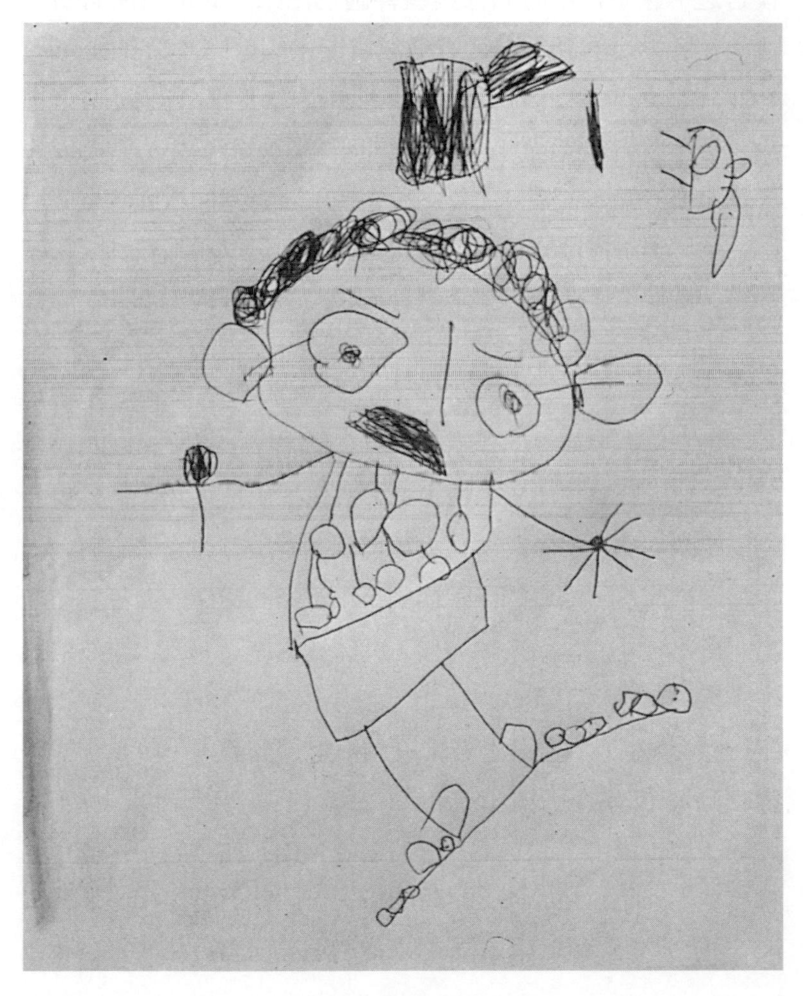

圖3-3　女，五歲，19.5×27公分，「媽媽踩螞蟻，有一枝鐵鎚要打媽媽」
細節豐富表現性極佳的作品，此圖為當事人「合理化」防衛機制的運用，昇華了原本對其母不滿的情緒。雙手各有不同數目的手指，顯示當事人對手掌的「完形」概念（整體的直覺印象）。

子可以清楚地指出肚子在哪裡，尤其每位孩子對自己的肚臍眼都很好奇，也常有觸摸、甚至去摳肚臍的經驗，且在視覺上，蝌蚪人確實是遠距觀看一個人的樣貌，因此便成就了這個「頭與身體＋四肢＝人」的概念。

就美感表現而言，雖然每位幼兒都可能曾經歷過畫蝌蚪人的階段，但每個人的蝌蚪人都是十分特別的，反映出他的生理發展（如由線條的品質及畫面的均衡感可得知），亦反映他對人，尤其是對自我的覺知與情感。

一般而言，五歲以上幼兒的人物畫開始將軀幹獨立呈現，換言之，在畫作中將頭部與軀幹區別出來。此或為所有畫人測驗在智力發展評估上從五歲兒童開始的原因（Goodenough, 1926; Harris, 1963; Koppitz, 1968）。從心理距離的觀點來推論，這個與描寫自己內在客體之間的心距隨著嬰兒心智的成長與日俱增，從與客體合而為一、到臉貼臉、到面對面，五歲以上的幼兒與所描寫的客體間有較遠一些、足以看到整個人物的距離，就像拿手機玩自拍時全身入鏡的距離一樣！

2. 方形

圓是幼兒繪畫裡出現的第一個幾何造形，而直至四歲左右，幼兒才會畫或仿畫一個方形。方形的出現告知我們幼兒的發展又邁向另一新階段。畫方較畫圓費時、費力亦費心思。就生理發展而言，幼兒的手眼協調、小肌肉的運作能力等必須能控制得當，才能描繪一個方形。就認知的發展而言，雖然幼兒並未具備對水平和垂直的認知，但方形意謂著它的每邊與紙邊平行而相鄰的兩邊是垂直的。在自然發展的前提下，孩子必須依賴紙張（一般紙張是長方形的）和方形本身的空間關係，才能成功地仿畫出方形。畫方形的當下，由於注意力不只放在線條本身，同時也在於與之平行的紙邊，因此運筆是小心、謹慎的，而它的出現也暗示孩子對周遭的環境已有更好的覺察和較佳的妥協或適應能力。由此畫出一個方形的心理動力來看，它投射了孩子心靈已意識及內化了父母與師長規範的狀態。此時期幼兒發現以往百試百靈的哭鬧技法已漸漸無法控制他的環境或滿足他的需求，因而轉向與環境妥協，遵守種種規範，以期獲得父母的關愛。前樣式期可說是建立幼兒生活常規的最佳時期。

3. 格子、柵欄狀或其他反覆呈現的簡易造形

某些幼兒在此時會極熱衷地反覆畫一些格子或柵欄狀的形體，它或許代表著鐵軌、樓梯或竹籬（圖 3-4），也很可能是一種純粹的造形練習。幼兒沉迷於一筆一劃、機械似的反覆動作裡，單純的節奏、規矩的造形似乎能滿足幼兒內心的某些渴望。如第二章曾提及的圖 2-13 ～ 2-15 那位幼兒的塗鴉三連作般，透過畫格線的創作歷程來安定情緒。人類追尋界限（boundary），害怕超越自己界限的原型，似乎在此一造形中呈現了端倪。小嬰兒在嬰兒床上熟睡，常不自覺地滾向床邊；幼兒在榻榻米的房間過夜，隔天我們也很可能發現他靠在某一個牆角安睡。此即知覺「邊」的存在，靠「邊」提供了我們最基本的安全感。偶爾，我們會發現幼兒在畫此一造形時，口中

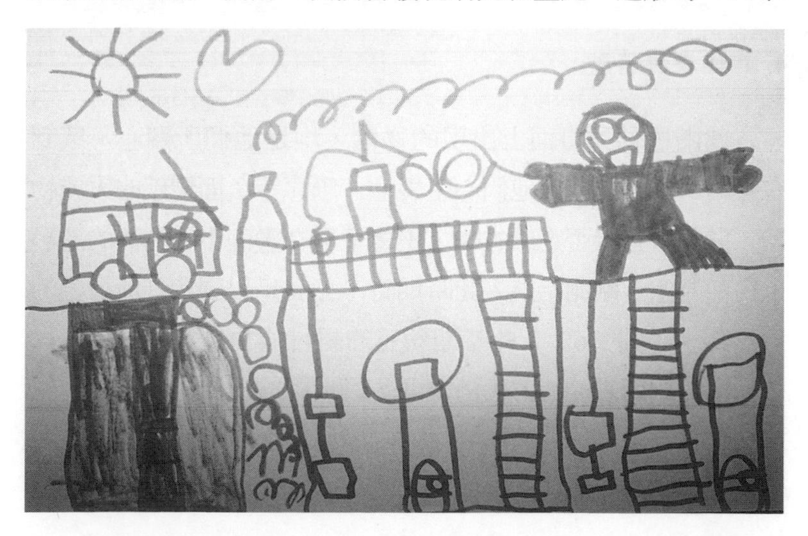

圖 3-4　男，五歲，39×54 公分，自由畫

畫面中布滿格子狀的反覆造形，或是代表樓梯、鐵軌或任何一件物體，有規律、十分結構化及由反覆動作所產生的節奏感，暗示當事人對其周遭環境的「控制」本能和需要。

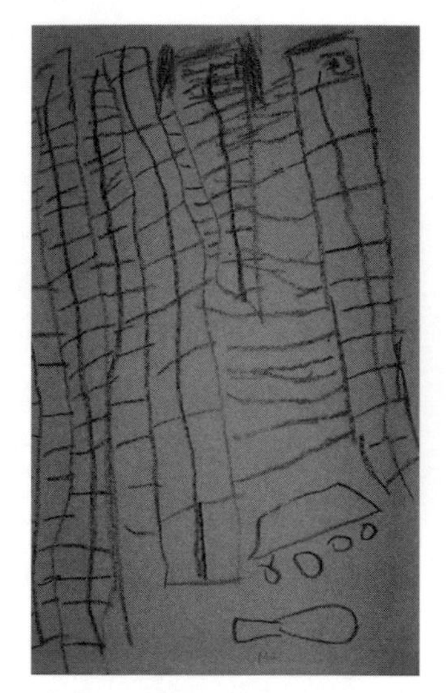
圖 3-5 四歲男童的自由畫

會喃喃自語。他在玩一種將環境歸位的遊戲，把他在意的人或物有形或無形地，一個個分別擺在他所創造出來的小格子內。這個遊戲滿足了他控制環境、操縱他人的慾望。藉由這種「控制力」的掌握，他也獲得了些許安全感。即便是成人，我們也常從組織某些事物或規律性的活動中，如勾毛線、摺紙蓮花，來維持內在的平安。

就學理而言，幼兒期常更換保母、轉學或讓孩子經常處於一不穩定的生活情境中，對孩子日後人格的發展有極負面的影響。筆者的臨床經驗發現不少孩子在承受極大壓力、衝突，沒有安全感時，往往透過創作的歷程來獲得控制的感受，在畫面上大量地運用格子、柵欄狀或其他反覆呈現的簡易造形（圖 3-5），而也多少伴隨一些心身反應，如咬指甲、拔頭髮、摳皮膚、情緒不穩定、尿床、便秘等行為症狀。但此並不意謂著所有在繪畫時有如此表現的孩子均有些許情緒上的困擾。繪畫表現反映個體此時此地（here and now）的情境，處於常規形成期的幼兒若畫面中常出現反覆的造形或是透過創作歷程來獲得掌控力，應是符合其心齡發展（age-appropriate）的視覺表現方式，反映其努力克制自己的衝動，以符合外界規範的心態。

4. 其他表現符號

此階段幼兒畫面上出現的物體，均是他們所關心、感到有趣的，對於那些讓他們心生畏懼、厭惡等負面情感的人或物體，通常會直接否定或省略，不會呈現在畫面中。物體的造形以幾何為主，剛開始進入此時期時，尤其是以圓和其所衍生的造形為主（圖 3-6）。此時期幼兒的語言能力急速發展，再加上他們控制衝動的能力仍舊薄弱，圓或弧的形體能較隨意、快速地表達，以滿足他們即刻見到回饋的需要。幼兒已發現到在繪畫表現和所要表現的物體間確實存有關係，其所有的線條雖

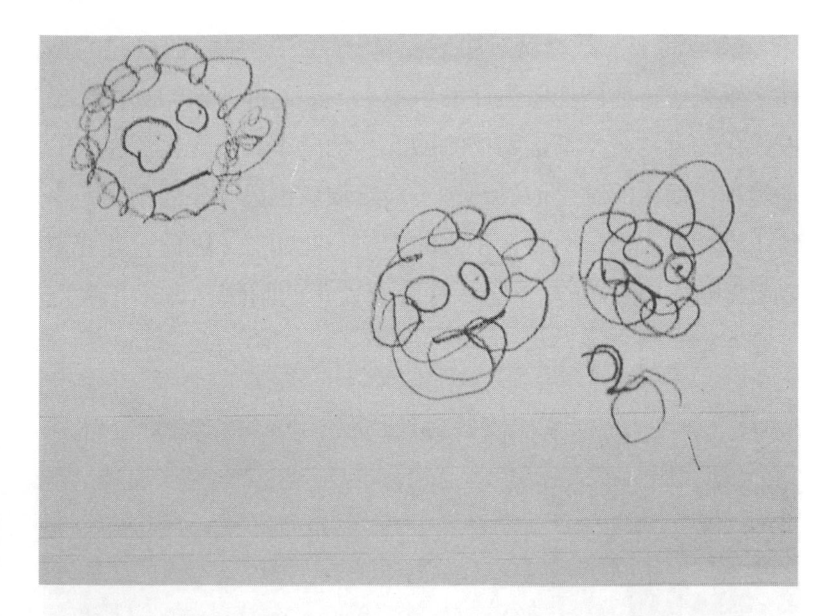

圖 3-6　女，三歲半，27×39 公分
幼兒反覆練習圓的造形，人臉由單純的圓逐漸分化出來。

然企圖用來象徵實體，但與實體並無直接自然寫實主義的關係；兒童建立了代替物，當線條與整體分離時，線條便失去了意義。如一個橢圓形在一張圖畫中意謂著身體，但當它與整體分離時，橢圓形便失去了其作為「身體」的意義。此種我們稱之為幾何的線條，是抽象地被用來表現一些東西的概念，它們便是「象徵符號」。

李德曾做了一重要且廣泛的研究，討論這些線條與作者情感或情緒的關係，因象徵符號的發展常源自於塗鴉，而塗鴉如前一章節所提及，反映了一些幼兒的氣質甚至身體的特徵。羅溫費爾德曾言，他能在一位怯弱且敏感的兒童所畫的畫像中，在其圓而未封閉且不確定的線條中發掘他的焦慮，亦能從另一位兒童的長方形人體造形中，發現他的果斷個性。此兩種都代表幼兒整體氣質之特徵，也顯示了此階段的表現嘗試與個體本身有極密切的關聯。

除了畫人以外，幼兒漸漸地也開始畫些他所喜愛的動物，如小貓、小狗、小鳥、小白兔、魚、烏龜、恐龍等（圖3-7）。在幼兒的世界中，任何有生命或無生命的物體，都像人一般地活著、感覺著，會說話會思考。幼兒將他自己的情緒、感覺等投射到他所生存的環境上，因此他所畫的動物都是擬人化的動物，尤其是動物的臉部。幼兒本身一直生活在人的環境裡，而人的臉是他最熟悉、最感親切也最印象深刻的。事實上動物的表情，有時也和人的表情有些類似，因此，幼兒畫動物的臉，也和畫人一樣，有著擬人化的眼睛、鼻子和嘴巴（圖 3-8）。

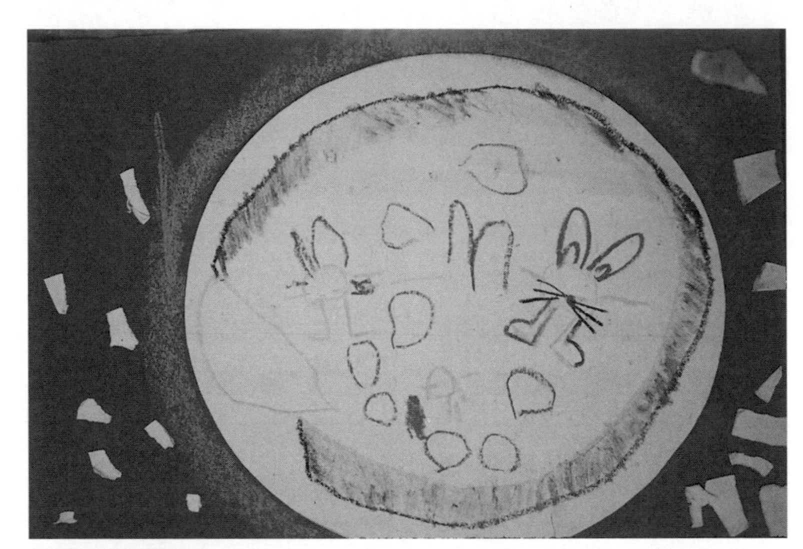

圖 3-7　女，四歲半，27×39 公分，故事畫「月宮裡的兔寶寶」
兔子亦為擬人化的蝌蚪兔。（彩圖第 2 頁）

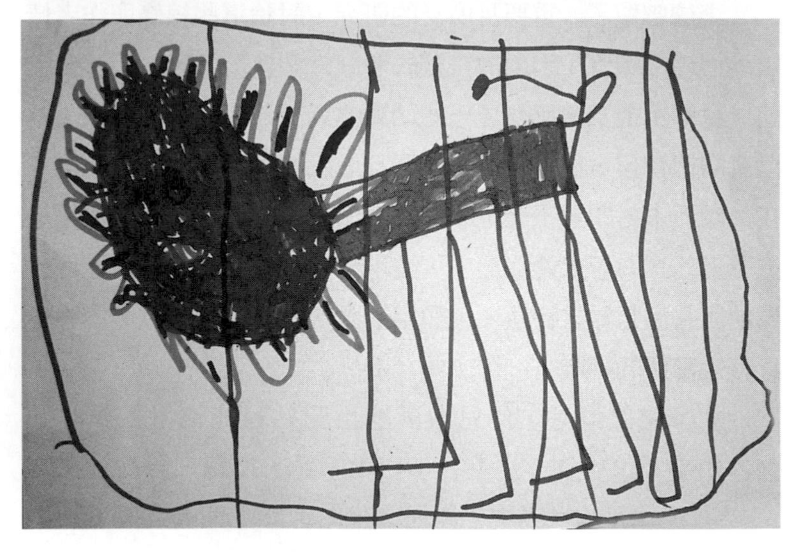

圖 3-8　男，五歲，27×39 公分，「籠子裡的小狗」
擬人化的狗臉為此圖的特色之一，請注意小狗的五隻腿顯現當事人對狗有幾隻腿並不特別重視，所表現出來的仍是種「完形」的概念。

不只幼兒畫的人物、動物的臉是依「正面法則」來呈現，許多容易投射情感的物體，如「房子」，亦是如此。「房子畫可視為一有象徵意味的自畫像，但更常反映一個人的家庭生活及與家人關係的品質。」（陸雅青、劉同雪譯，2008：274）。幼兒畫的房子就是「家」的代稱，通常具備一片屋頂和一面牆，即是「正面法則」的寫照。在心理運作上意謂著幼兒與所欲描寫物體間的心理距離極短，兩者是如此的靠近，有著全然的情感交流；也因為在創作當下的心眼中只見彼此，因而駐留在此一面向，無法以同等的心力去關注情境中的其他物件。當然這也是此階段「自我中心」心態下的衍生概念，與心理發展息息相關。由此推論，繪畫中的物件以正面法則呈現時，多半為畫者所關心、在意者。

幼兒畫的動物，雖然擬人化的臉是正面的，身體卻往往是側面的。幼兒畫動物時，所注意到的是印象深刻、感覺強烈的部分。因此，幼兒用正面的方式表現小動物明顯的耳朵和向臉部兩旁長出來的鬍鬚；另一方面，他們直覺到小動物的四隻腳和拖在後面的尾巴，於是幼兒把這兩種強烈的印象綜合起來，成為一種腳向前走、臉部卻轉向另一面的有趣動物。此種表現方式表達了物體的恆常性，也說明了幼兒的繪畫是一種概念的產物。

某些幼兒在某一特定階段熱衷於畫動物甚於畫人，亦有些幼兒只對畫某種動物情有獨鍾。不管幼兒畫什麼，那種反覆出現的動物，大半是幼兒內心的投射。一天到晚只愛畫小白兔的孩子，渴望自己像小白兔一樣純潔、柔順、惹人憐愛。只畫恐龍的孩子，畫出大大小小不同種類的恐龍，或許正希望自己像恐龍一樣地「偉大」，能全然地操縱、控制他周遭的環境；此正與畫無敵超人、機械人等的幼兒心態類似（圖 3-9）。兒童很容易受卡通、漫畫書或童話故事的影響，而轉向其中的主要角色認同。藉由畫出心目中所認同的角色，孩子呈現了他的價

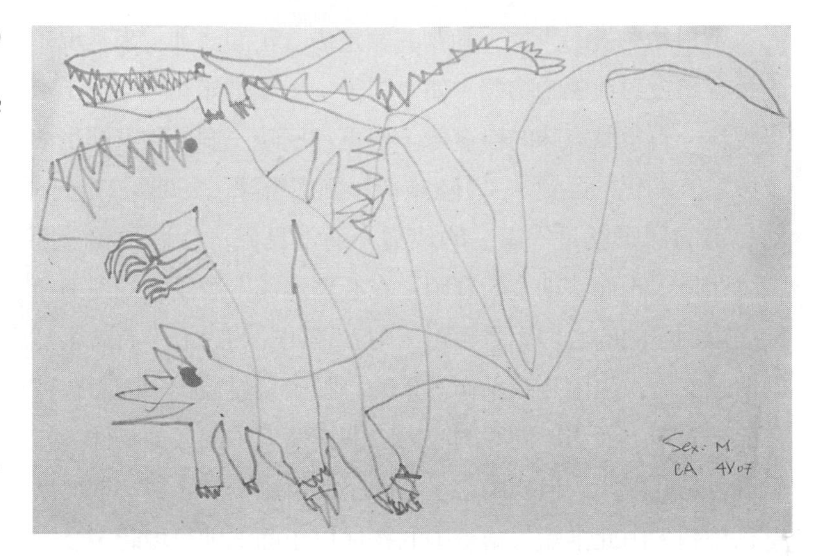

圖 3-9 男，四歲七個月，27×39 公分，「恐龍」
恐龍尖銳的牙齒和爪子與這位只畫恐龍的小男孩之攻擊性行為一致。

值觀和對自己現階段或未來的期許。父母或指導者在欣賞孩子童稚的創作之餘，不妨捫心自問：「孩子為何會認同這種角色？」「我希望這個孩子將來成為怎麼樣的一個人？」「這個角色所具備的特質，是我希望這個孩子將來具備的嗎？」

(二) 用色

研究證實當三～六歲的幼兒面臨要選擇色彩或是形狀的問題時，他們會依據色彩來做選擇，而較大的孩子則有依據形狀來做抉擇的趨勢（Corah, 1966）。這個實驗說明了色彩對幼兒的吸引力顯然勝過造形，但在此首次嘗試表現的階段，幼兒開始有意識地去創造形體，而此造形本身便成為幼兒繪畫的主要動機。雖然這並不表示此階段的幼兒忽略色彩的運用，而是藉由造形，幼兒可以表達他自己日新月異的新發現。就如同此階段幼兒語言急速發展一般，造形顯然比較能夠傳達幼兒的一些意念。

此階段幼兒圖畫中的用色看來似乎是隨意的，與所欲表達的物體沒有明確的關係，但隨著歲月的增長逐漸發展固有色（stationary color，即色彩之樣式）的概念，依循著某一原則來用色（請參考下一章的「用色」部分）。此階段的孩子，可以把人的臉部塗綠色、紅色，或任何顏色，他並未有將現實中人的膚色再現的意圖（圖 3-10）。馬歇爾（Marshall, 1954）比較成人思覺失調者（schizophrenia）和一般五歲幼兒的繪畫，發現這兩個群體繪畫的用色方式十分近似（引自 Lowenfeld & Brittain, 1987）。這個發現告訴我們，雖然此階段幼兒的認知能力正快速地成長，但他的情感表達仍十分地主觀、自由，與自我解構、現實感薄弱的精神病患的用色方式相仿。無怪乎幼兒常被視為「天生的表現主義藝術家」，幼兒畫中的用色大膽，正是情感表達自由的表徵。

幼兒畫的用色表現雖然隨意，但這並不意謂著色彩對他們而言沒有意義。圖畫的色彩與實際物體色彩間或許沒關係，但與幼兒個人的情感都有著某種關聯（Zentner, 2001）；有些色會引發正向情感，而有些會促發負向的感受（Kaya & Epps, 2004）。某一研究發現，四歲左右的幼兒會用黃色來描繪一個快樂的主題，但同樣的圖像，當同一批幼兒被告知一個悲傷的故事時，大部分的孩子改用棕色來塗同一張畫（Lawler &

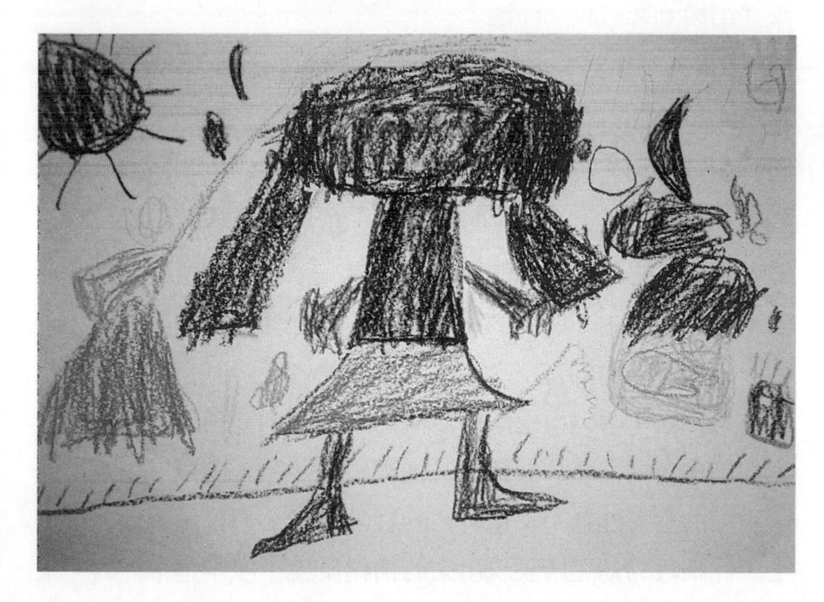

圖 3-10　女，六歲，27×39 公分，「自畫像」

這位繪畫發展即將進入樣式化期的小女孩，雖已會用「基底線」來處理畫面的空間問題，但尚未能嚴格地以「固有色」來上色。此空間關係與用色概念發展的不一致，為轉折期的重要特徵之一。（彩圖第 3 頁）

Lawler, 1965）。另一個研究則發現孩子傾向用較喜歡的色彩來描寫好人，而用一些較不喜歡的色彩來畫齷齪的人（Burkitt, Barrett, & Davis 2003）。而色彩的情感傾向則與它們帶給人的愉悅或討厭的程度強度有關（Yokoyama, 1921）。筆者曾以多年的實務經驗，發表以蒐集對象的「色彩情意象徵」（affective color symbolism，簡稱 ACS）以及與其一起玩「彩色筆動漫」（markers cosplay，簡稱 MC）的方式，作為初次面談和一般臨床評估的工具（Lu, 2011a, 2011b, 2011c, 2012）。ACS 與 MC 可在遊戲的氛圍中評估孩子在家庭、學校等不同情境的適應情形，而其發展源自幼兒繪畫中用色的表現性本能。

除了色彩所帶來的主觀心理意義之外，也許也存在著其他的原因來說明幼兒隨意用色的現象。孩子或許只是純粹機械化地用色，照著彩色筆盒的排列來用色，以滿足當下的控制需求；也或許所用的那幾支色筆，是筆盒內僅存、顏料比較豐富、色筆比較長的那幾支，當然在此一情況下，要變換顏色的動機更勝過用什麼顏色來畫。創作中的行為模式或也反映孩子生活中對某些事物的態度。

Birren（2013）由累積多年色彩治療的經驗和實證研究，發現較小的幼兒對黃色有偏好，而隨著年齡的增加，這個偏好將轉由紅色和藍色所取代，而對這兩色的偏好也將持續至成年期。一般而言，兒童對色彩的偏好，依序為紅、藍、綠、紫、橙、黃，且男孩與女孩間無多大差異。筆者從兒童美術教育及藝術治療經驗中亦發現，兒童——尤其是幼兒——偏好用「原色」來作畫，而鮮有用二次或三次間色者。將兒童畫和原始藝術來做比較，會發現這兩個群體的用色取向是一致的。假如色彩與創作者的情緒、個性有某種程度的連結，則兒童和原住民所呈現的共通性為：文化刺激的經驗較少、率真、單純。事實上，此階段的幼兒所表現出來的情緒反應，多半是單純的、未分化的、直接的，與原色給人的感覺類似。色彩與人的情感面，果真存在著密切的關係。

雖然前樣式化期的孩子尚未意識到所用色彩與所欲表達的物體之間的確切關係，但用色、塗色對他而言，可以是個非常刺激、有趣的經驗。在利用廣告顏料來作畫時，幼兒不但能隨心所欲地選色、享受用軟質性水彩筆的樂趣，在短時間內可畫滿一大片面積的現象也提供了孩子極大的滿足和成就感。成人若在此時批評幼兒繪畫的造形或用色，甚至責罵他弄「髒」了衣服和環境，則可能妨礙到幼兒自由表現的意願。羅溫費爾德及布里登（Lowenfeld & Brittain, 1987）建議父母或指導者提供各種不同的美術活動，讓幼兒從中經驗多種的色彩遊戲，以便他能自由利用色彩來表達個人的情感，甚至達到情緒淨化的作用。

(三) 空間表現

在此初次嘗試表現的階段，幼兒的空間概念顯然與成人的空間觀截然不同。乍看之下，畫中的每件物體好像隨意地置放在空間裡。然而，當我們再仔細地推敲，便會發覺幼兒畫中所描繪的空間，便是圍繞在他生活周遭或曾經在他的生命空間中駐留過的景物。幼兒從自身投入於追、趕、跑、跳、躲、爬等活動中，學習到空間的概念，而以他們能夠理解的態度去置放他們所欲描寫的物體，或上、或下、或旁，但顯然地，這些物體並非和幼兒本人一般「落實」在地面上。且此時期的孩子常有將物體擬人化的趨勢，導致一草一木皆有生命。畫面中物體置放的位置、大小，均是他價值判斷後的產物。由於對畫面中每項物件所注入的情感不同，整體看來，常有「不成比例」的情形，這也是造就幼兒繪畫極具表現性的因素之一（圖 3-11、3-12）。幼兒繪畫中的物件像是散落在畫面四周的現象將至六、七歲，孩子的畫中出現「基底線」為止。爾後，所有的物

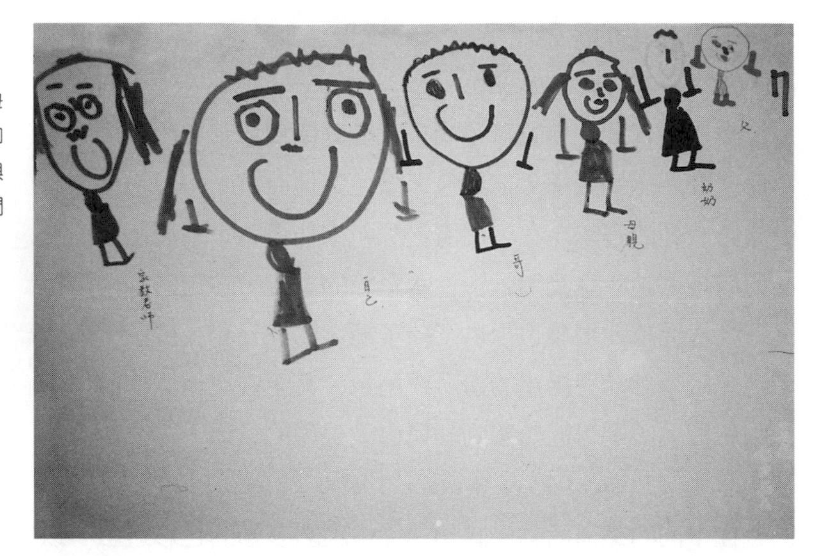

圖3-11　女，六歲，27×39公分，「全家福」

一般而言，孩子通常會把自己畫在母親旁或父母之間，此圖作者的兩旁卻為其家教老師以及其兄長。當事人與家人的關係可由人物之大小及其空間的分布得知。

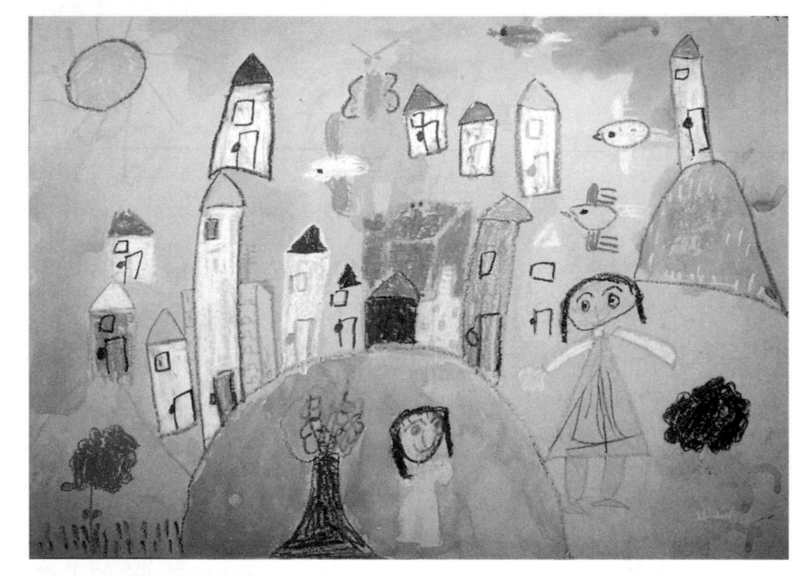

圖3-12　女，六歲，39×54公分，自由畫

幼兒本人與其所在的環境有著深厚的感情，但畫面中房子與房子之間缺乏客觀的邏輯關係。（彩圖第 3 頁）

件將依序排列，坐落在紙的下邊或一條線上（詳見第 124 ～ 130 頁關於基底線的定義）。

理想上，每位在此前樣式化期的孩子，都自覺是父母的心肝寶貝，孩子的自我中心意念，讓那些與他們切身有關的經驗變得更深具意義。筆者在臨床中發現，此階段的幼兒能非常自然地將心中的情緒藉由美術活動表現出來。畫面中的物體或許並不存在任何時間或邏輯次序，但仔細推敲，則常會令人有恍然大悟之感。一般認為此階段的幼兒在繪畫時，受自我主觀意識的影響，常將畫面中的物體隨意放置（蘇振明，1988）。從創作反映個人思考歷程的觀點看來，「超現實主義」的藝術家將個人生命中不同時空場景的有意義物體再現而重組於同一平面上的手法，更能幫助我們去同理此階段幼兒的空間表現模式。在創作中，幼兒將自己在不同時空中的生命經驗或所關注的議題併置在同一個畫面上，而以一種主觀、帶有價值判斷的心態來交待畫中的每項物件（陸雅青，2012）。幼兒畫中的每項物件依與其本人間的完形經驗來落實，他自己和每項所描繪的物體間存在著直接的情感關係，但畫面中的物與物之間，卻可能因為兩者不一定在同一生活經驗中出現，而缺乏客觀的邏輯關係。

筆者一位五歲的小女孩個案，在一幅「全家福」繪畫中（圖 3-13），洋洋灑灑地畫出了許多可辨識和難以辨識的物體。為幫助記憶每個象徵符號的意義，筆者特地在每個符號旁依照案主的原意以鉛筆註記。這個個案在初次面談評估的活動

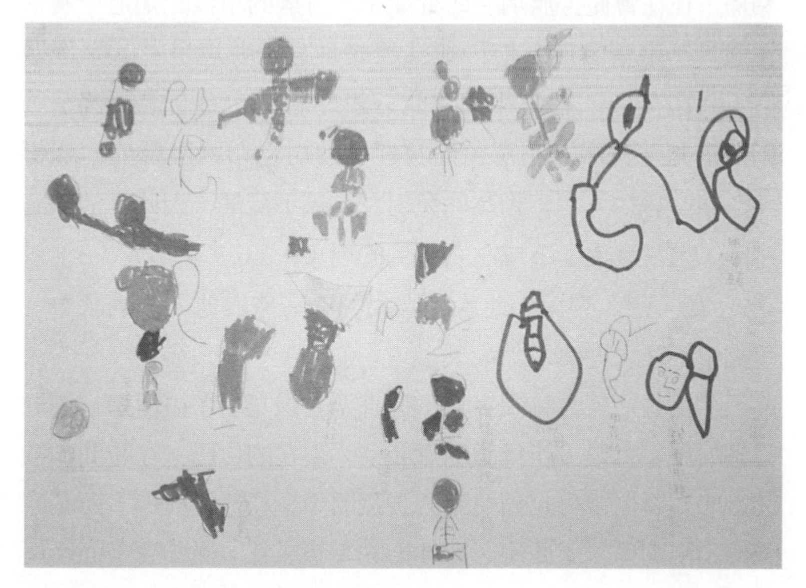

圖3-13　女，五歲，27×39公分，「全家福」

人或物依當事人「此時此地」的心理狀況以其重要性的強弱依序畫出，並隨意地散布在畫面中，圖中央的位置對大多數的孩子而言，是最重要的位置。

中顯得相當合作，亦似乎十分享受整個繪畫的過程。有趣的是，案主與筆者之間的互動，似乎較其與母親（生母）熱絡。與其母溝通的結果發現，案主在「全家福」繪畫測驗中所包含的景物，均是在南部外婆家的生活場景。在此畫中，案主表達了她對往昔生活的懷念，與外婆見面、（電話）溝通的渴望和對母親的不滿。案主自出生後不久即被父母送往南台灣請外婆照顧，直至面談的一年前才被送回台北上幼兒園。回台北以後，在家中三個孩子中排行老二的案主一直與家人格格不入，平常顯得十分沉默、退縮。由這張「全家福」繪畫，筆者得以了解案主的內心世界，而能建議其家長從旁協助案主對新環境的適應，減輕因與外婆分離以及環境適應困難而產生的種種情緒困擾。

羅溫費爾德認為，如果畫面中的物與物之間仍缺乏明確的關係時，則暗示此幼兒尚未能了解英文單字中每個字母間的關係，無法學會閱讀，或從事需要社交技巧的活動（Lowenfeld & Brittain, 1987）。雖然此時期的幼兒可能具有數阿拉伯數字或背誦ㄅㄆㄇ的能力，但嘗試教導他們閱讀或了解數字的邏輯關係，往往會徒勞無功。研究顯示，五歲的小孩能知道一邊稱左邊，一邊稱右邊，但仍無法清楚地分辨哪邊是左，哪邊是右；六歲孩子，需費些神才能分辨左右邊；而七歲的孩子，則能清楚地分辨左右邊，而且能了解自己和周遭環境的關係（Cratty, 1979）。正因為幼兒對左右搞不清楚，因此當他們寫字時，也常發生上下或左右顛倒的現象，如「6」寫成「∂」或「9」等（圖 3-14）。此或許與幼兒在一些與他人的談話中，可能會不經意地使用「後天」、「前天」、「大後天」、「大前天」這些抽象的時間字眼，但直至七歲左右才搞清楚它們的意義的現象相似。能具體地意識到「現在的自己」在時間和空間上的相對位置可說是兒童心智發展中重要的里程碑，而基底線的出現則預告了此項心智能力的漸趨成熟。從幼兒畫面所呈

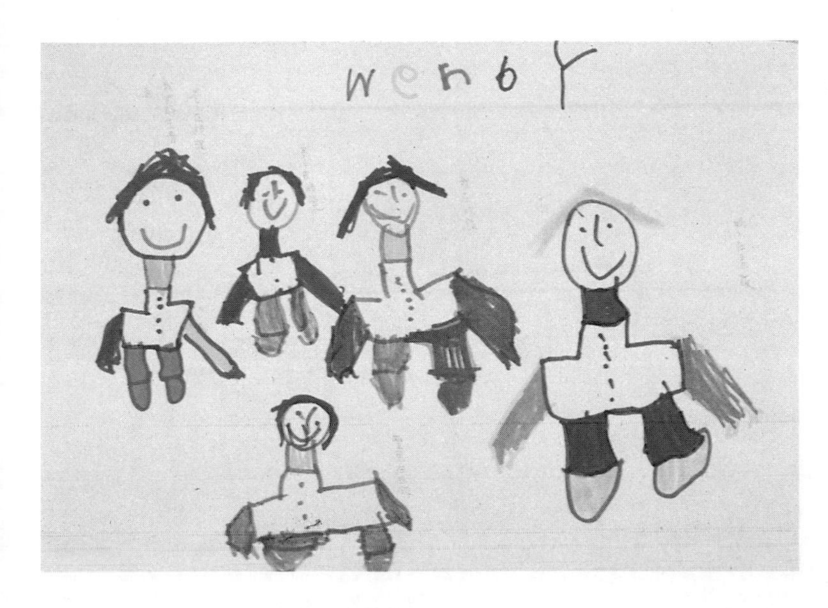

圖 3-14　男，六歲，27×39 公分
這位上雙語幼兒園的小男孩，將自己的英文名字 Wendy 寫成 Wenby。（彩圖第 3 頁）

現的空間概念推論，基底線概念尚未穩定地在畫面出現前，孩子的身心發展尚不足以應付學校一些課業要求或從事一些需要社交技巧的藝術活動。幼小銜接時期的孩子，他們的繪畫中是否已呈現出基底線的概念，可做為小朋友是否準備好去上小學的參考。強迫孩子從事超出他能力範圍內所能勝任的工作，可能導致不良的反應和學習態度。這些不良的反應很可能持續到活動結束以後，形成不愉快的學習經驗，而影響對未來相關活動的學習。

前樣式化期的孩子，尚無法「正確」且符合視覺邏輯地將「一前一後」的物體在畫面上表現出來。在一項邀請 98 位前樣式化期的幼兒畫「一間房子後面有一棵樹」的研究中，沒有一個孩子能將主題以成人的視覺觀點「正確」地呈現，四歲以下的幼兒只會塗鴉；五歲的孩子則根本忽視主題，而將房子與樹並列；六歲左右的孩子則將房子畫在樹的下方，或兩者直接重疊，或將樹和房子分別畫在紙的兩邊。在這個實驗中，沒有任何一位六歲以下的孩童，能用成人的觀點來呈現這個主題（Kalyan-Masih, 1976）（圖 3-15）。在另一項繪畫實驗裡，

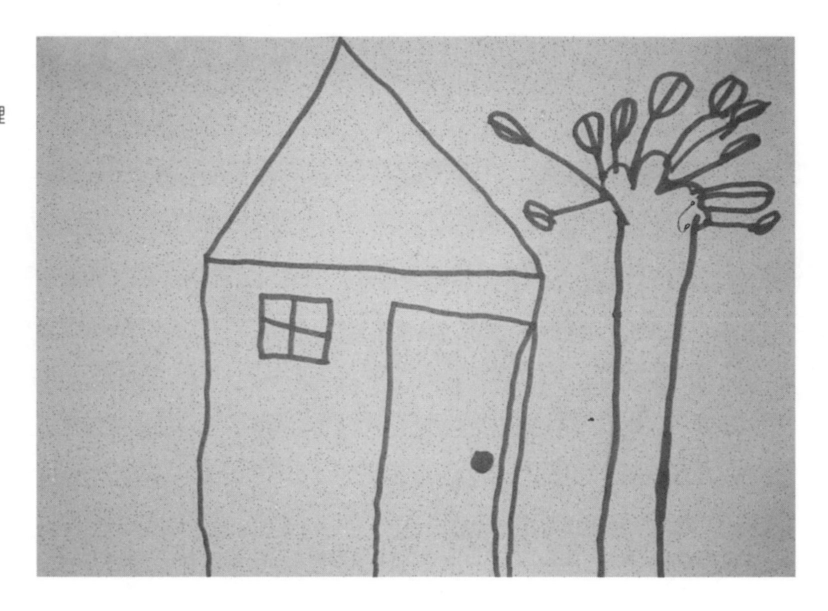

圖3-15　男，六歲，27×39公分，「一間房子後面有一棵樹」
幼兒尚無能力運用重疊的技巧來處理此一空間問題。

請 130 位五～七歲的小孩先觀察，然後再畫「一個紅色的球，後面擺著一個綠色的球」。實驗的結果是，大部分的孩子在畫面上把這兩個球上下並排（Cox, 1978）。事實上，孩子在圖畫中，能利用重疊的技巧來表現物體遠近的能力，大概是在九歲左右以後才能自然發展形成的。

以上的兩個實證研究雖然年代已久，但我們可從中推論到在孩子畫作上所呈現的空間概念與個體的成熟度相關。成人的空間概念或是一般人所認為的視覺真理，即是自然寫實的、「一點透視」（one point perspective）的邏輯。從心理的角度來看，「一點透視」意謂著觀者在「定點」描寫對象。這個抽象的「固定的一點」需要觀者有足夠的定力去遠觀對象物，要能夠耐得住視覺場中的諸多誘惑。雖然「寫生」是它在美術教學中最常見的落實方式，但在這裡所說的「一點透視」主要是一種已經內化的概念，通常是心象的再現。換言之，上述研究中所談到的成人的觀點，即是以最基本客觀的態度來看待周遭事物的能力，而「一點透視」正是個體初具這個能力的實踐。由第一章圖 1-1「繪畫與智力發展常態分配對照圖」來看，九歲孩子的繪畫展現其具備「一點透視」的空間概念即是這個道理。

以成人的觀點教孩子在畫紙上畫一條基底線、重疊或3D的空間表現技巧，好讓他們的畫變得更成熟，除非孩子的發展已即將邁入下一個階段，否則即使孩子肯聽話去模仿，也可能會徒增困擾。在將心象具體化成圖畫的歷程，涉及許多內在的提問與回答，是邏輯思辨的過程。不明就裡的服從或意謂著孩子對自我能力的懷疑與否定。繪畫表現無對、錯之分，幼兒繪畫的表現性展現在孩子忠於自己情感的表達上，創作的過程或有玄機、或綻放驚喜，最珍貴的是它是孩子成長中最真實的紀錄。

三、前樣式化期的繪畫反映四～七歲幼兒的一般性發展

一般說來，前樣式化期的孩子對事物都存有極大的好奇心、精力充沛，會非常熱烈地去嘗試新的事物，尤其是參與一些需要動手去體會媒材性質的活動。他們會很積極地想去表達自己，雖然表達的方式常不合邏輯。此階段的幼兒，或許一天到晚在問「為什麼？」，對成人的回答若是一知半解時，也常會發展一套屬於自己的邏輯系統而自圓其說。孩子所了解的世界，即是他們所感受到的世界，而他們對周遭環境的認知，亦是經自己親身體驗後的產物。我們可常看到學齡前的幼兒，一人獨自玩耍或在某人身旁嬉戲，即使有玩伴，與同伴之間的互動亦難搆得上「社交」活動的標準。成人若仔細傾聽孩子間的對談，將不難發現，孩子常常是在各說各話呢！

幼兒的藝術創作歷程不只如同他們的其他發展般隨著年齡同步成長，更確切的說法，也反映了他們一般的發展。研究孩子的繪畫，讓我們得以了解其行為背後的思考歷程。圖3-16

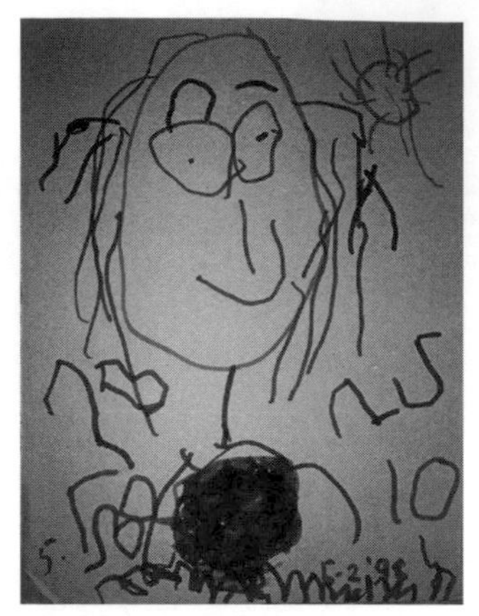

圖 3-16　男，四歲，「媽媽」
（彩圖第 4 頁）

為一位四歲小男生畫的媽媽。孩子用心地以不同的色彩勾勒媽媽的外輪廓後，在人物的軀幹部分仔細地畫上了媽媽的「ne-ne」（胸部）與「pu-pu」（「女生尿尿的地方」），展現了此階段一般幼兒對性別上的好奇（參考表 1-1）；之後說「媽媽穿泳衣」，而將軀幹以藍色的筆仔細塗滿。此圖畫的過程滿足了這位小朋友的好奇與想像，也讓他意識到現實的原則，是日常生活中自我成長的一個案例。雖然，我們可以預期到他們繪畫表現能力會有增長，但那些都是踏實地生活體驗的成果。大大小小的不如意，都可能造成孩子情緒、短暫的智力上的退化，並反映在其畫作上；相對地，他們的自由畫作或也反映了其意志上的努力和自我安撫的歷程。如同第二章圖 2-13 ～ 2-15 所舉的案例，那三張連續的塗鴉創作記錄了幼兒情緒逐漸鬆綁的過程。成長對絕大多數的人而言，並非一帆風順的，人生不如意者十之八九，且自一出生即開始面臨「適應」上的議題。就自我（ego）發展的觀點來看，這些孩提時期的挫折提供了自我成長的養分，而畫畫則記錄與捕捉到了心靈存在的悸動。

做美勞對大多數的幼兒來說，總是一項愉快的活動。研究顯示孩子從活動中學習，且在愉悅、遊戲似狀態下的學習效果最好（Hirsh-Pasek, Golinkoff, Berk, & Singer, 2008）。神經生理學的研究發現，一些早期經驗的時機點與品質均會影響到大腦結構的發展（Fox, Levitt, & Nelson, 2010）。就皮亞傑的認知發展理論而言，較高級的認知活動如聽、說、讀、寫等所需的能力，建立在初級的感覺動作經驗的基礎上。因而雖然一般幼兒認識且能命名他們周遭的許多事物，但大部分的時候，這些事物並未能進入孩子思考的核心。亦即，唯有提供有意義的感覺統合經驗，幼兒對該事物的印象才會深刻。做美勞本身即是一種經驗學習的歷程，從做中學，一些原本不甚清晰的概念得以澄清。畫一張畫對年幼的孩子而言，顯然比看一幅畫來得重要。此乃因為畫一張畫的經驗歷程中，孩子需運用到所有的知覺感官、身體力行，在動作的過程中承載情感，將自己融入到情境中，也似乎開始去組織某種概念，而這種經驗都必須自己去體會，他人是無從介入的。因此，教導這階段的幼兒一些繪畫技巧，或強迫灌輸他們一些無法理解的繪畫理念，可能對孩子的繪畫發展造成揠苗助長的反效果。

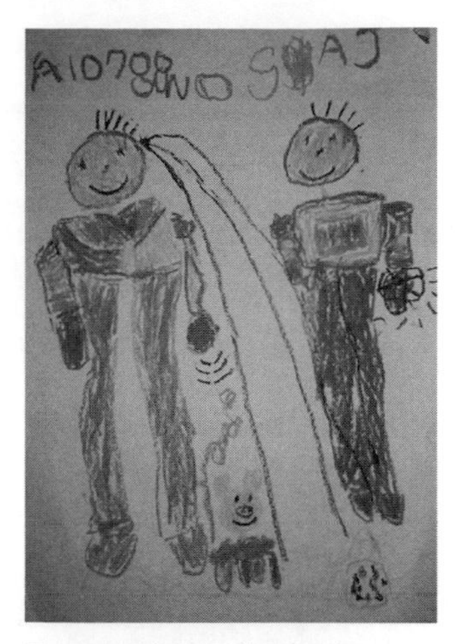

圖 3-17　五歲半孩子的全家福畫
（彩圖第 4 頁）

隨著年紀的增長，幼兒的繪畫中也漸漸地會增添一些寫實感。只要有心，從繪畫中進入幼兒的內心世界並不難。事實上，幼稚園階段的小朋友，在認知思考上已較前期有很大的突破，而他們的繪畫亦是日新月異，常常求新求變。在邁向樣式化期（約七歲）的歷程中，幼兒的繪畫變化多端，反映他對每件事物的感受與認知過程，和他對概念追尋的執著。由圖 3-17 全家福畫中的造形、空間與用色畫法來推論，孩子對事物的認知已邁入下一個講求邏輯的階段，但將自己畫成小豬的不合常理的內容則與之有些落差。這位五歲半幼兒率真地反映了此階段孩子在理性與感性間、在想像與現實間的掙扎與過度，令人莞爾，也正是幼兒畫最迷人之處。

一般實際年齡已達四、五歲的孩子，若其繪畫仍舊停留在塗鴉階段，則其心智發展較一般正常孩子緩慢。在五歲孩子的幾張繪畫中，或多或少可發現一些「表象」（representational）的企圖。表象的特徵愈豐富，表示小孩的智力開發也愈成熟。著名的「畫人測驗」（Human-Figure Drawing）即是評量五～十二歲兒童的智力與情感特質的測驗，由人物繪畫的精細程度來判斷該兒童智慧的高低。事實上，兒童繪畫的細節愈多，表示孩童對環境的認識愈深入，這亦是兒童畫與智慧說相關的主要緣由。而實齡四、五歲，但畫尚未成「形」（命名塗鴉期）的孩子，極為可能是心智發展遲緩（mental retardation）的兒童。

繪畫表現的多樣化可說是本階段的一大特徵。若一個孩

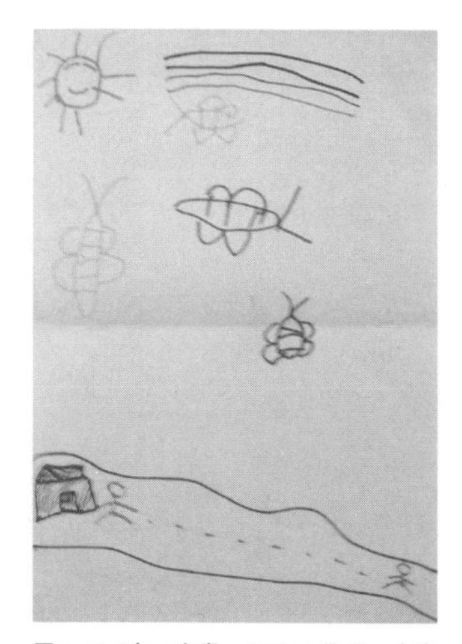

圖 3-18　女，六歲，27×39 公分，自由畫

被鉛筆塗黑的房子可能象徵當事人所痛恨的幼兒園，「棒棒人」貧乏僵化的樣式與空中多采多姿飛舞的蝴蝶和彩虹形成強烈的對比。

子的繪畫表現能力符合本時期的發展，但題材和樣式老是一成不變，則該童的行為和情緒可能會有些異常現象。依筆者的臨床經驗，幼兒若在一連串作品中出現的人物造形為俗稱的「棒棒人」、「火柴棒人」，排除掉一些特定因素，該生可能有某些程度的情緒困擾。圖 3-18 為一幼稚園大班女生的自由畫。這位拒學的小朋友將房子外的世界，無論在色彩的運用或造形上，均畫得比房子來得豐富。被塗黑（用鉛筆）的房子可能象徵她所厭惡的幼兒園，而天空美麗的彩虹和飛舞的蝴蝶則暗示著她所嚮往的自由。圖下方誇張的馬路也似乎由於棒棒人（採時間和空間的表現方式）必須逃離出房子而存在。

棒棒人顯然是一般成人對「人」的一種視覺代號。要畫一張全身的人像意謂著畫者與被描寫的人物間要有足夠的距離才能寫生。小小的「棒棒人」暗示著與描寫對象間的心理距離遙遠。幼兒所畫的棒棒人，多半是在情緒有困擾、不願畫人的情況下，模仿成人「人」的代號，是概念性的，而並非其自然情感的產物。一位健康活潑的孩子會以感性的態度去經營其生活經驗，而將此經驗自然地表現在繪畫創作中。孩子繪畫中的造形，或會因其特殊的體驗而誇張變形（圖 3-19），也可能

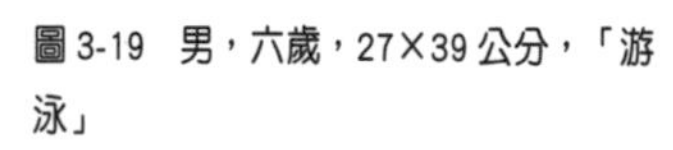

圖 3-19　男，六歲，27×39 公分，「游泳」

水中正在游泳和玩水的人物有著誇張的雙手和雙腳，暗示當事人對此一運動的熱愛。

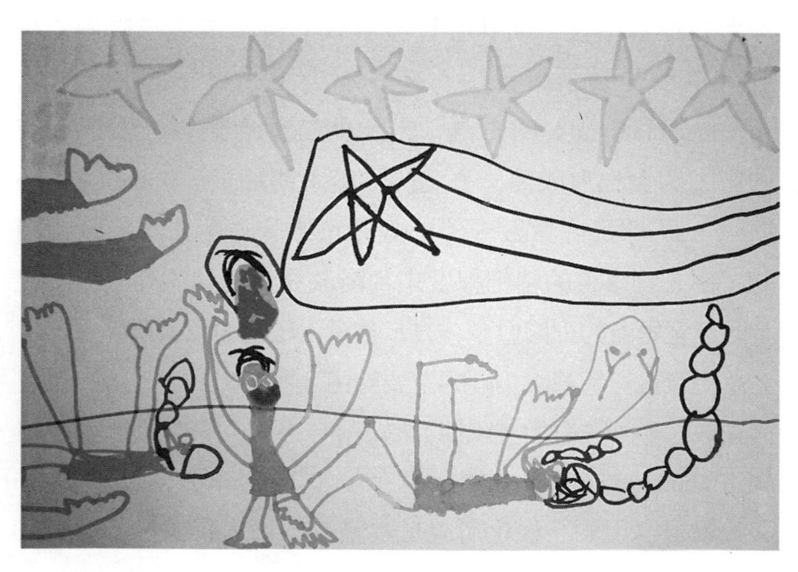

會專注於畫面的某一部分（情感的重心）而忽略其他的部分。六、七歲的孩子能將他們所喜愛、所關心的部位畫得極為詳細且細膩豐富，雖然他往往會忽略掉所謂的「比例」問題（圖3-20）。

所謂的「知覺」（perception）並非只指利用視覺去覺知物體外形的作用而已，它亦包含了其他感覺功能，如觸覺、聽覺等。隨著孩子知覺能力的成長，其辨識物體的能力增強，繪畫中的物體造形較具特色，也較易為成人所辨認出來。本階段幼兒的繪畫，或許只是因為他們有一股表現的衝動，而利用最精簡的形式將之呈現。因為他們對衝動的控制能力仍很低，因此對於物體的造形及其他美感表現，也傾向於在最「精簡」的原則下完成，為其「完形」經驗的再現。幼兒往往可以在短短的幾分鐘時間內，快速地、隨意地勾畫出想要表達的事物，因此在造形上多半傾向於「圓」的組合，而用色上也很「隨意」，極少費心思（圖3-21、3-22）。

在藝術教育的領域裡，任何階段的孩童創造能力的成長，均是我們所關心的主題。前樣式化期有創造性的幼兒能獨立思考，不須依賴成人的援助，而能自動地畫出他所要的造形。在

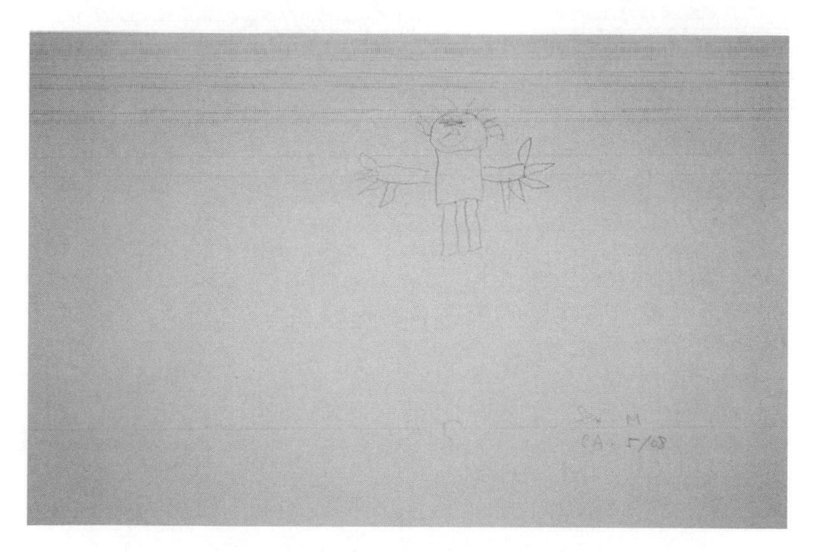

圖3-20　男，五歲八個月，18.5×27公分，「畫人測驗」
誇張的雙手顯示當事人對必須「動手」的工作或行為經驗有著特殊的情感。

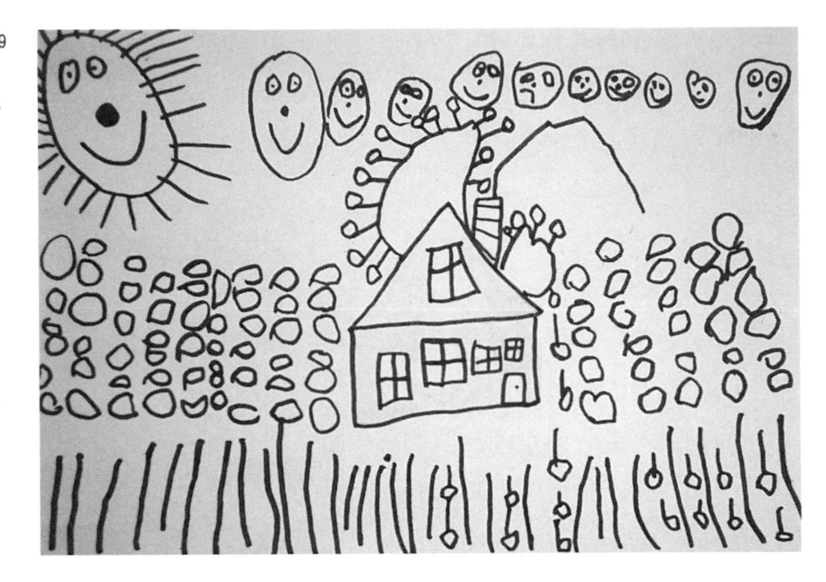

圖 3-21 男，五歲七個月，27×39 公分
利用圓及其他簡單幾何造形的組合，架構了此張極具表現性的作品。

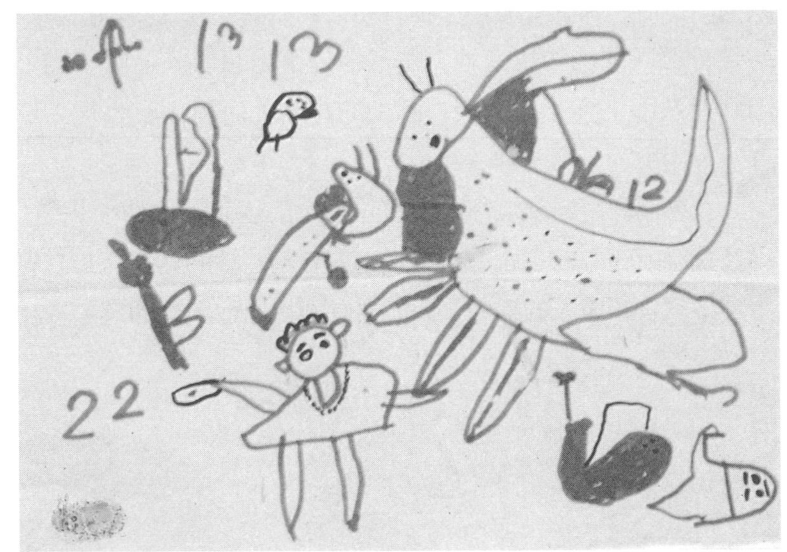

圖 3-22 女，四歲，27×39 公分
整張畫面以類似圓的隨意造形完成，為一「即興」的作品。

團體繪畫的活動中，一位有創造力的孩子能埋首致力自己的創作，而不受左右同學的影響（如抄襲別人的構圖、主題或造形），即使沒有被鼓勵或指導去創作，亦會有自動自發的創作行為。絕大多數資深的美術老師都能識別哪一張完整的畫是自發的產品，哪一張可能是被「指導」的產物。大部分有創造力的孩子，亦是那些原創性強、做事較為主動和積極的孩子。雖然在繪畫創作態度上較有「創意」的孩子，不見得在科學領域的創造發明能力一定強於一般人，但依筆者的經驗，這些孩子的人格通常較具彈性，也較能隨遇而安。藝術創作、創造力與人格三者之間，存在著密切的關係。

幼兒園階段的孩子一般非常喜愛說話，而並不理會旁人是否了解其說話的內容。因為他們會十分自我地認為，大家都「理所當然」應該會了解。幼兒語言表達的模式是單向的，極少有雙向溝通的意圖。在此階段或可鼓勵幼兒去「溝通」，但如果讓全班小朋友去聽一位同伴的演說，是十分費時、枯燥且沒有生產力的作法。在有足夠的成人可以協助帶領小團體的前提下，老師可把全班小朋友分成三～五人一組，讓他們自己去分享經驗，比如解釋他們個人的繪畫作品等；也可以透過遊戲的方式鼓勵來小朋友分享自己的作品。一般說來，一位五歲的小朋友已能清楚地意識到自己的繪畫內容，而他也期待別人都能看得懂他在表現什麼。Korzenic（1975）的研究指出，如果幼兒園大班孩童的繪畫創作被曲解，他們會很惱怒地責怪那些觀看者。同一個研究亦指出，直到小學二年級左右，孩子才能了解他們的作品不見得能有效地達到溝通的目的。這個研究的成果呼應了兒童繪畫發展階段理論的假設；每個階段的繪畫特徵均暗示個體在特定面向的成熟程度。許多孩子常邊畫邊說，繪畫常是自說自畫的歷程，而與他們談自己的畫則能更刺激他們的思考，學習更多的語彙表達（Coates & Coates, 2006）。因此與其質疑孩子畫了什麼、畫得像不像，倒不如多些讚美，才能鼓勵他多說、多想，達到口語分享的目的。

繪畫能力的成長，為個體發展成熟的結果，有時間上的必然性。不論是在孩子的智能發展上下功夫，或者在操作性的技巧上多做練習，都難以讓其繪畫表現的發展超前。即便是讓孩子不斷地練習，心齡不足四歲的幼兒，也很難成功地抄襲一個正方形，而更複雜的幾何造形，如菱形，亦只有三歲以上的孩子才能完全地模仿（Brittain, 1973）。羅溫費爾德及布里登（Lowenfeld & Brittain, 1987）認為，這些利用技巧和練習，希望孩子能有超齡表現的企圖注定要失敗，因為它忽略掉了兩個最基本的考量。第一，即是做了以為「只要不斷地練習，不管是哪項作業都可以達成」的錯誤結論。其間已忽略了要完成那種作業之前所應具備的一些經驗；除非孩子在事前已具有那些經驗，否則要求他來做那項作業，是毫無意義可言的。上述的兩位學者又提出了一個假設來說明他們的論點。假如有人提出了一項教學課程，要教三歲的孩子用透視的觀點來畫個正方體。在畫一個正方體之前必須有些什麼經驗呢？孩子可能必須先經驗一年的塗鴉歷程，來建立手眼協調的能力；一年把玩物體的歷程，以便區分二度及三度空間的不同；一年的平面繪畫教學來培養繪畫的能力；一年的肢體表達訓練，使孩子能分辨上、下、左、右、前、後的關係。如此下來，孩子有能力可以畫出一個正方體時，最起碼也將近是八歲的年紀了（圖 3-23）。

第二個考量則是幼兒本身的認知問題。要完成一件任務時，必先對任務的本身有所了解。皮亞傑及其他的學者已經證明，學習的發生，與孩子生理和生物機能的成熟度有密不可分

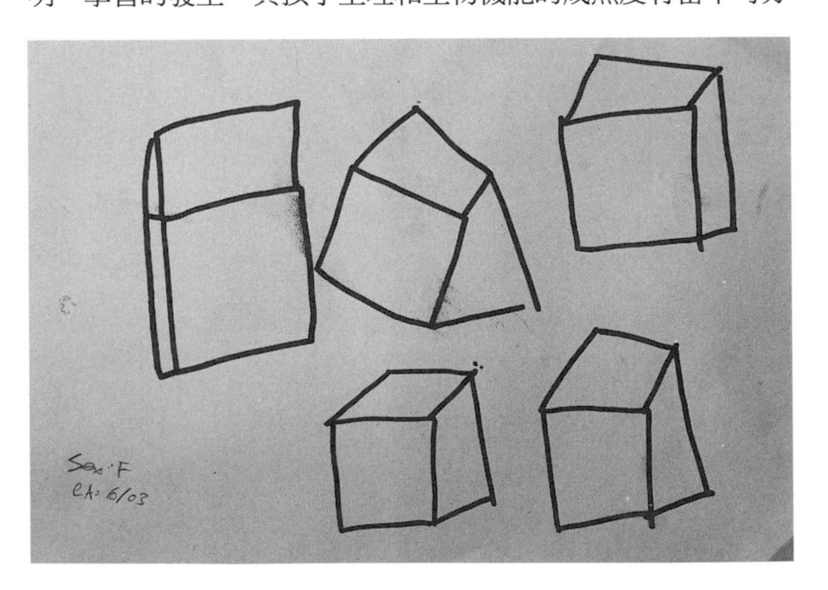

圖 3-23　女，六歲三個月，27×39 公分

這位小女生努力地去仿畫筆者所提的「正立方體」示範，但仍無法正確地完成此一任務。

的關係。即使其間或許存在著極大的個別差異性，但孩子的身、心發展得以畫一個正方體，也必定是在他們能利用抽象思考的能力來處理三度空間的問題時，亦即是樣式化期以後的事了。

即使有上述兩點的考慮，仍有許多的藝術教育家認為教導孩子某些繪畫的技巧是十分必要的事。羅溫費爾德及布里登（Lowenfeld & Brittain, 1987）的藝術教育理論比較傾向於讓孩子能盡情地享受創作表現的樂趣，強調環境的控制和媒材的設計，而反對過度人為的干預。他們認為一些五歲孩子在繪畫上無法自發出現的技巧，到七歲左右時即自然會出現，家長或指導者無須太心急。一些指導者的介入，可能會降低孩子繪畫表現的慾望，而適得其反。Castrup、Ain及Scott（1972）三位學者針對四、五歲幼兒，列出一些他們可以勝任的技巧，如辨認色彩及一些幾何形象、正確地握一枝蠟筆等，而也有一些他們無法學得會的技巧，如適度地使用水質性材料（水和顏料的比例、將顏色調深或變淺的能力，或畫出粗細不同線條的能力等）。在這個研究計畫中，亦反覆練習比較困難的美術技巧。雖然這個過時的研究或也反映了人類文明發展過程中的價值議題，但至今仍有許多師長奉提升美術能力或學科能力為學習的指標，而忽略了教學歷程中的一些負面產出。

現今的藝術教育思潮走過1960、70年代以後羅溫費爾德為首的「透過藝術的教育」（education through art）的觀點，到80年代以降艾斯納（Elliot Eisner, 1933-2014）所主張的學科主義（education in art），有學者認為兩個學派無論是對兒童的觀點、教師的角色以及師生的關係而言，都極為相似（Jeffers, 1990）。本世紀的藝術教育整合兩者的特點，強調藝術本位與創作歷程的重要性（Hetland, Winner, Veenema, & Sheridan, 2013）。無論教育的思潮為何，「孩子會因自己有超年齡的水準演出而沾沾自喜嗎？」「經由學習而繪畫技巧較高的孩子，他們將來的審美概念、美感表現能力或創造力亦會較一般孩子為高嗎？」「什麼樣的孩子會放棄他們的執著來順應父母或師長的要求，去 copy 他們無法理解的繪畫現象？」「這是個什麼樣的學習歷程？」「我們美勞教學的目的為何？」這些都是見仁見智的問題，有待每位家長和指導者去深思。

四、前樣式化期幼兒美術的指導

(一) 藝術動機之誘發

畫畫或做美勞對孩子而言，應該不只是在從事某項活動而已；它也能刺激孩子對其周遭環境的自覺，而認為那是件有活力、很重要而且很好「玩」的活動。繪畫活動可以是幼兒生活的一部分，當然我們無須硬性規定他們必須去做。假如我們只提供幼兒繪畫的材料和工具，然後對他說：「你愛畫什麼就畫什麼。」如此的指導方式，偶爾為之，或許給了孩子一些獨處繪畫的機會，但如果這是成人為了偷閒而指導幼兒繪畫的一貫模式，則可能喪失了幼兒繪畫的根本意義。

繪畫活動提供了孩子極大的想像空間，也提供了他們極安全的空間，我們都希望孩子能自由地進出其繪畫世界，不管是快樂的片刻，或者是失意的時候。繪畫所提供的想像空間是封閉的，是幼兒內在的對談（internal dialogue）。在此自我（ego）萌芽、價值觀念初形成之時，讓孩子經常沉迷於自己的想像世界，或躲藏在他密閉的安全空間裡，對於其未來的發展，尤其是人際關係的發展，或有不利的影響。幼兒作畫，旨在遊戲、旨在表現、旨在溝通。在繪畫活動中與孩子產生互動（非指導性而是啟發、支持的態度），會讓孩子感受到自己被尊重。指導者和被指導的幼兒都應有一個共識：繪畫活動提供了刺激、重要而有意義的經驗，而其歷程也是延展親子、親師關係的橋梁。

美勞教學的情境，亦是影響孩子繪畫表現的重要因素。在「支持而隨意」的情境下作畫的小朋友，比在「權威」或「自由放任」情境下作畫的孩子，其繪畫時較能投入，且作品有較高的表現性（Reichenberg-Hackett, 1964）。有學者回顧一些有關幼兒行為和成人態度的文獻而做了以下的結論：成人嚴格的指導會讓孩子感受到焦慮，而產生不合作的態度（Cratty, 1970）。而有許多的研究亦指出，教師的教學態度對孩子的學習有決定性的影響（Rose, Jolley, & Burkitt, 2006）。當指導者能表現出對兒童作畫有極大的興趣，能提供一個支持的情境，而讓小朋友覺得從事美勞活動是一件最有意義、最了不起的事情時，那麼就已經成功地誘發出幼兒作畫的動機。指導者若採用「權威」或「自由放任」式的教學，則不但對孩子繪畫的美感表現沒有幫助，而且可能造成極不良的影響，如痛恨繪畫的經驗，而影響到未來相關的學習。

四～七歲階段可說是知覺發展的重要時期（Piaget & Inhelder, 1969, 2000）。一項研究指出，四～八歲兒童在一連串圖形中，能認出熟悉物體之能力快速地增加。雖然四歲大的孩子在認物方面有一些困難，但八歲孩子的認物本領卻和成人差不多（Spitz & Borland, 1971）。另一項有關形狀辨識的研究亦指出，七歲的孩子與成人一樣，透過分類、歸類來辨識不同的形狀，但四歲的孩子顯然無此歷程（Sera & Millett, 2011）。因此，在此階段我們若能提供孩子開放的生活與感覺經驗，則不難加強孩子對周遭環境的覺知。比如在夕陽西下時，引導孩子欣賞天邊雲彩的變化，用有趣、新鮮及幼兒能夠理解的語調來和他們討論，以加深其印象；在公園裡，讓孩子去比較不同樹木樹皮的紋理；在火車路經郊外時，引導孩子欣賞窗外綠地的構成景象和不同的綠所組成的田園風光；在郊外活動時，讓孩子去感受花香、鳥語和太陽的光熱；即使是在餐桌上，亦可適時地引導孩子欣賞、感受菜的色、香、味（如海鮮類龍蝦、螃蟹、蛤的自然之美）。在日常生活中，不論是自然的或人文的、通俗的或稀有的，都提供了我們極寬廣的視覺空間。在家長或指導者的引導下，幼兒得以分析、比較、歸納、聯想、綜合其視覺印象，而強化其知覺能力。事實上，本階段亦是美感表現的開端。讓幼兒從日常生活中去觀察事物，是最自然而直接的美感訓練方式。

提供一個有意義的畫人經驗，讓孩子從認識自己的身體著手，亦是能有效地引發其動機的方式。在美勞活動的指導上，強調身體各部位的功能和特徵，讓孩子能從呈現的視覺回饋中，將抽象的、曖昧的概念化為具象的覺知。比如讓小朋友練習用各個手指頭、手臂、手掌、腳掌等沾顏料做「蓋印章」的感覺統合遊戲或描手形再讓其進一步想像創作（圖 3-24），或描繪幼兒身體的外形（body tracing）而讓他自由去填充其內部（圖 3-25）。提示幼兒刷牙的動作（飯後讓小朋友在老師的帶領下刷牙，以作為美勞課前的暖身準備），讓原本只會用一條貧乏的線條來代表嘴巴概念的孩子，會在「我在刷牙」的

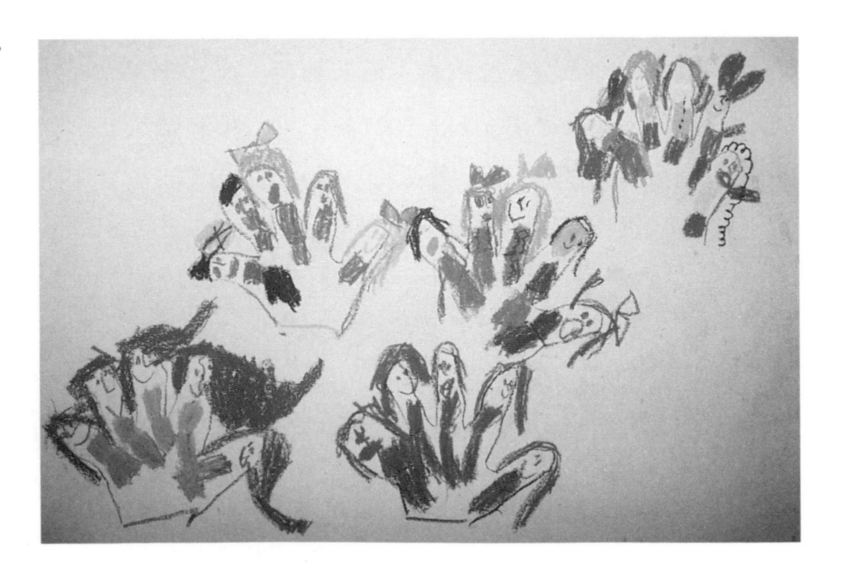

圖3-24 女，六歲，27×39公分，手掌創意畫
（彩圖第 4 頁）

這個單元裡，將自己的嘴巴畫得極為生動有趣（圖 3-26）。

從這個單元裡，幼兒深刻地體會到自己身體中的某一部分——牙齒的存在，而藉由繪畫的形式，將對它的認知具體地呈現出來。在同一單元裡，指導者可從多方面，循序漸進地引導孩子對「牙齒」的認識。「你每天早晨幾點起床？七點？自己換穿衣服的嗎？你有沒有賴床？需要媽媽叫你起床呢，還是你有一個鬧鐘？你每天需不需要趕娃娃車？咦，你有沒有吃早餐呢？喔，你吃完飯後才刷牙，那會不會很趕時間呢？喔，有時你會一不小心把牙膏泡泡吃下去。你自己擠牙膏，還是媽媽擠給你用？你喜歡哪種牙膏的味道呢？喔，草莓的味道？你刷牙以後有沒有漱口？媽媽說漱五次！你確定沒有把牙膏留在牙縫裡？請大家把嘴巴張開，讓旁邊的小朋友看看你們的牙齒……。」在一唱一和的啟發式對談後，小朋友可將日常已熟悉的習慣和動作，更有意識地去經營操作。我們預期「刷牙」這個題材可以充實小朋友對「嘴」的形體概念，讓手臂和嘴巴產生更密切的連結。

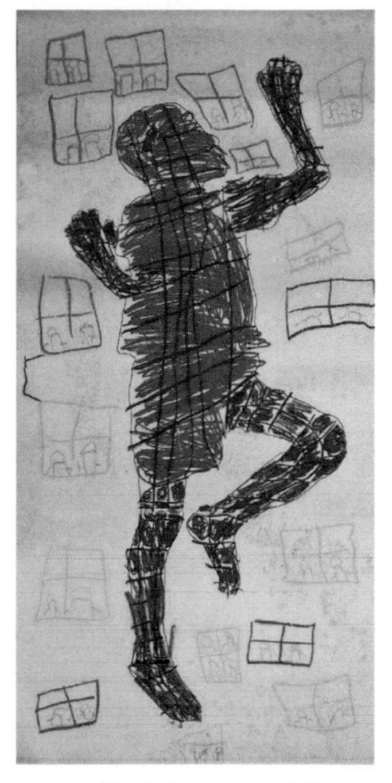

圖 3-25　男，六歲，78×162 公分
描身畫「蜘蛛人」。（彩圖第 5 頁）

經過這個引導之後，相信每位幼兒對「刷牙」的經驗會注入更多的情感，畫面上的人物造形，顯示兒童對「刷牙」這個

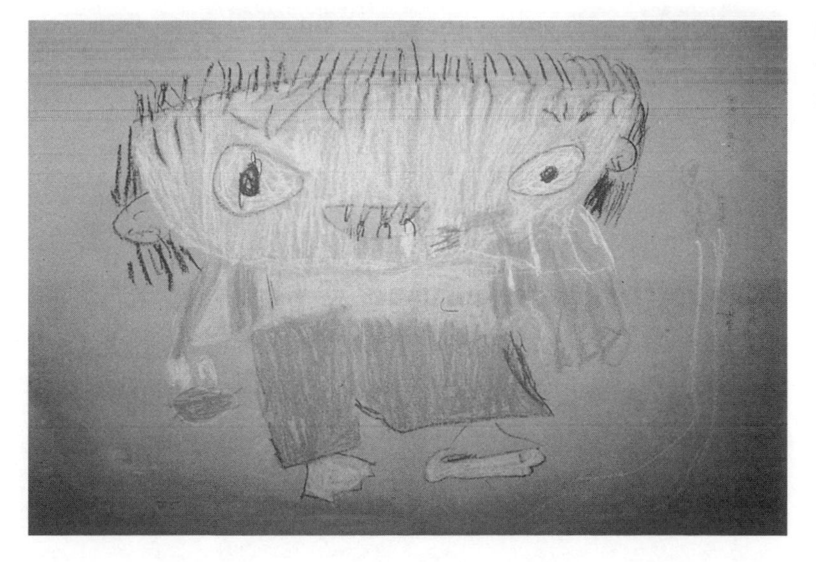

圖 3-26　女，六歲，39×54 公分，「我在刷牙」
經過以實物來演練暖身之後的創作。

經驗的特殊感受。每個藝術活動之前的引導時間不一，如果這位小朋友剛有過與活動題材有關的經驗，那麼這個活動之前的暖身討論，只要幾分鐘時間便足夠了。當然，有些時候，指導者花在引起動機的時間，可能比讓孩子實際畫一張畫的時間還多，尤其是當繪畫的主題牽涉到一些比較「抽象」的經驗或感受時，如在「下雨天」這個主題裡，引導孩子想像穿戴雨具的種種感覺等。

暖身討論的目的是在喚起孩子想像投入於參與某種活動時的種種感受歷程，因此我們期待孩子對於指導語能做最多樣的反應。孩子的反應愈熱烈，畫面中的事物造形可能愈豐富。至於要營造某一經驗的特殊氣氛時，藉由討論來製造氣氛亦是可行的辦法。如在本文的「我在刷牙」這個例子中，指導者可以詢問小朋友「一天刷幾次牙？」「在哪時候刷牙，早上或晚上？」「在哪裡刷牙？」「浴室的陳設如何？」「有沒有照鏡子刷牙？」……雖然此階段的幼兒在畫相關的主題時，往往只強調自我的主觀經驗，甚少顧及畫面中的背景問題，但背景氣氛的營造愈成功，幼兒所喚起的心象也愈清晰，往往有重溫舊夢或身歷其境的感受。

某些美勞活動，如黏土雕塑、摺紙、立體構成、貼畫等，其暖身準備則在於介紹孩子這個單元所需用到的美術材料，讓他們有充裕的時間去探索、感受、把玩媒材的特性（如在「豆類貼畫」時，去了解每種豆類的色彩、味道、觸感等）；在練習某種新的、未熟悉的技巧時，如在「剪紙」的單元中，先指導幼兒如何使用安全剪刀，並讓他先用廢紙練習剪的動作。「工欲善其事，必先利其器」，對這個階段的幼兒而言，「利其器」實包括了對媒材、工具的了解和使用能力。

（二）美勞活動的主題

前樣式化期的孩子，對人——尤其是對自己和家人——

最感興趣。事實上，當其第一個人的符號——蝌蚪人——出現後，人物的造形即不斷地演變。知覺能力的快速成長，亦使得幼兒能將從事各種不同活動所感受到的，尤其是對那些有深刻體會、有意義的經驗，藉由美勞活動具體地將概念呈現。此階段中，最基本的主題可由強調其對身體某部位的知覺概念著手。「我的膝蓋跌傷時」、「我在吃西瓜」、「我肚子痛時」、「當我感冒時」、「我在刷牙」、「媽媽幫我梳頭髮」……都是可以刺激想像、加強自我覺知的好題材。當然不是提供幼兒一個好的繪畫題目就算了，如前面所論及的動機之誘發，活動前的暖身準備、背景氣氛的營造亦不能忽略。我們期望孩子能從主題的引導中，去察覺更多、更細膩、更豐富的活動經驗。這些主題通常也和他們的許多「感覺」有著極密切的關聯。對本階段的幼兒而言，與自身的感覺和感受，亦即和他們情感世界有直接相關性的主題，才是較能引起共鳴、豐富其經驗概念的好題材。

幼兒畫面中物體的大小雖反映其對該物的價值觀，但就美勞教學的立場而言，刺激孩子去識別一些抽象但可覺知到的相對性概念，如大小、胖瘦、輕重、遠近等，亦可強化其對事物的情感品質。如在我的全家福（我和我的家人）這個單元裡，孩子透過大小去描繪出他和其他家人的關係（圖 3-27）。本階段的幼兒往往會感情用事，而將畫面中的人物描繪得不成比例。與其「糾正」其所犯的「錯誤」，不如引導、澄清他對該人物的印象。事實上，幼兒在認知上大都知道「媽媽比爸爸矮、姊姊比我高」，繪畫所表現出來的比例，是最忠於其情感的表現。既然孩子用「比例」來作為情感判斷的表現手段，一些利用「大」或「小」來作為形容詞的主題，如「我有一個大房間」、「我睡阿嬤的大床」、「我的火柴盒小汽車和大恐龍」及「我站在大桌上」亦是能激發其情感表現的主題。

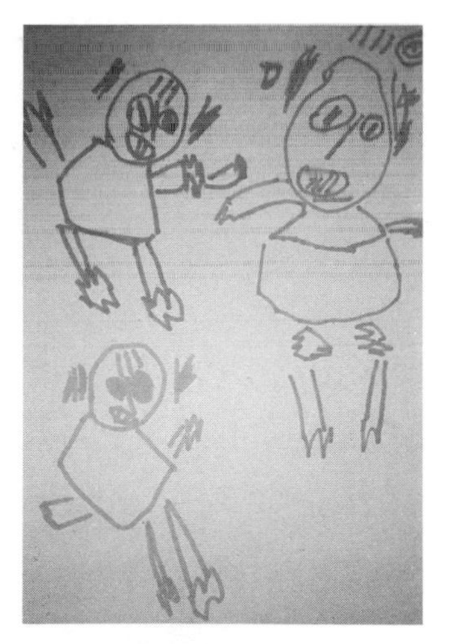

圖3-27　女，五歲四個月，27×39公分，「我和我的家人」
右邊最大的人物為當事人，左上方為其母，下方為其父。

孩子的心目中也可能隨時都有一個主題，並不需要特別的誘發即可能出現。當某位小朋友家裡的母狗生了幾隻小狗，這位小朋友隔天到學校時，一定會迫不及待地與大家分享。對這個孩子而言，這是個新奇的經驗，也具有強烈的感情成分。當小朋友自發地提出類似的主題時，老師不妨主動加入，讓它成為課堂討論的話題。「颱風夜」、「我剛出生的小妹妹」、「昨天我迷路了」、「爸爸買給我一輛腳踏車」等主題，都帶有強烈的情感，可藉由繪畫等形式的創作歷程，讓小朋友的經驗具體地再現。本階段的幼兒對任何事物都充滿了好奇心，當某位小朋友陳述其特殊經驗時，一些有過類似經驗的小朋友會產生共鳴，但某些小朋友可能會不以為然，直要拿一些自己更「特別」的經歷來與該位小朋友的經驗「抗衡」。因此，只要某位小朋友在那堂課分享了一些體會深刻的經驗，老師只要稍加引導，不論是否全班都畫同一主題，其他小朋友自發的繪畫題材也必定是值得表現、印象深刻的獨特經驗。

雖然在幼兒的繪畫活動中，我們將其內容的表現視為美勞教育的中心，但藝術媒材的探索本身，也可以是一個活動的主題。當然本階段的幼兒受限於其身心發展，通常只認識幾種最基本的媒材，如彩色筆、色鉛筆或蠟筆等，甚至無法全然把握這些媒材的特質。介紹幼兒其他的媒材，如廣告顏料、彩色漿糊（指畫用）、黏土等，並非是要指導他們像成人或較大的孩子一樣，發揮這些材料的特質去表現美感。我們的目的是在於鼓勵孩子去探索（exploration）、實驗媒材，從感官的刺激中，尋求對於媒材使用的最大包容度及變化的可能性，亦即能有彈性地運用這些藝術材料，能役物，但不役於物。

(三) 藝術媒材與活動

對本階段的幼兒而言，繪畫創作的歷程，遠較創作的產品重要。因此，在藝術材料的選擇上，應以有利於創作歷程的材料為考慮對象。幼兒園時期的孩子，天生有急切地想去表達自己所知、所感的傾向，再加上對本身衝動的控制能力較差，在行為的表現上，常要求立即的回饋，因此繪畫材料如彩色筆、蠟筆等，並不需要高度的使用技巧，可以說是本階段基本款的藝術媒材。幼兒經常可以用這些色筆隨心所欲地表現，勾畫出其內心世界。當然，不管是使用硬質性的或流質性的媒材，都必須先確定孩子是否會有使用上的困擾，任何一種新媒材的引用，最好能讓孩子有足夠的時間去探索其特質，並且需考慮孩子是否能用該媒材來表現。藝術材料應被當成消耗品而非典藏品來使用，而材料使用的目的，在於讓創作表現更順暢、更投入。以下所例舉的媒材，只是傳統以來市面上常見者。近年來科技日新月異的結果，開發了不少新的美勞材料，如以不同性質的線性素材畫於不同性質的表面（如布、木板、陶片、玻璃等）、以不同性質的黏土來塑造等。無論如何，大多數的新媒材都具備操作簡易、持久、可收藏，甚至「實用」的特質。即便如此，幼兒美術活動的材料選擇首重無毒、無害、對環境無汙染，而日常生活中許多資源回收的物品也可作為美術創作的素材。家長或指導者不妨多留意周遭的環境，偶爾逛逛美術用品店，去開發新可能來豐富孩子的創作與生活。

1. 蠟筆

安全、無毒的蠟筆，八開大的紙，即可讓孩子去創作他自己的想像空間。蠟筆畫不受時間、空間的限制，對家長和幼兒而言，均是十分「便利」的活動。當然，粗短而外圍沒有紙包裝起來的蠟筆，有利於「掌握」，可以垂立地畫，也可以橫擺著塗，孩子較能自由地表現（圖 3-28）。否則，一盒完整、色彩豐富的蠟筆，往往是孩子一件美麗的收藏品。孩子若捨不得撕去筆外圍的包裝、捨不得去用它，會讓繪畫成為一種限制很多的活動，無法開懷地去塗鴉，也無法體會創作時的喜悅。目前市面上可見的蠟筆種類，除了較傳統的油性蠟筆、粉蠟

圖 3-28　女，五歲半，27×39 公分，「我的媽媽」蠟筆畫
此畫造形之豐富顯示當事人與其母的親密關係（胸部以「X光透視法」畫出，表現出當事人對性別特徵的好奇）。

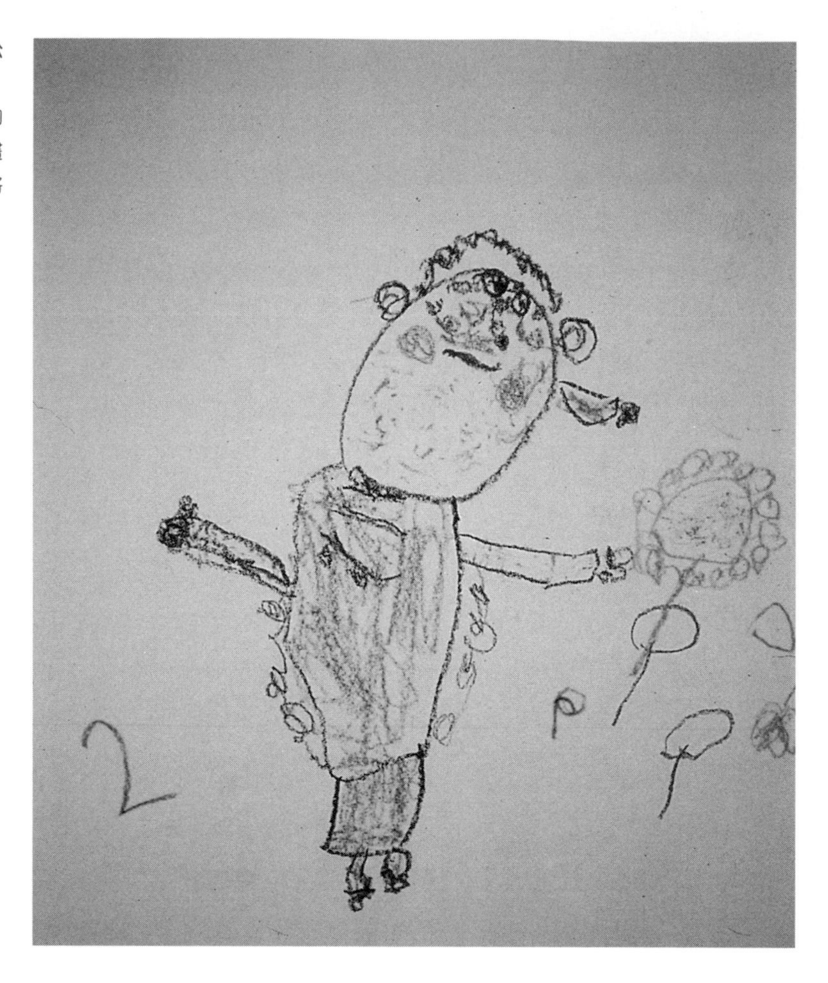

筆、塑膠蠟筆和水性蠟筆之外，尚有標榜幼兒專用的特大號蠟筆、螢光蠟筆、亮光蠟筆、可拭性蠟筆、自動蠟筆、旋轉式蠟筆、雙色蠟筆、布料專用蠟筆等。

2. 彩色筆

某些美術教育家認為，彩色筆的使用可能會限制孩子的創造力。由於彩色筆經濟、色彩鮮豔豐富，無須特別難度的繪畫技巧，且所用的紙張亦無須很大（八開左右），因此，筆者以為彩色筆亦適合幼兒園程度的小朋友使用，但粗筆較細筆為佳（圖 3-29）。當然家長必須選擇品質較佳、堅固耐用者，

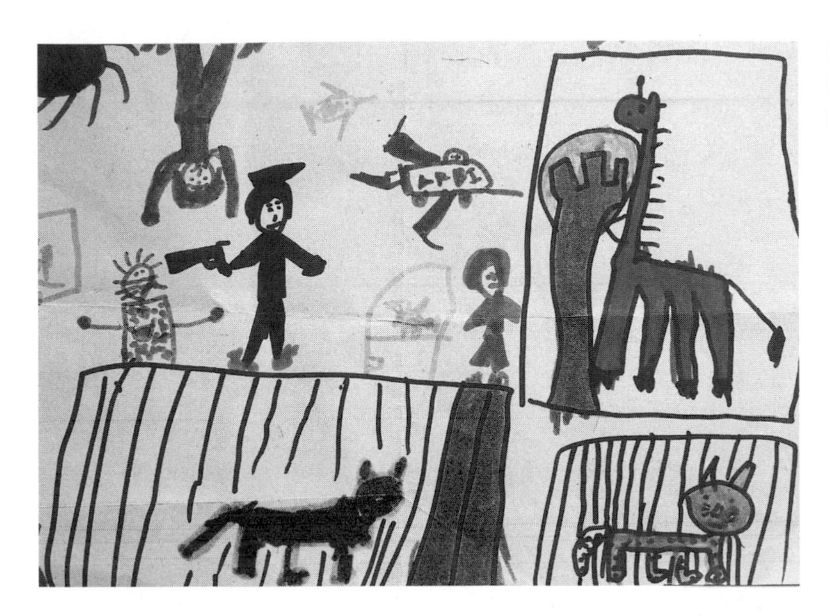

圖3-29　男，六歲，27×39公分，自由畫

彩色筆的色彩鮮明、經濟實惠、用法簡單、攜帶方便，為最普遍的畫圖用具。

以免色筆筆芯陷入筆桿內，轉移了孩子對繪畫活動的注意力。某些孩子在換色時，會固執地將原本剛用過的色筆歸回原位，再選用新的色彩。就美術教育的立場而言，這一蓋一換一拿，無形中給彩色筆畫帶來了一些限制，費時費力，無法盡興地表現。就心理運作的觀點來看，人心有尋求自我療癒的本能，透過藝術創作中此種近似強迫性的行為，或讓孩子對當時期在情境中所感受到的不安有了重整的機會。藉由換色、排列、整理等有規律的行為，孩子的思考空間增加，衝動控制的需求亦獲得了滿足。

3. 鉛筆（單色或彩色）

色鉛筆的使用，得以使一些小朋友能在大小不同的紙張上勾勒細節，達到「繪圖說話」的表現目的（圖3-30）。色鉛筆的彩度一般均較彩色筆、蠟筆為低，因此色鉛筆畫和其他用別種材料繪製的作品並排陳列時，比較起來會「遜色」一些。每位小朋友都是其個人世界的中心、是爸媽的寶貝、老師最賞識的學生，雖然本階段的繪畫歷程重於創作成品，作品鑑賞亦

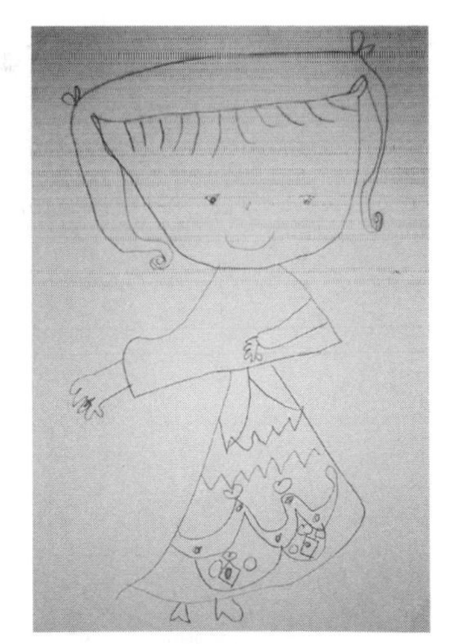

圖3-30　女，六歲，27×39公分，鉛筆人物畫

鉛筆畫適合勾繪出細膩的部分，最適合「我有話要說」型小朋友的描繪需求。

並非論好壞，但每位孩子都希望自己的圖畫被人肯定、讚賞（Epstein, 2001）。色鉛筆畫不論畫得如何精緻，和其他繪畫一起並列鑑賞時，剛開始可能是被忽略的一張，需要老師特別地引導。

筆者以為色鉛筆畫最好以小巧精緻為主（如畫在日記本上），32 開或 16 開左右的紙張較為合適。對一位滿四歲的幼兒，我們期待他能專心地繪圖三～五分鐘；五歲的幼兒：十分鐘；六歲的幼兒：20 ～ 30 分鐘。孩子若一畫便全神投入一個鐘頭以上雖非常態，但也不無可能。就幼兒身心發展而言，我們不鼓勵培養孩子在此階段即有如此的「定力」，除非幼兒有異常過動的現象（無法達到上述的標準），必須設法治療矯正，以免影響其日後的學習，否則其專注力的時間（attention span）是會隨年齡的增加而自然延長的。用色鉛筆做小面積的塗色，除了能積極地讓幼兒練習手、眼協調的動作之外，亦能幫助孩子「專心」、培養其定力和耐性。當然，用堅硬的色鉛筆繪圖著色，亦有助於情緒的發洩。

4. 流質性顏料

比起蠟筆、鉛筆或彩色筆，流質性畫材較容易使孩子運用全身的力量來作畫。就兒童的本能來看，流質性材料適合他們的喜好，能發揮其遊戲的本能，在畫面上經營出那大膽、有力且悠然自得的氣氛。但由於較難掌控，除非活動本身旨在遊戲，否則建議與蠟筆混合使用。創作時先以蠟筆勾勒出主題，然後再上流質性彩料（圖 3-31、3-32）。此種顏料需要配合軟性毛筆來使用，一直被幼兒認為是比較「高級」的繪畫材料，是較大的孩子才能使用的媒材。水彩、水墨、廣告顏料或壓克力顏料的使用，除了反映幼兒向較大孩子認同的傾向之外，顏料本身流動的特質對幼兒亦具強烈的吸引力。廣告顏料為單瓶包裝，材質黏稠，較水彩更適合於本階段幼兒的繪畫表現。使

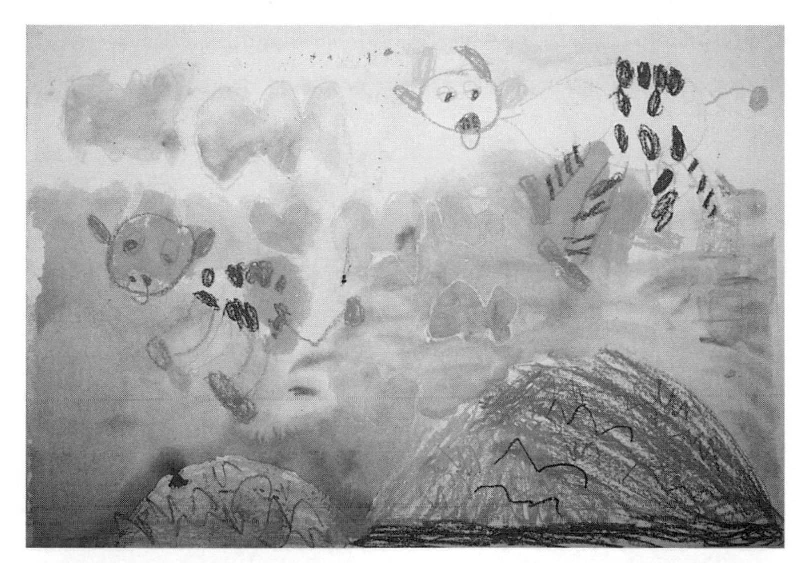

圖3-31　女，六歲，39×54公分，「乳牛」

水彩與油蠟筆混合使用，使初次接觸水性彩料的幼兒較易掌握水的流動。（彩圖第5頁）

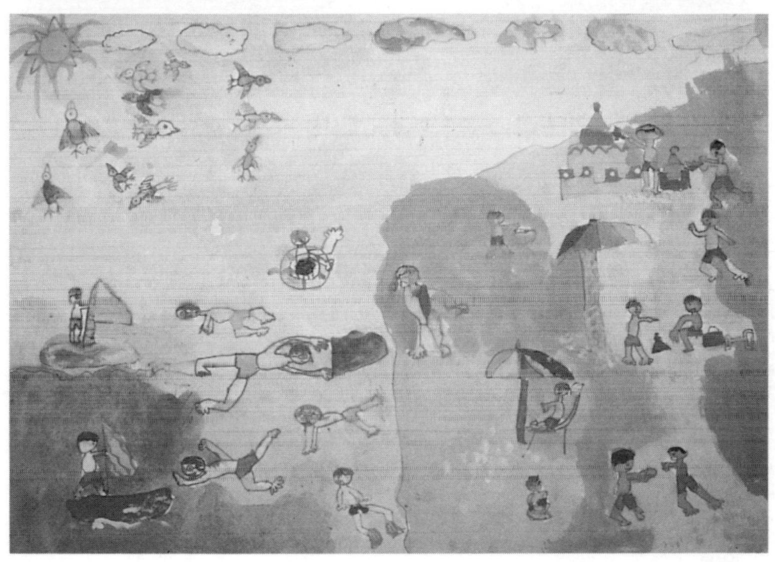

圖3-32　男，七歲，39×54公分，「夏日的海邊」

彩色筆（勾勒）和水彩（著色）的混合使用，發揮了此兩種不同素材的最大功能。（彩圖第5頁）

用廣告顏料作畫時，最好選用較大（四開左右）、較厚重且易吸收水分的紙張，以避免彩料流竄，造成失控的局面。若空間許可，則盡量在桌面或地面上作畫；利用畫架時，則需特別注意廣告顏料的黏稠度，以免彩料不斷往下滴流而造成孩子的挫折感。壓克力顏料的特質與廣告顏料類似，但一旦乾掉之後即難以加水溶解，使用的方式較複雜、難度較高，也較昂貴。除非有特別的活動設計，否則並不適用於幼兒的美勞創作。孩童在從事美勞活動時，最好能穿上工作服，尤其是使用流質性材料來作畫時。

5. 黏土或陶土

黏土或陶土的種類眾多，這種具有實質體積的材料，能讓幼兒從玩塑中建立三度空間的概念。黏土或陶土教學除了可訓練大、小肌肉，誘發更多身體動作的感覺以促進感覺統合之外，直接的觸感、具體地形塑，亦能幫助孩子投入其中，享受到創造的喜悅。有些幼兒會本能地利用一整塊土來把捏造形，有些幼兒則會用零碎的土分別造形再黏合在一起（圖3-33）。使用後面這種方式的作品雖然細節較豐富，但兩種方式均反映孩子認知傾向的差異，應受同等的尊重。玉米土黏稠度適當，是非常適合本階段幼兒把玩的素材。輕質土質地細膩，保麗龍土聚合容易，兩者都不會沾黏手部、弄髒環境，是有清潔考量時可選擇的黏土媒材。水質性的黏土較油質性的易於保存，也便於使用。目前市面上所流行的水性紙黏土，除了

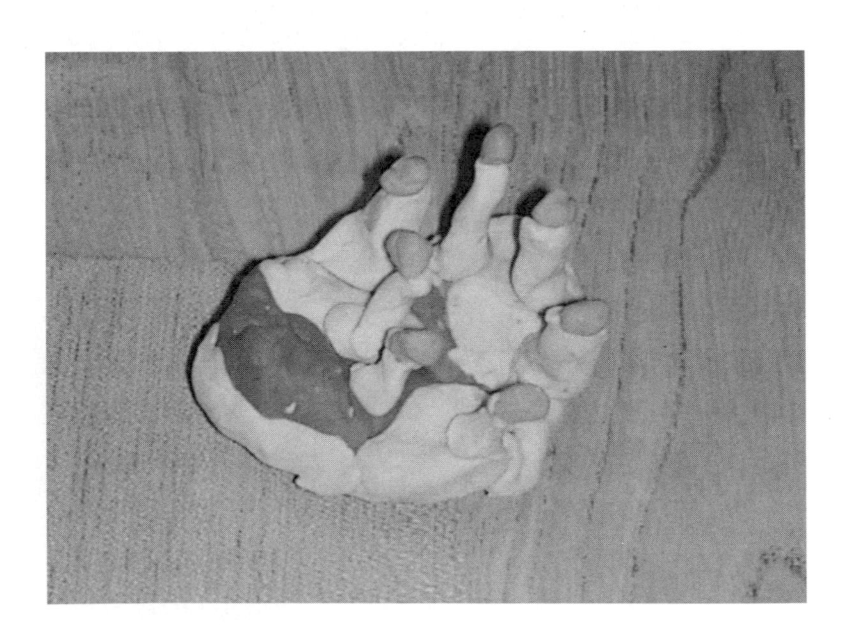

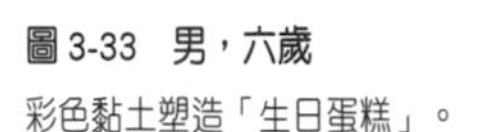

圖3-33 男，六歲
彩色黏土塑造「生日蛋糕」。

兼具傳統水性黏土的優點之外，造形後還可塗上不同的色彩。陶土則除了較傳統的陶藝用土之外，近來亦有不少新開發的同質性媒材。彩色陶土在塑造定型之後有可自然風乾者，亦有以家用小烤箱燒烤即可保存者。這些陶土的使用方法簡單，成品兼具實用及保存價值，亦是適合幼兒的美勞材料。

6. 紙／紙板／塑膠板

紙／紙板／塑膠板類可作為圖像發展的基底，通常被當成視覺圖像的背景，與多種媒材均可搭配使用，是最基礎的繪畫材料。當提供孩子一張紙時，也給了他一個由四個邊所建構出來的、有別於情境背景的空間。對上個階段的孩子而言，意識到這個空間的存在是發展上的課題，而對處於此階段的孩子來說，這個空間像是多啦 A 夢的任意門，開啟了心靈幻遊之旅。

紙的大小、顏色、材質、種類均多，可視活動的目的和所用的繪畫媒材來選購。一般而言，A4 紙方便取得，為所有階段繪畫的基本選項；而若用平常的蠟筆作畫，八開大小的紙張對幼兒來說剛好。在視力尚未成熟的階段，不建議使用過小的紙張和細筆創作。紙面的粗細紋理和下筆時所形成的張力促發不同的心理能量——平滑的紙面成就和順輕快的筆調，而粗糙的表面則邀請投注更多的能量（圖 3-34）。

紙與主題在對比下形成的視覺刺激會因背景底色的更換而有不同的知覺經驗和感受。雖然類似這類圖像表達方面的練習若用電腦繪圖軟體可輕而易舉地執行，但在幼兒期使用 3C 產品卻是弊大於利的事。人是慢熟的生物，需要以足夠的感覺動作刺激來整合經驗以作為拓展心智的基礎。在生理未臻成熟、知覺快速發展的時期，「體驗」的歷程是無可取代的。畫圖時變換紙張的顏色，或利用現成資源回收的紙類創作，都是提供視知覺練習的方法。

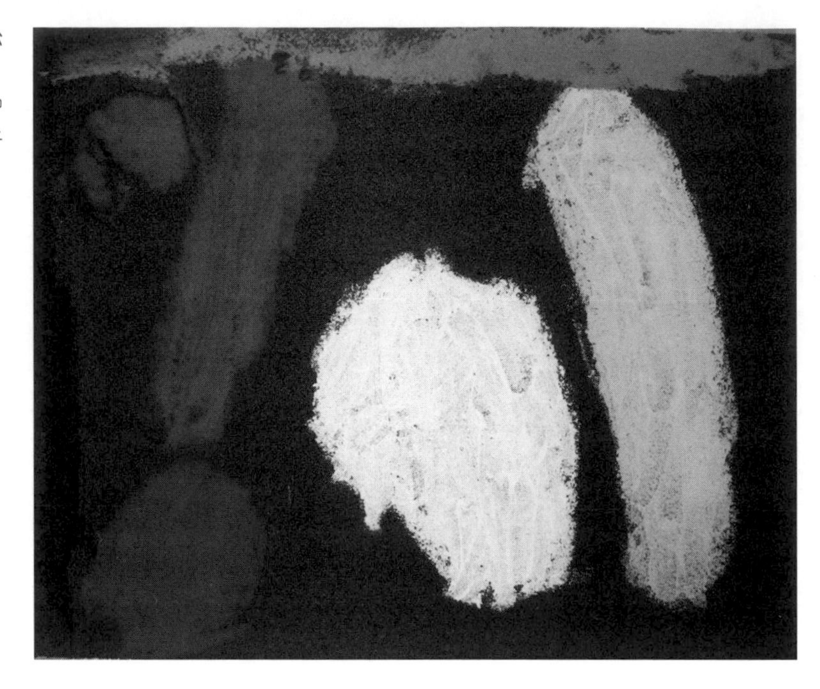

圖 3-34 女，五歲，18.5×27 公分，砂紙自由畫
黏綢的彩漾筆在砂紙上塗抹，畫面中的每個圖樣、塊面的演化凝結了孩子心靈的想望。（彩圖第 5 頁）

此外，塑膠色板亦提供另一種「底色」塑材的選擇。它可使用玻璃或平滑表面專用的色筆或果漾蠟筆來作畫，修改容易（抹布或濕紙巾擦拭），可重複使用。雖然要抹掉前一張圖畫有時是件不容易的事，但在手機都有相機功能的年代，影像的建構、保留、破壞與再建構形成生生不息的資源。在講究環保意識的公民社會，塑膠色板不失為練習繪畫的好材料。

7. 其他媒材

科技日新月異的發展，讓我們每次去逛美術材料行都有不少驚喜的發現。無論是現有的材料增加了稀有的色彩（如蠟筆、彩色筆和廣告顏料等的螢光色及添加金、銀粉的稀有色），和香料、形式上的變化（如膏狀、粉餅狀、條狀或塊狀）、在功能上的變化（如彩繪於玻璃、布料或其他種素材上），或是在效果上的變化（如二合一、三合一或彩虹鉛筆，有凸起效果的膠狀筆，黏稠度高但清潔容易的果凍筆，具有覆蓋效果的硬質筆等）均能增加塗鴉的樂趣，擴展表現的可能性。唯對於此階段的幼兒，除了應提供無毒無害的素材外，亦應給予他們足夠把玩、實驗這些媒材的機會，甚至將「認識媒材」本身，設計成有趣的教學單元。畢竟「工欲善其事，必先利其器」，更何況從把玩媒材中亦可以開發新的使用及表現方式，展現創意呢！

五、給家長和指導者的建議

前樣式化期的兒童畫可以說是幼兒自身最直接、最真實生活經驗的寫照，這些兒童畫不只是孩子認知、感情等發展的紀錄，也提供成人一種了解孩子內心世界的管道。這個階段的美術教育尤其著重美勞活動的歷程，父母送孩子上美術才藝班或幼兒園，若每次活動完總得有「見得了人」的作品帶回家的心態，不但會帶給老師壓力，且會影響美勞教學的方針和品質。我們無法因提供孩子一些方法和技巧，就能有效地影響其行為，使之完成一件「好看」的作品。事實上，作品內容、樣式和美感的變化，反映其思考方式、感情和認知的演變。創作有潛移默化的功能，在創作的歷程中，有意義的經驗則促成了繪畫樣式的改變。

在藝術動機的誘發上，我們則強調一些具體的經驗，不管是真實的或想像的，都希望能利用有效的暖身，讓孩子能「身歷其境」而後表現於創作上。美勞活動在教育的範疇中，尤其在幼兒的知覺成長與創造力方面，扮演極重要的角色。創造力被視為一健康人格的表徵之一，而幼兒的藝術活動為培育創意最自然的場域（Saracho, 2012）。羅吉斯認為從小在充分受到尊重的家庭環境下成長的孩子，長大後會較具創意（Rogers, 1954）。一項為期十年、以106位幼兒和他們的父母為對象的研究應證了羅吉斯的假設，此研究證實幼兒與其父母的互動模式，與當他們長大到青少年時的創意潛能有關。研究中的那群父母在實驗室裡被要求要教導他們的幼兒完成一些作業。研究顯示那群後來較具創造力孩子的父母，在過程中多以鼓勵、讚美的方式與他們的孩子互動；而那群較不具創造力孩子的父母，在過程中則有較多的批判、控制，與其讓孩子自己做，他們會要求孩子按照他們的方式做（Harrington, Block, & Block, 1987）。回溯研究結果，那群較具創造力青少年的父母在研究開始時即同意以下的陳述；

> 「我尊重我孩子的想法，也鼓勵他把它表達出來」
> 「我鼓勵孩子對事物要心存好奇，去探索，也去質疑」
>
> （Cloninger, 1996: 413）

每位孩子的成長都是個體與環境互動的結果，我們可從上述的研究推論：父母的教養態度是孩子是否具備創造力的核心因素。隨著創造能力的成長，幼兒人格變得較有彈性，想像思考和推理的能力增強，作品也較有原創性；而隨著情感的成長，幼兒適應新環境、表達情緒的能力也增強了。不僅如此，藝術活動與幼兒的智慧、社交和美感的成長亦息息相關（Lowenfeld & Brittain, 1987）。藝術提供了孩童研究、發明、探索和想像的機會，也讓他能從中去表達自己的喜怒哀樂，可以說幾乎提供了一個人生發展中所必須體會的經驗，而更重要的一點是，藝術提供了個人獨立思考的空間。

師長的有效陪伴是心存感恩與好奇的，不質疑為什麼，相信幼兒創作時的內在心象與成人一樣地真實。自發性創作提供經驗整合的平台，來再現孩子當時期或當下最在意的事。只有當陪伴者以肯定、感興趣的態度來參與，對不甚明確的內容以共伴的語氣試探「這是……」來澄清內容（等待他自己回答

what），但不質疑為什麼（why），藉以營造一個剛開始由孩子來主導的分享氛圍。筆者以為，在本階段幼兒繪畫發展上，家長和指導者可以針對下列幾點做觀察，以便能更清楚幼兒的身心發展；

1. 從幼兒開始塗鴉起，即按序蒐集他們的作品拍照存檔（記錄繪圖日期、過程和繪畫內容）。
2. 觀察孩子繪畫和語言的發展。
3. 當孩子有立體創作的成品時，亦不妨拍照存檔，並比較其和平面作品的異同。
4. 特別留意孩子在人物造形上的演進。
5. 留意兒童畫中基底線出現的時機及其與抽象的時間概念（前天、昨天、今天、明天、後天等）的關係。
6. 觀察幼兒的遊戲行為，注意其和同伴間的對話。比較孩子會話模式和其繪畫裡的空間關係之發展。
7. 觀察孩子繪畫裡的用色變化，哪些物體的用色是符合視覺經驗的（如頭髮用黑色、樹塗綠色）？哪些物體是隨意用色的，可能的原因是？
8. 觀察幼兒畫中「數」的概念，如手指、腳趾的數目。從幾時開始，孩子能將所知的概念有效地呈現在其畫作上？影響他有時能正確地呈現、有時不能的因素是什麼？畫面上出現多位人物時，是否每個人的手指數目均是正確的？哪些人不是，為什麼？

讓繪畫伴隨幼兒的歲月一同成長，在創作的歷程中時時給予支持、關懷、讚美和鼓勵。最佳的兒童畫指導者，自己本身必定亦具有創造力，熱衷於藝術活動，能了解兒童，和孩子一塊兒思考、行動，並能共同分享其成長的喜悅和苦惱。

參考文獻

中文部分

陸雅青（2005）。**藝術治療——繪畫詮釋：從美術進入孩子的心靈世界**（第三版）。台北：心理。（簡體版於 2009 年由四川重慶大學出版）

陸雅青（2012）。漫談藝術治療中的表達。**台灣藝術治療會訊，16**。

陸雅青、劉同雪（譯）（2008）。Donald P. Ogdon 著。**心理診斷與人格測驗手冊**。台北：心理。

蘇振明（1988）。**啟發孩子的繪畫潛能**。台北：時報文化。

外文部分

Birren, F. (2013). *Color psychology and color therapy: A factual study of the influence of color on human life.* Eastford, CT, USA: Martino Publishing.

Brittain, W. L. (1973). *Analysis of artistic behavior of young children.* (ERIC Document No. ED, 128, 091)

Burkitt, E., Barrett M., & Davis, A. (2003). Children's color choices for completing drawings of affectively characterized topics. *Journal of Child Psychology and Psychiatry, 44*(3), 445-455.

Case, C., & Dalley, T. (2014). *The handbook of art therapy* (3rd ed). London & New York: Routledge.

Castrup, J., Ain, E., & Scott, R. (1972). Art skills of preschool children. *Studies in Art Education, 13*(3), 62-69.

Cloninger, S. C. (1996). *Theories of personality: Understanding persons* (2nd ed.). New Jersey: Prentice-Hall.

Coates, E., & Coates, A. (2006). Young children talking and drawing. *Early Years Education, 14*(3), 221-241.

Corah, N. L. (1966). The influence of some stimulus characteristics on color and form perception in nursery-school children. *Child Development, 37*(1), 205-211.

Cox, M. V. (1978). Spatial depth relationships in young children's drawings. *Journal of Experimental Child Psychology, 26*, 551-554.

Cratty, B. J. (1979). *Perceptual and motor development in infants and children.* New York: MacMillan.

Epstein, A. S. (2001). Thinking about art appreciation in early childhood settings. *Young Children, 56*(3), 38-43.

Fox, S. E., Levitt, P. L., & Nelson, C. A. (2010). How the timing and quality of early experiences influence the development of brain architecture. *Child Development, 81*(1), 28-40.

Goodenough, F. L. (1926). *Measurement of intelligence by drawings.* New York: World Book.

Harrington, D. M., Block, J. H., & Block, J. (1987). Testing aspects of Carl Rogers's theory of creative environments: Child-rearing antecedents of creative potential in young adolescents. *Journal of Personality and Social Psychology, 52*, 861-856.

Harris, D. B. (1963). *Children's drawings as measures of intellectual maturity.* New York: Harcourt, Brace and World.

Hetland, L., Winner, E., Veenema, S., & Sheridan, K. M. (2013). *Studio thinking: The real benefits of visual arts education* (2nd ed.). New York & London: Teachers College, Columbia University Press.

Hirsh-Pasek, K., Golinkoff, R. M., Berk, L., & Singer, D. (2008).

A mandate for playful learning in preschool: Appling the scientific evidence. New York: Oxford University Press.

Jeffers, C. S. (1990). Child-centered and discipline-based art education: Metaphors and meanings (abridged). *Art Education, 43*(2), 16-21.

Kalyan-Masih, V. (1976). Graphic representation: From intellectual realism in drawing-a-house-tree task. *Child Development*, 47, 1026-1031.

Kaya, N., & Epps, H. H. (2004). Relationship between color and emotion: A study of college students. *College Student Journal, 38*(3), 396-405.

Koppitz, E. M. (1968). *Psychological evaluation of Children's human figure drawings.* New York: Grune & Stratton.

Korzenic, D. (1975). Changes in representation between the ages of five and seven. *Psychiatry and Art, 4*, 95-104.

Lawler, C. O., & Lawler, E. E., III. (1965). Color-mood associations in young children. *Journal of Genetic Psychology, 107*, 29-33.

Lownfeld, V., & Brittain, W. L. (1987). *Creative and mental growth* (8th ed.). New York: Macmillan.

Lu, L. (2011a, May). *Affective Color Symbolism (ACS) and Family Markers Cosplay (FMC) as diagnostic tools in the first art therapy interview.* Paper presented at the 2011 Asian Arts Therapy Conference, Iksan, Korea.

Lu, L. (2011b, July). *Introduction to Affective Color Symbolism and Markers Cosplay: Standardized procedure for clinical assessment.* Paper presented at the American Art Therapy Association Annual Conference, Washington DC.

Lu, L. (2011, Nov). Application of "Affective Color Symbolism" and "Makers Cosplay" in counseling.「色彩情意象徵」及「彩色筆動漫」在諮商輔導的應用。Keynote speech and paper precented in the 3rd Conference of Counseling for Primary School Teachers. (full paper collected in conference proceedings) Pearl Internaional Hotel, Kuala Lampur, Malaysia, 2011, 11. 19-21.

Lu, L. (2012). Affective Color Symbolism and Markers Cosplay: Standardized procedure for clinical assessment. In D. Kalmanowitz, J. S. Potash, & S. M. Chan (Eds.), *Art Therapy in Asia* (pp. 239-252). London, UK, & Philadephia, PA, USA: Jessica Kingsley

Piaget, J., & Inhelder, B. (1969, 2000). *The psychology of the child.* New York: Basic Books.

Reichenberg-Hackett, W. (1964). Influence of nursery group experience on children's drawing. *Psychological Reports, 14*, 433-434.

Rogers, C. R. (1954). Towards a theory of creativity. *ETC: A Review of General Semantics, 11*, 240-260.

Rose, S. E., Jolley, R. P., & Burkitt, E. (2006). A review of children's, teachers' and parents' influences on children's drawing experience. *International Journal of Art & Design Education, 25*(3), 341-349.

Saracho, O. N. (Ed.). (2012). *Contemporary perspectives on research in creativity in early childhood education.* Charlotte, NC: Information Age Publishing.

Sera, M. D., & Millett, K. G. (2011). Developmental differences in shape processing. *Cognitive Development, 26*(1), 40-56.

Spitz, H., & Borland, M. (1971). Redundancy in the drawings of familiar objects: Effects of age and intelligence. *Cognitive*

Psychology, 2, 196-205.

Yokoyama, M. (1921). Affective tendency as conditioned by color and form. *The American Journal of Psychology, 32*, 81-107.

Zentner, M. R. (2001). Preference for colour and colour-emotion combination in early childhood. *Developmental Science, 4*(4), 389-398.

第四章

形體概念的形成——樣式化期（7～9歲）

一、樣式化期的重要性

經過一段時期的嘗試和探索，不論是對人或物，七歲左右的孩子終於發展出種種令他滿意的符號象徵。正因此種象徵符號，若無特別的經驗刺激，會反覆不斷地出現一段時間（約兩、三年），我們稱之為「樣式」（schema）。這些不同的人或物的樣式，通常是十分個別化的，有些樣式蘊藏著十分豐富的概念，有些則看起來十分貧乏。每位小朋友的生活經驗均不同，因此他們給予人或物的樣式也不盡相同。樣式的呈現，反映出兒童對該物體或人物的概念、情感關係、感覺和動作的經驗等。

孩子的繪畫發展一進入樣式化期，我們便會發現孩子在繪畫時會因畫面需要而出現一些概念化的樣式，比如畫面上需要一棵樹，那麼他的樣式化的樹便會出現，其造形和孩子同一時期所畫別張畫裡的樹十分類似。當孩子有意識地去改變畫面上人或物的造形時（約在九歲左右），我們即可推斷，他已經開始在描繪一些對他而言頗為特別的視覺經驗。

兒童對周遭物體的心象，即是他思考過後的產物；兒童畫是其心象的象徵符號，任何一個符號均可能代表現實生活中的實際物體。因此兒童的繪畫反映出他如何來詮釋其所處的空間和對物體色彩的一些概念。雖然一般兒童於七歲左右，在繪畫的表現上會進入樣式化期，但某些孩子可能在此之前即發展好某些物體的樣式，如人的樣式等，亦可能某一方面達到樣式化期的水準，如空間、用色的表現等。大體言之，幼兒園大班與小學一年級這一、二年的期間，可以說是從前樣式化期到樣式化期的轉折期，繪畫的表現反映出兒童的身心發展狀態，如空間的表現與智力、知覺、人格的發展有關，而圖畫的用色則與其情緒、情感的成長有密不可分的關係（圖 4-1 ～ 4-3）。

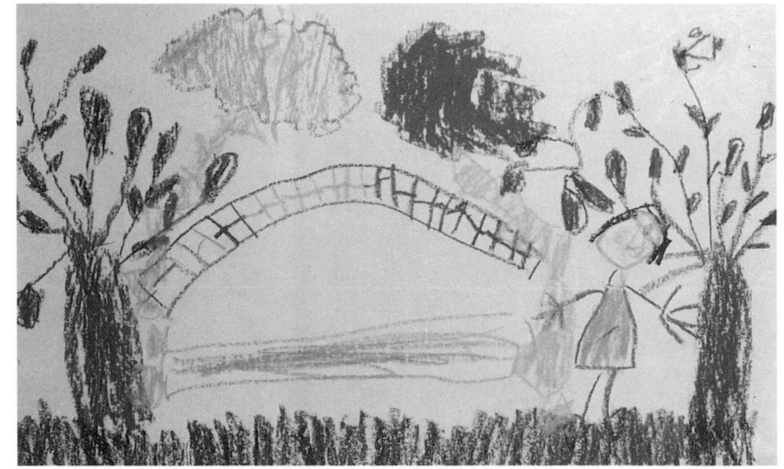

圖 4-1 女，六歲，27×39 公分，自由畫

此圖之空間表現（基底線的運用）及人和樹的造形均已具樣式化期兒童畫的特徵，但天空兩朵雲彩的用色卻顯得有些突兀。（彩圖第 6 頁）

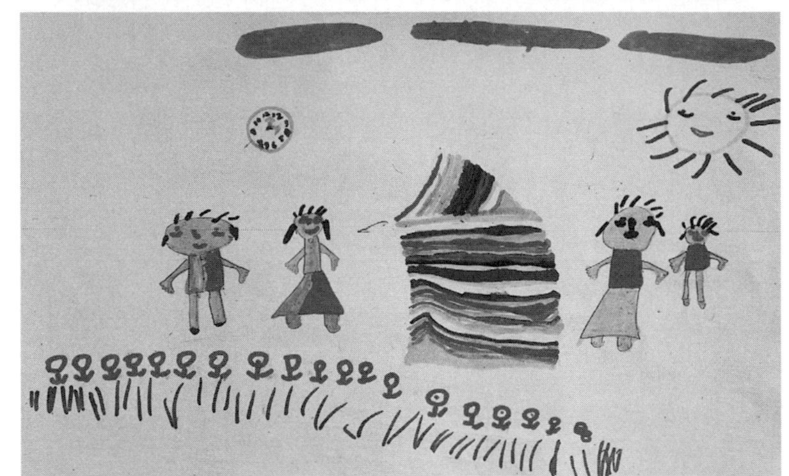

圖 4-2 女，六歲，27×39 公分

此圖之人物造形已有固定的模式，房子的用色呈現出一種韻律感，但飄浮於半空中的時鐘卻令人不禁莞爾，此種不合乎「現實」原則和意外，為此轉折期的特徵之一。（彩圖第 6 頁）

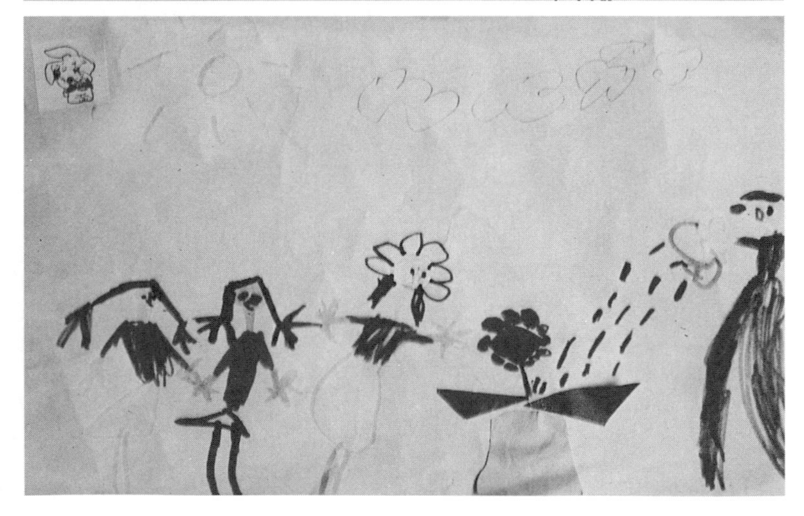

圖 4-3 女，六歲，27×39 公分，「全家福」

人物及花朵全植基於基底線上。兒童通常會把自己的樣式畫得和他最親愛的人相似，此圖即是標準的例子。作者（位於最左邊）之髮色與其母相同，上身之用色與其父、母之上衣一致，而下身之裙子則與其母一模一樣。雖然在空間及造形（強調每個人的手各有五根指頭）上均已達樣式化期的水準，但並不十分嚴格的固有色概念（由人物的髮色看出），顯現出轉折期的重要特徵。圖右的父親正在澆花，象徵其父對家庭的關注，但也暗示與家中的其他三名成員之間的空間或時間距離。（彩圖第 6 頁）

傳統的藝術教育學者因此階段孩子的繪畫風格趨於保守，而將此時期稱之為創造力的低潮期。由可洛葛的人物畫研究來做推論，自然發展下的兒童繪畫表現呈現跨文化的相似性和發展趨勢，而此點在以八歲以前孩子的繪畫尤其真切（Koppitz, 1968）。此階段兒童常固著於特定主題和樣式畫法，或也說明了自前一時期的探索歷程中已發現了個人世界的真理；透過反覆呈現及與他人的回饋來建立心靈中的秩序，也讓自己對事物的概念更加明確。這是每位孩子都希望自己的言行舉止能符合父母、師長期待的時期。從心理社會發展的角度來說，它是所有倫理、概念、價值觀確立的重要時期。假若父母期待孩子未來能像金字塔般地屹立不搖，則此期就像是在發展金字塔的地基，要能建得穩固、寬廣，才能成就一座高聳偉大的金字塔。

二、樣式化期的繪畫表現特色

（一）造形

1. 一般物體

七歲左右孩子的一般物體造形應該已是個可以辨識的象徵符號。孩子對物體各部位的感情及認知，影響該物體的繪畫造形。大體而言，所有的物體均以幾何造形來呈現，反映出「概念化」及「普遍性」的特質，如所有的樹均長得很相似，兒童尚無區別這些樹木的意圖，頂多有大小之分。在他而言，某種造形等於樹，當畫面上需要有樹出現時，其「樣板樹」便會出現，由於大、小肌肉的發育成熟，手、眼協調能力佳，兒童的用筆順暢，線條的品質較前一時期進步許多。最明顯的改變是畫面構成由上一時期圓的造形演變到方形及強調角度之造形組合（圖 4-4）。由此階段的孩子常會以「正面」手法來描繪某些物體，如人、房子等，用側面來表現馬、船、汽車等物體，而推論到兒童畫中「不會動的物體通常以正面的形式呈現，而會動的物體則大多運用了側面法則」（Ives & Rovet, 1982）。由繪畫為畫者內在投射的觀點來看，人易於以一個擬人的方式去看待他所處的環境（陸雅青、劉同雪譯，2008：303），筆者從實務中發現，無論小孩或成人，繪畫時採「正面法則」，通常暗示畫者與所描寫對象間正向或緊密的情感關係。以人物畫為例，在繪圖的歷程中，畫者以心眼來描寫對象，在心靈的空間中也似乎與之有些互動，反映出一般人與人之間面對面、心智交流的狀態。兒童畫該物體時所採用的觀點，通常是那個最突出、最能表現物體特質的觀點（Engel, 1981），此或也意謂著畫者與所描寫對象間的情感品質和強度，是決定如何畫的重要因素。

2. 人物

人的造形仍以幾何構成為主。樣式化期的孩子畫人，並無寫實的意圖，不會比較人與人之間臉型的不同，只是給予同樣的代號，如用圓代表人頭、長方形代表軀幹等。身體的各部位均有其特殊的象徵符號，人由這些不同的幾何符號組合而成。但是人被肢解時，這些符號便會喪失其象徵意義（如三角形並不等於人的下半身）。孩子為何選用某一特殊的符號來代表身體某一部位，則有賴於對該部位之覺知。一般而言，人的手是由幾個符號組合而成（如分別代表手臂、手掌、手指，甚至手肘等部位），而人的身體則由衣著來代替，如畫男孩與女孩的上半身由同一符號代表，下半身部分，女孩著裙子，男孩著褲子（圖 4-5）。

七歲孩子的人物畫，通常均已將人的重要部位，如頭、眼睛、鼻子、嘴巴、身體、手、腿和腳（鞋）表現出來。如果

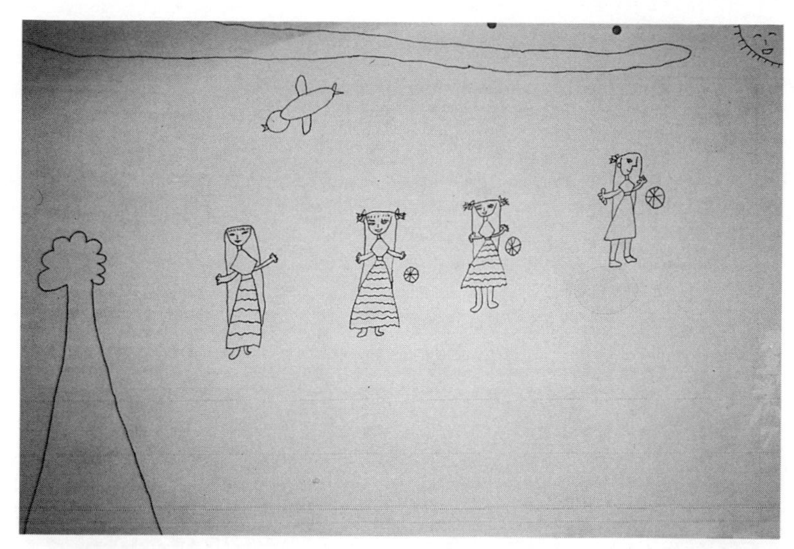

圖 4-4　女，七歲，27×39 公分，樣式化期的人物畫

女孩反覆地畫著同一樣式的女孩。在此圖中，人物的造形由各種簡易的幾何圖形所組成。

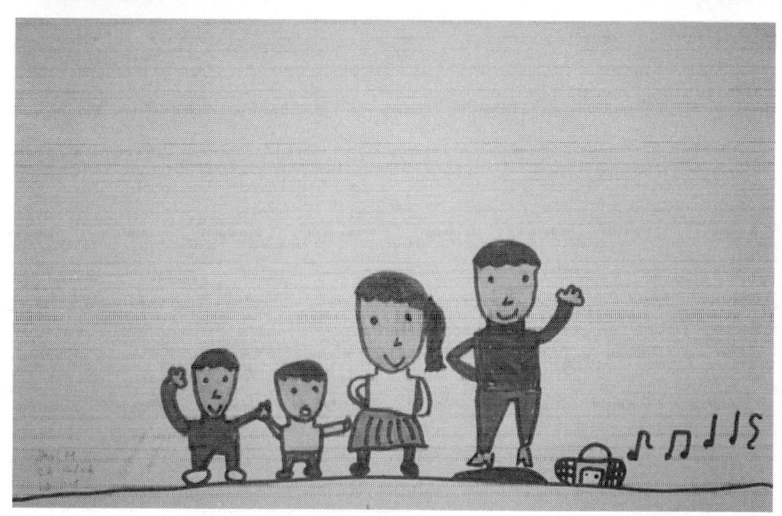

圖 4-5　男，六歲半，27×39 公分，「全家福」

作者的人物樣式有男生著褲子、女生穿裙子的嚴格概念。

「手」對畫圖的小朋友而言，是一項重要的部位，則往往「每一隻手有五根手指頭」是被強調的概念（圖 4-1、4-3）。雖然一位兒童其畫面上的每個人物造形都大同小異，但每位兒童的人物樣式，卻都是十分獨特的。畫面上若出現多位人物時，可能每個人均臉孔朝前、表情一致（圖 4-6），即使有兩人正在聊天，樣式化期的孩子也很少會將此二人用「面對面」的形式呈現（圖 4-7）。在一項研究中，主持人請幼兒園大班、小學

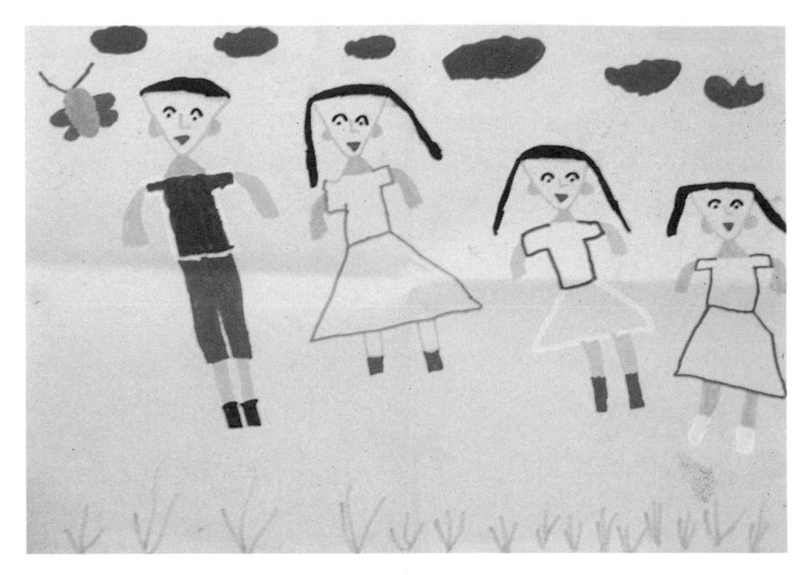

圖 4-6　女，七歲，27×39 公分，「全家福」

人物排成一列，面孔朝前、表情一致為此時期常見的繪畫特色。

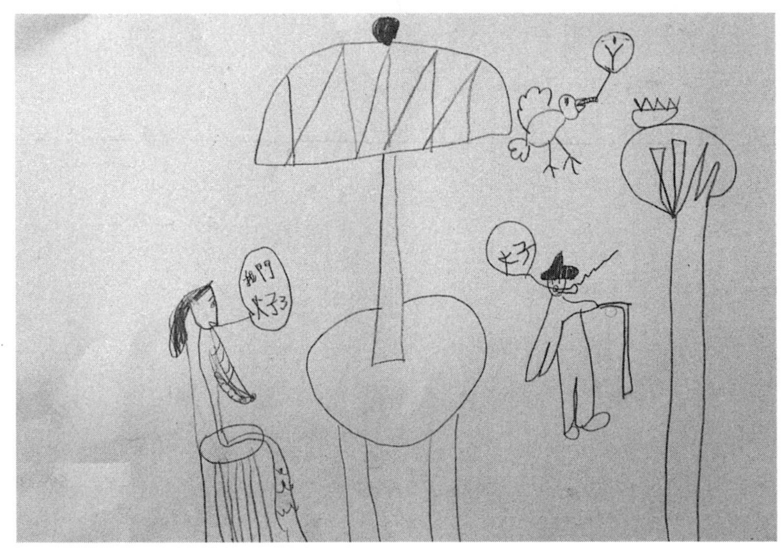

圖 4-7　女，六歲三個月，27×39 公分，「兩個人在聊天」

作者嘗試去表現兩人在聊天時的互動關係。兩人間的對答被強調出來，以彌補一些繪畫技巧不足的缺憾。

二年級和小學四年級的小朋友每人各畫兩個人、兩匹馬和兩條狗。一般而言，所有的孩子均將兩匹馬和兩條狗用側面的方式表現，而只有四年級的小朋友才會將正在聊天的兩個人用「面對面」的方式畫出，其餘的孩子畫這兩位聊天的人，則用他們平常的樣式——將兩個人並排、臉孔向前的方式呈現（Ives & Houseworth, 1980）。在畫人測驗中，七歲以前孩子的人物畫在評量時，「側面」被視為一「額外項目」，但在八歲之後則為「常見項目」（Koppitz, 1968: 12-13）。這意謂著此階段為邁向心智成熟的轉折期——兩個正在聊天的人以並排、臉孔向前的方式來畫，或為孩子已意識到此為社會性的互動而將兩人公平地並陳於基底線上，但由於對內在客體仍有強烈的依賴情感，無法與它以持續或一致的心理距離來看待，所以呈現了以較遠的心距來描寫情境背景，但在畫到人物時則以前述七歲以前孩子慣用的「正面法則」來描寫兩個人的互動。

(二) 空間表現

空間概念的發展為個體認知發展中非常重要的一項。此時期兒童空間概念的發展，反映在其畫作上的為一將物體隨意散置的處理方式，逐漸轉為較具次序性及邏輯性的空間安排。在心理的發展上，先前由超現實、正面法則所暗示的本能衝動議題在此時獲得緩解，自我（ego）逐漸確立且持續地鞏固其疆界。我們不難發現兒童畫中空間表現的發展為一以「真實」地再現視覺現象為依歸的過程。此「真實」為成人理想上在絕對「客觀」的情境下，處理視覺現象的能力，換成精神分析的術語，此真實即自我運作所依循的現實原則（reality principle）。而「客觀」則涉及到在特定時空中，個體情感與理智，本我與自我間拉鋸、妥協的程度與歷程。兒童畫中空間的安排，不只反映其智力方面的成長，亦清晰地烙印著情緒成長的軌跡。在創作的過程中，兒童自然而然地強化自我運作的能力（ego strengths）。

以下各標題所列的空間表現方式，並非全為此階段兒童空間表現的專利。如前一發展期的幼兒已有以「X光透視法」來描繪物體、傳達情感與理念的傾向；而「基底線」的空間表現形式，則在往後的各個發展階段及成人的繪畫作品中仍會出現。每種空間表達的形式有其不同的心理防禦機制（defense mechanism），並涉及到不同層級的認知運作。由於兒童的繪畫為一行為過程的產物，一張兒童畫中的空間表現，亦可能含括了數種不同的空間表現方式。大體而言，「基底線」的概念為所有空間表達形式的基礎，暗示著能區辨物我關係的基本態度。此階段其他以基底線概念為基礎的空間表現則較具主觀因素，強調個體與所描寫對象間的獨特情感經驗，如 X 光透視法、展開法、時間—空間再現法等。

1. 基底線和天空線

在空間關係上，此階段的孩子很清楚地意識到，物體間存在著某些秩序關係。不像前樣式化期的幼兒把所有的物體隨興地散布在畫面的空間裡——「這是一棵樹，這是我，這是房子」，物體間沒有明顯的關係。樣式化期的孩子會這樣思考：「這棵樹長在地上，草長在地上，我站在地上，我家的房子建在地上，我們全部都在地上。」孩子的這種想法讓畫面上的許多物體有了共同的空間關係，亦即讓所有的物體都並列在一條「基底線」上（有時則以紙的邊緣作為基底線）（圖 4-1 ～ 4-6）。

基底線的出現是世界性的，可以算是自然發展的一個現象，就如同幼兒幾時可以站立、幾時開始學步一般。沃爾（Wall）的一項實證統計研究裡顯示，只有 1% 的三歲幼童，其繪畫中出現基底線；大部分六歲的幼兒都有基底線的概念，而有 96% 的八歲兒童，其繪畫中包含了基底線。布里登（Brittain）將此實驗擴大為讓一千名孩童畫「吃東西」，研究結果的百分比數和沃爾的結論十分相近（Brittain, 1985）。這個發現與智慧的發展在所有人口常態分配下的結論十分類似，印證了繪畫表現與智慧的發展間有相當密切的關係。因此，兒童的畫作中是否有基底線出現，可為判斷兒童是否達到六～七歲心理年齡的必要條件之一。畫面上的基底線暗示著孩子與其周遭環境的關係，這條線不只是承載所有物體的地面，也可以是一層樓面、一條街道、一座山（基底線變形成一條彎曲的線），或孩子所站立的任何地方（圖 4-8）。這條線也可能代表旅遊前進的路線，就像畫地圖一樣，一個個地點沿著線條排列著。Siegel 等學者讓一群孩子到一個模型小鎮旅遊，而後請他們憑記憶建構這個小鎮。此研究的結論是：孩子對空間的了解，取決於在探索過程中，知覺和動作機能的作用（Siegel, Herman, Allen, & Kirasic, 1979）。

在心靈成長上，基底線的出現或也意謂著自我將周遭環境納入意識的範圍，畫者能以較遠的心距去看待所欲描寫的物體，而在觀看的歷程中，覺察到了地面、海面以及桌面等物體的上方。頭頂上的天空，則自然而然地以對比於紙下方基底線的方式，將紙上方的邊界當成天空（圖 4-5）、畫一條雲線（圖 4-4）或畫由一朵朵雲所組成的天空（圖 4-6），和一個太陽（前樣式化期幼兒的畫面則可能出現一個以上的太陽）整齊地排列而成的一條「天空線」。在此，孩子的世界觀以隱喻的方式被涵容在一張紙的空間中。

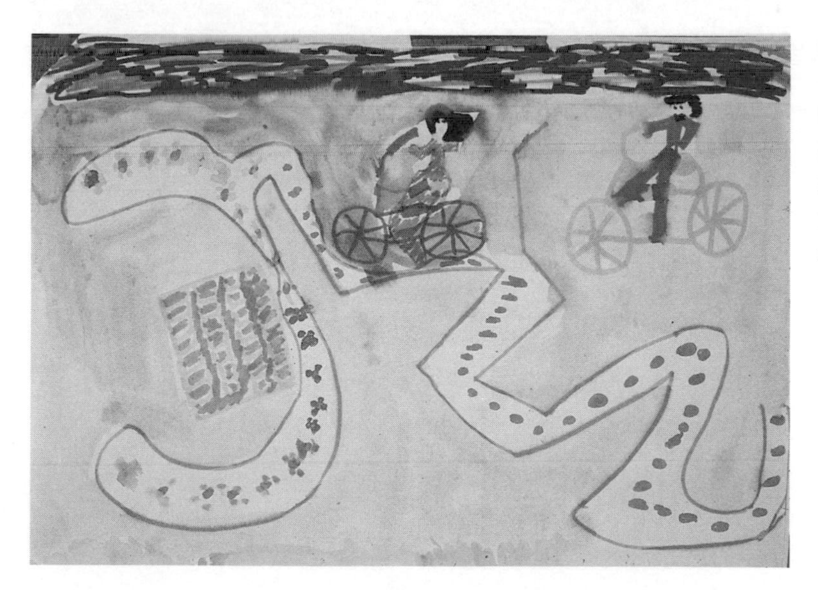

圖 4-8　女，九歲，27×39 公分，自由畫

圖中彎曲的小路與作者自身的運動經驗有密切的關係，圖左方立於路旁的建築物沿著路面的基底線呈橫擺的狀態，顯示此圖的空間表現法為作者主觀經驗的再現。

在一些原住民文化的藝術品中，我們不難發現，基底線常是表現動作的一種呈現方式。這意謂著線條的緣起，與沿著一條路線前進的動作經驗有關。因此，塗鴉期的幼兒常邊塗邊發出一些模仿物體移動時所發出的聲響，如咻咻（射紙飛機）等，而藝術學院舞蹈系學生的即興編舞考題，也很可能只是一繪有線條圖樣的紙張。在一些古文化的繪畫中，如古埃及墓穴所發現的壁飾（圖 4-9）、古希臘陶罐之黑人物繪畫（black-figure painting）（圖 4-10），和中國武梁祠之石刻（圖 4-11）等，都用基底線的方式呈現。這些繪畫大都藉由符號象徵來描

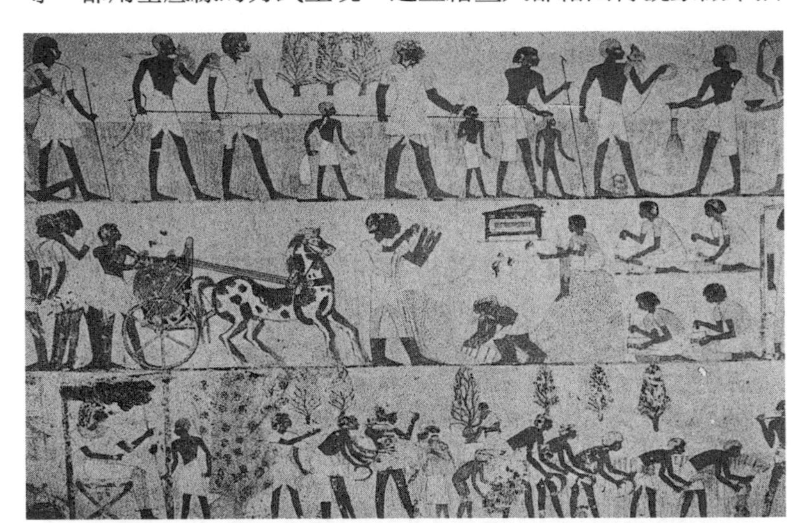

圖 4-9　埃及壁畫「收成景象」西元前 1400 年，埃及南部底比斯
人物有秩序地排列於基底線上，作者以時間＋空間的表現形式來描述收成時的景象。

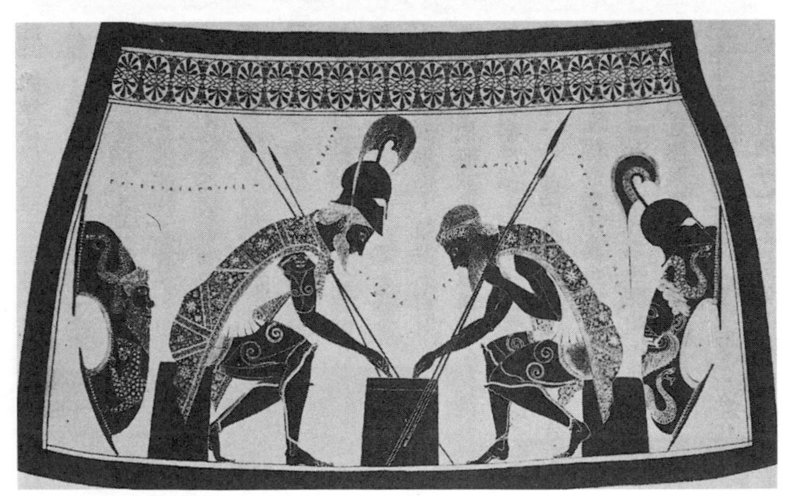

圖 4-10　古希臘黑人物繪畫「埃加士（Ajax）與艾契列士（Achillies）下棋」，西元前 550 ～ 525 年
繪於陶罐上的人物畫，人體皆為黑色，人與物均植基於同一基底線上。

述某一件史蹟。假若兒童美術具有強烈的溝通功能（如描述事件），則將物體有次序地（依時間發生的順序）前後排列，應是一種合情合理的表達形式。亦即當幼兒的畫中出現基底線時，他亦初次能了解到時間的不可逆性，在用詞上，可以分辨昨天、今天、明天、後天等的區別，而不致混淆。

除非像是馬戲團裡的小丑走鋼索（圖 4-12），否則在自然界中少有人或物真正地站在一條線上。當孩子被問及畫面上的那條線代表什麼時，他們大都會毫不考慮地說那是地面。在基底線和天空線之間的空白，則被孩子認定為「空氣」。在成

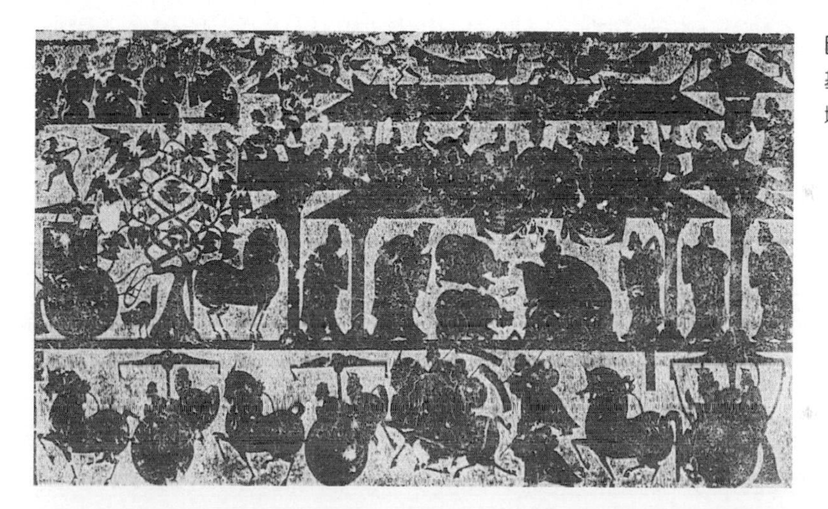

圖 4-11　中國後漢武梁祠石刻拓本
基底線和時間＋空間法的運用，生動地描述了一段歷史故事。

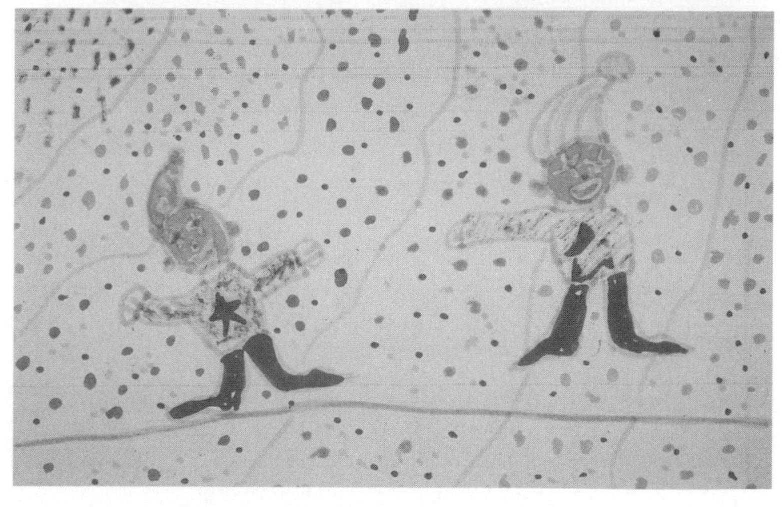

圖4-12　男，九歲，27×39公分，自由畫「馬戲團裡的小丑走鋼索」
運用基底線，自然地表現出馬戲團裡小丑走鋼索時那種緊張、刺激卻又不失愉悅的氣氛。（彩圖第 6 頁）

人的眼中，一望無際的天空在遠處與地面相會（透視、地平線的概念）。事實上，天空是永遠觸摸不到的，地面和天空也不可能會相會，「天空」，充其量也不過是在一深色背景之襯托下，無數空氣分子所累積而成的視覺現象罷了。兒童畫中，「天空線在上、基底線在下，而空氣充斥其間」的概念，事實上與成人繪畫中、「天空與地面相會」的表現法一樣，都是在表現一種視覺上的景象。

如前所言，基底線可能是孩子所站立的任何平面。因此，當兒童畫「我在爬山」時，基底線常轉變成一彎曲的線條（圖 4-13），依此類推，基底線會因地形的起伏而有所變化。受兒童遊戲時爬上爬下的經驗所影響，畫面上所有站著或長在地面上的物體，不管地形如何起伏，都會與基底線成垂直狀態。樣式化期的孩子畫房子或是屋頂上的煙囪，常會與屋頂的基底線垂直，便是同樣心態下的表現方式。

孩子為了想表達自己一些特殊的體驗，若一條基底線無法滿足其表現的需要時，兩條以上的基底線便可能同時出現在一畫面上，比如兒童為了「溝通」的需要，便會將畫面分割，利用連環畫的形式，來敘述某一經驗的過程，此時每個獨立的空間各有其基底線，它們可能均代表不同的地點（圖 4-14，請參考 p. 136 的「時間和空間的再現法」）。

綜合上述幾段有關基底線的描述，筆者以為就認知發展與心靈成長的觀點而言，「基底線」實際上包含了四個意義。第一，它代表了身體動作的感覺經驗，線條運作的方向也是身體動作進行的方向。雖然如同塗鴉期之線條緣起於身體動作的經驗般，在經歷一段與地面互動頻繁、人注定必有的走路、踩踏、跑跳經驗後，由於身體我與地面的高張力經驗被充分地覺察，而意識到了「地下」、「下面」、「地面」的存在，相對位於一張紙的下邊，或以紙邊來代表這個踩在腳下的地面。第二，它代表了一種較客觀的視覺現象，是主體與所欲描繪的物

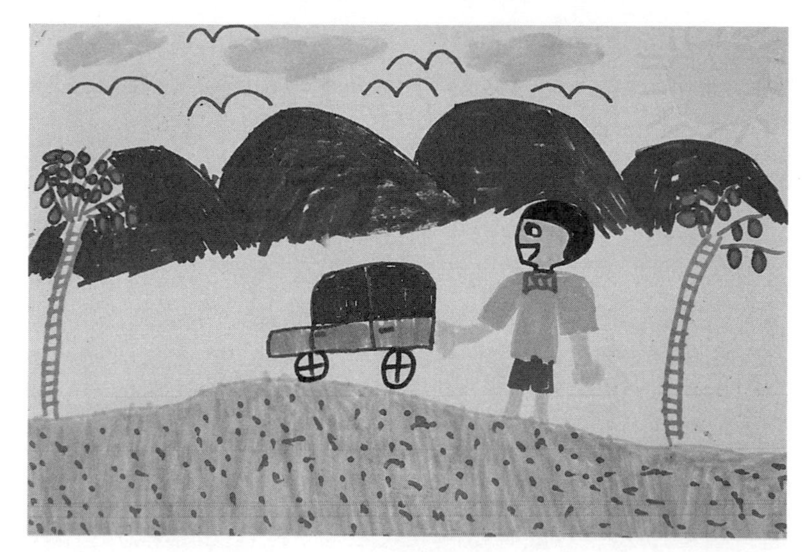

圖 4-13　男，八歲七個月，27×39 公分，自由畫「我在爬山」
基底線在此圖中又具有地形的意義。隨著坡度的變化，基底線轉變成一彎曲的線條。（彩圖第 7 頁）

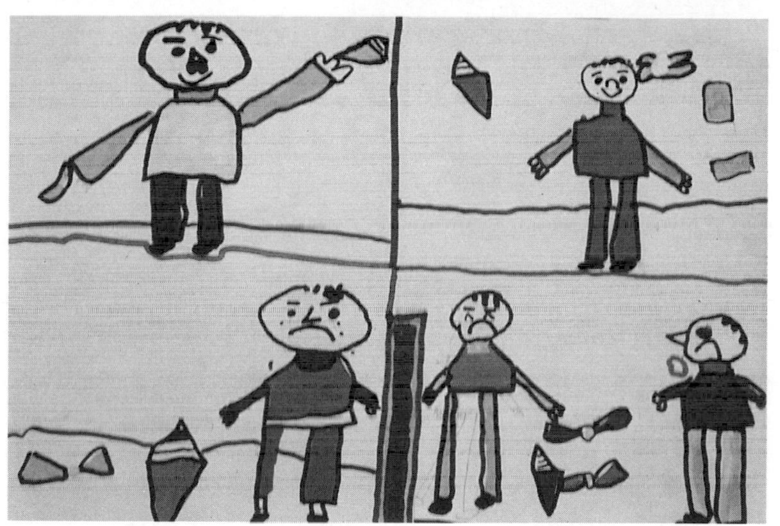

圖 4-14　男，七歲，27×39 公分
這位小男生以分割畫面的方式來陳述他的一個經驗。在此以時間＋空間法來表現的圖畫裡，每一方格中的基底線代表相同或不同空間的基面。（彩圖第 7 頁）

體間有一定的距離，透過觀察後所獲得的知覺概念——平面。第三，它是一透過視覺以及其他感覺的知覺概念經統整後所獲得的更高層級的認知運作。當事人能將個人所經驗到的相關視覺現象加以類化推理，並獲得諸如所有的物體都落實在平面的「地心引力」概念。天生全盲的視障者繪畫中亦有基底線的出現，說明了視覺經驗並非繪畫表現的唯一因素，「概念形成」所涉及的感覺動作經驗都是美術教材教法的探討重點。最後，由畫一條基底線所形成的動作歷程來看，此線之呈現或也暗示著時間的順序性。兒童逐漸了解過去、現在和未來，以及大前天、前天、昨天、今天、明天、後天、大後天的時間意義和不可逆性。

一般而言，基底線或以紙邊或另畫一條線當作基線，但當基底線到紙邊形成一個明顯的平面時（圖 4-14），則暗示孩子的空間概念至少有八～九歲的發展水準了。雖然我們偶爾會發現兒童用一些較抽象性的線條來暗示空間的深度，但一般而言，此發展期的孩子，直到八歲左右才逐漸意識且從嘗試錯誤中去學會運用到三度空間的表現方法，諸如房子、桌子等物體。圖 4-15 為一八歲男童的「全家福」創作，圖左方的作者坐在矮凳上，拿著玩具槍對著正放了一個臭屁的妹妹，口中還唸唸有詞「氣」。紙右上方則是因兄妹爭吵而出現的父親，口中一邊罵人、一邊唸著「臭死了」。作者的母親為護理人員，因在醫院值班而未出現在這張畫的場景中。這位認知發展優異的孩子在畫中運用了多重的空間表現形式以及 3D 的技巧來建構家中的客廳。然而客廳矮桌的透視卻顯然非常不合常理。看似下窄上寬矮桌的梯形畫法，或強化了父親與妹妹結盟，而自己被孤立的主觀事實。在到能一致地以一點透視的觀點來描寫物體的過渡期，孩子畫中的物體空間常有類似「串燒」的表現方法，如圖 4-16 中人物的手臂，以及樹身與地平面的描寫。

除了上述基底線和天空線的運用之外，為了表達樣式化期孩子一日千里的認知成長和對事物豐富的感受，許多不同的、主觀的空間表現方式，筆者稱之為「空間的變奏形式」，也應運而生。下列的每個空間變奏形式，均有其特別的成因，欲深入探索兒童的內心世界，不得不察。

2. 展開法（或稱為摺疊法）

展開法為較主觀的空間表現形式之一，其特徵是畫中的

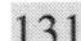

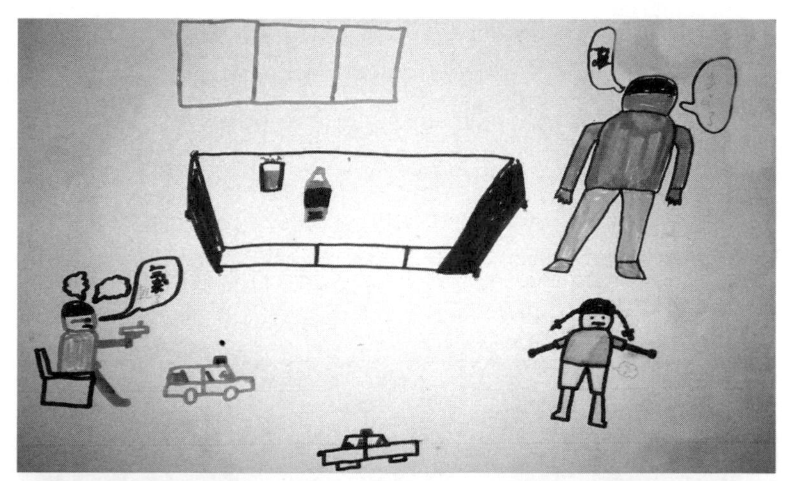

圖 4-15　男，八歲，「全家福」

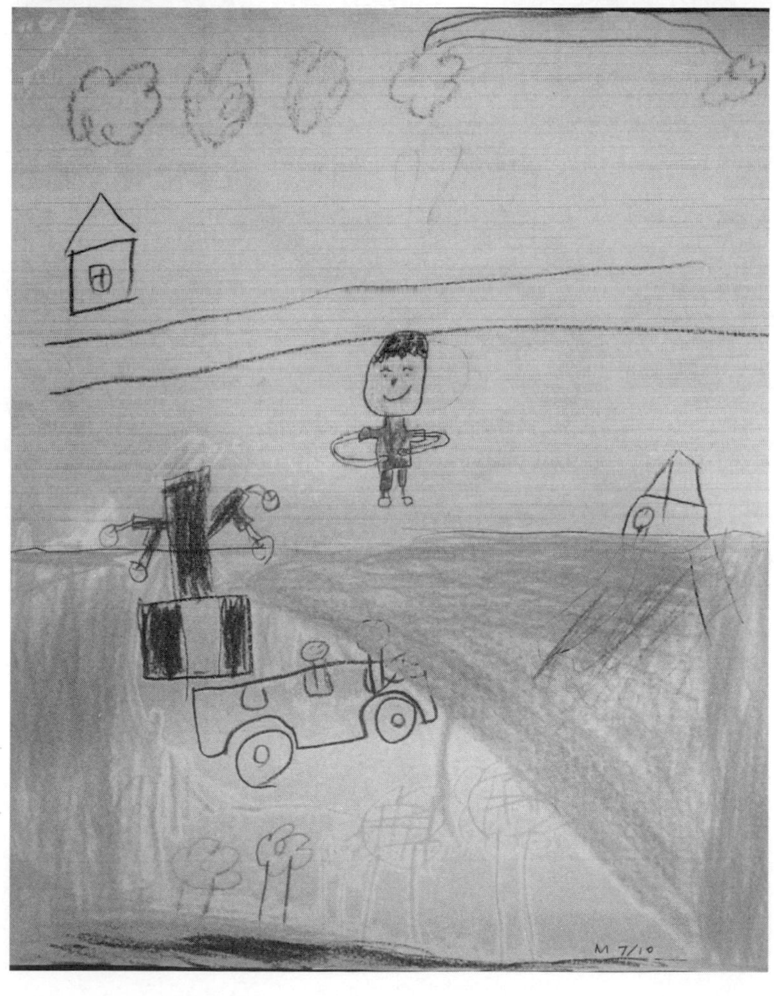

圖 4-16　男，七歲十個月，自由畫
畫面中多條基底線與固有色的運用，顯示本圖為樣式化期的作品，而人物手臂以及樹身與草地間類似「串燒」的描寫，則為進展到下一階段，以「一點透視法」來描寫情境的過渡。（彩圖第 7 頁）

人物或事物常會上下顛倒（用摺疊的方式形成，其中心好似有一條隱形的摺線），或物體自紙張的四周向此中心靠攏（圖4-17、4-18）。此種表現形式暗示孩子對其周遭環境的極度興趣，四周的人、事、物對他而言，均是那麼地重要，因此只有利用此種表現法才能完整地呈現其經驗和感受。無庸置疑地，孩子本人經常是此類兒童畫中的主人翁。此種表現法為樣式化

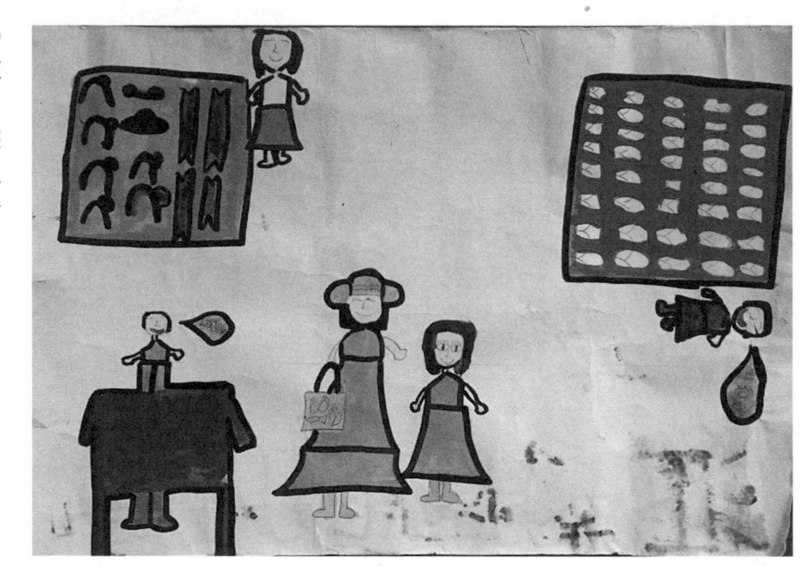

圖4-17　女，八歲三個月，27×39公分，自由畫「和媽媽一起逛夜市」

作者以「展開法」來傳達她對此一經驗的特殊情感。為了表示左下方的人物立於桌子的後方（重疊法），作者不自覺地將他的雙腿加長。

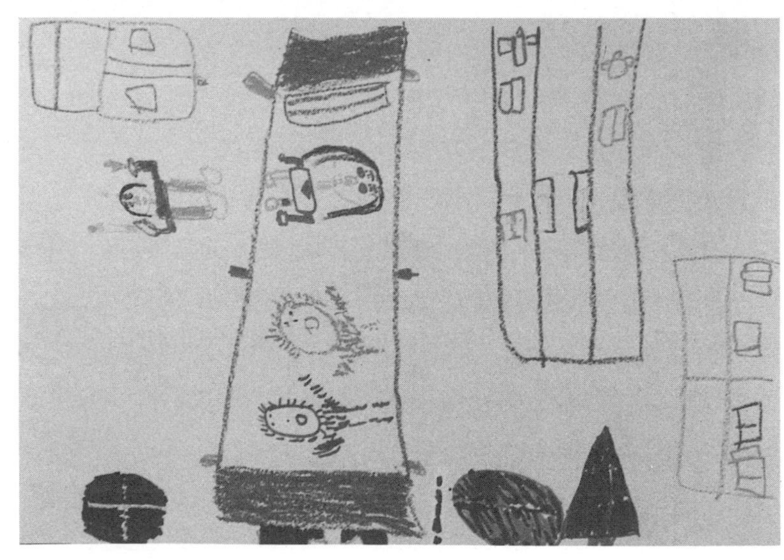

圖4-18　女，七歲，27×39公分，「當我生病的時候」

作者描寫自己病懨懨地躺在床上（有兩個布娃娃相伴），其母正進房來給她餵藥的情景。以「展開法」呈現的兒童畫通常有其十分獨特的邏輯關係，表現兒童天真、忠於自己情感的一面。

期兒童的專利之一，極少在其他發展階段的兒童畫中出現。

3. X光透視法

X光透視法亦是兒童常用到的一種有趣而非視覺表現的方式。在圖畫中，兒童表現了不可能同時觀察到的視點。在創作的歷程中，兒童完全忽略掉不可能同時觀察到物體的內部和外部的事實。為了突顯其對物體內部的特殊認知或情感，兒童描繪了物體內部的結構和細節，同時不忘卻物體的外形，因此，該物體便以「透明」的方式呈現（圖 4-19、4-20）。

兒童在繪畫活動中的表現反映出其對感情的重視超越了現實的視覺現象。這對藝術教育和藝術治療而言是非常重要的，因為兒童的繪畫明顯地告訴我們什麼是其思想的重心，讓我們得以進入其內心世界而加以開導。X光透視法是孩子在一種「情不自禁」（無法割捨其與人或物部分的情感和認知）的情況下，所採用的空間形式。故一般而言，兒童在前樣式化期即有以此種方法來表現的能力，是屬於較原始的否認（denial）防衛機制的運用，而此種空間表現的語言，若非有特定的繪畫

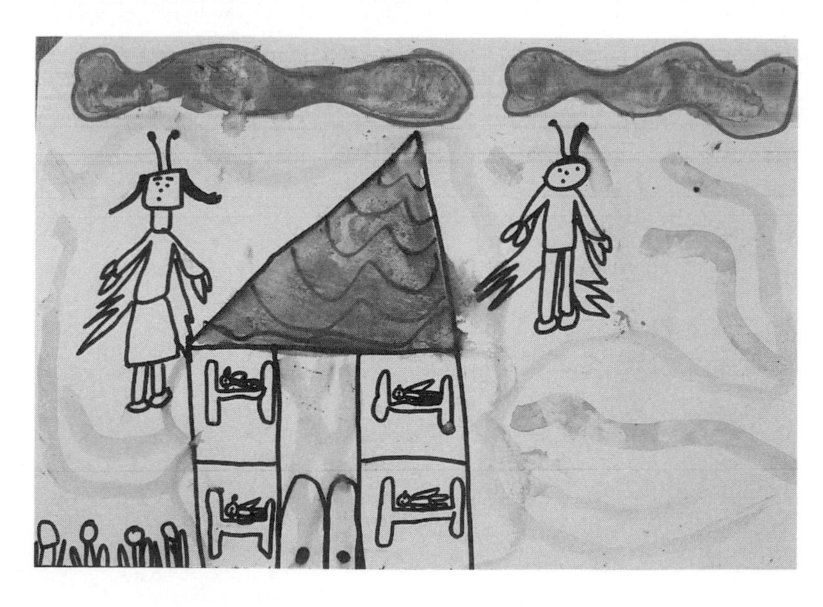

圖 4-19　男，八歲八個月，27×39公分，音感作畫

房子內部以透明的方式畫出，以顯示夜深人靜熟睡的人們。

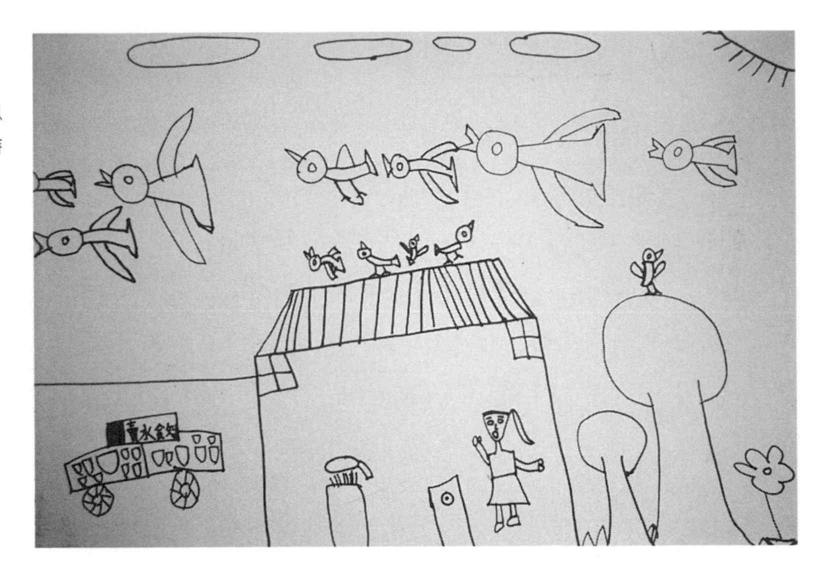

圖4-20 女，八歲，27×39公分，自由畫

畫面中的房子以透明的方式繪出，以表現作者本人在屋內的情景，為同時呈現屋裡和屋外景物的一幅圖畫。

主題，否則極少出現在心齡九歲以上兒童的畫作中。畫面中透明的部分，通常具有強烈的感情成分，圖 4-19 是一位八歲八個月的小男孩的聽音樂作畫，圖畫內容為夜深人靜時，兩個長著翅膀的小天使在空中飛舞。為了表現屋裡人們都已經熟睡了，所以房子以透明的方式繪出，觀者可以清晰地看到在四張床上平躺的人們。此圖為聽音樂（Borodin 的小夜曲）自由聯想作畫，作者本人未必與圖中的房子有任何的感情關係，透明的房子表達了作者的創作理念：小天使出現的時候，是在深夜人們熟睡時；只有畫出熟睡的人們，配合屋外捲曲的雲和氣流，才能將該夜曲蕭瑟、浪漫的氣氛表達出來。

4. 鳥瞰法

為了在同一空間內同時呈現多樣物體，兒童可能採用「鳥瞰法」，以表達整個場景的氣氛。用此空間表現法作畫時，作者會變得較為客觀，與物體間的心理距離較遠，並可能嘗試以「描述」的方法記錄每個人或物的位置和造形（圖 4-21、4-22）。一般而言，在此時期的兒童常將鳥瞰法與其他的空間表現法一同使用，當然，物體在畫面中所呈現的那一面，通常

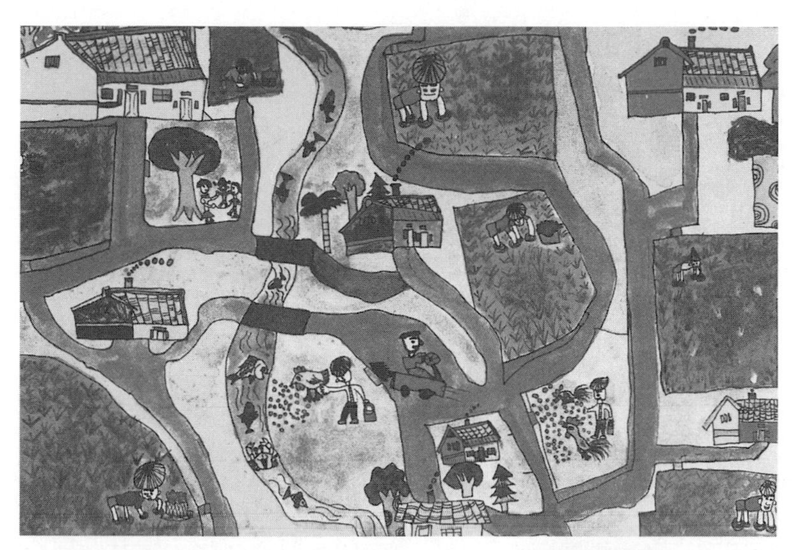

圖4-21　女，八歲，27×39公分，「走在鄉間小路上」
引自《行政院農業委員會，台灣省農會編印，休閒農業徵文徵畫選集》。此圖作者以鳥瞰的方式一目了然地表現了整個鄉間的情景。

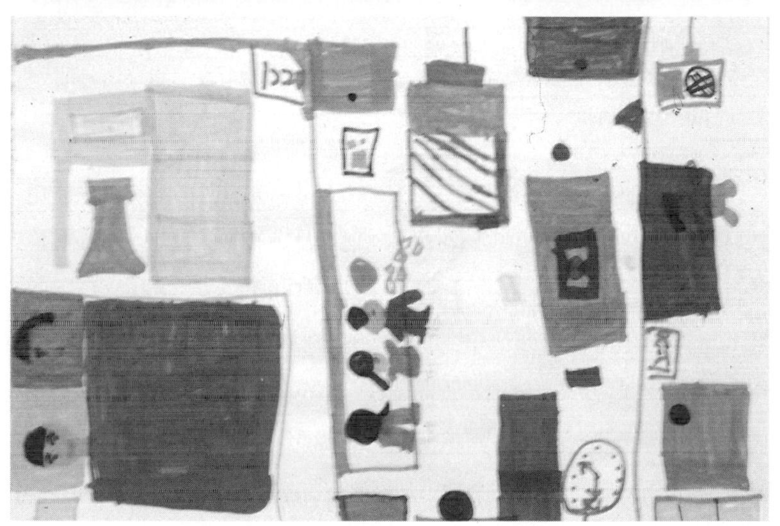

圖4-22　男，九歲，27×39公分，「全家福」
作者主要以鳥瞰法的方式來呈現他與其他家人的關係。父母的房間，尤其是以鳥瞰法所呈現的大床，顯然在此圖（或在其心目中）占有極重要的地位。（彩圖第7頁）

是該物體最具特色或作者最關心、最具情感關係的那個面。在圖 4-22 中，作者以鳥瞰法及以基底線概念為基礎而衍生出來的多重視點呈現方式，來表現其全家福。圖畫中的隔間、家具的陳設與布置等，據作者的家長所言，與現實中的家極為一致，只是某些物體的比例，因其主觀價值判斷之引導，而顯得較為誇張。圖中作者父母的床，因父母正在睡午覺，而用「鳥瞰法」的觀點呈現。父母的房間顯然是本張圖畫的重點，尤其是那張誇大的床及床上的人物。房間內的梳妝檯與冰箱等家具所呈現的面，暗示本圖作者可能對梳妝檯每個抽屜及冰箱內的裝置物有濃厚興趣。作者本人與其弟妹則端坐在客廳的沙發上（鳥瞰法）。

值得注意的是作者所處的位置正是在父母房間門外，他也是距離父母最近的一位孩子。由本張圖的空間表現方式，我們讀出了這個孩子對父母在房間內做什麼的好奇心。兒童畫的內容取材和表現形式，其實是其主觀經驗最誠實的呈現，或者是表現出對某些物體在常態下的概念和印象。如圖 4-22 中，以正面法則描寫，似乎是平躺在地板上的時鐘。從這些有創意的表現中，敏感細膩的家長或指導者將不難發現孩子與其周遭人或物的關係。

5. 時間和空間的再現法

所謂「時間和空間的再現法」，與俗稱的「連環畫」的形式極為類似，即是在一張圖畫中，表現事物在不同時空中的一些印象。此法呈現出孩子已具反思自己與他人心理狀態的「心智化」（mentalization）能力——意識到特定議題的重要性，以較客觀的心距去審視這個議題在自我內在時空的經歷，透過再次呈現和經驗這個心繫的議題，以獲得心靈的平衡。平面繪畫基本上是一種空間藝術，但此種空間表現法，卻強調時間過程之重要，表現了事件發生之歷程。在某段特定的空間裡，可以表現極多的東西，使畫和文字一樣具有可讀性，不再只是象徵。不論中外，此種時間和空間的再現法，均曾被廣為應用於繪畫創作中，如「雅各與天使的扭鬥」（圖 4-23）。

兒童利用此法作畫的動機之一，即是想說一則故事。如前所述，圖 4-14 為一位七歲男孩的圖畫，雖然其色彩的概念未臻成熟，但從其人物造形及空間表現的形式，可以看出此男孩已進入樣式化期。這位小畫家將圖畫均分為四個部分，內容描述他在玩陀螺，不小心弄壞了家中陳設的器具，而挨母親責罵的歷程。

筆者的一位個案，在每週一次、每次一小時、為期十二週的第八次治療過程中，創作了一張極具意義的圖畫。這位原對父親心懷恨意的單親兒童（當時五歲又十一個月大）在答覆「什麼活動是男生較喜歡參與的？」這個問題時，利用時間和空間的再現法，畫出了「與父親一起踢足球」一圖（圖4-24）。圖右下方是父親帶他到住家附近的小公園玩，中間下方是描繪他正在草坪上自由自在地踢足球，左下方則是父親先

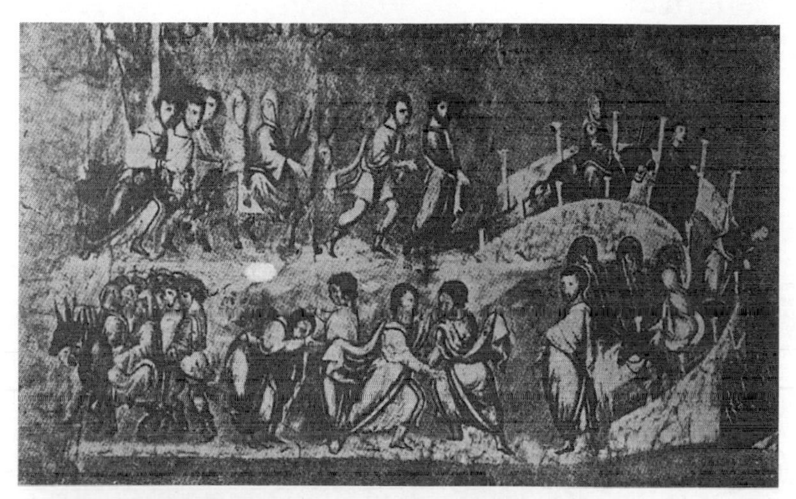

圖 4-23　「雅各與天使的扭鬥」
取自西元六世紀初「維也納古抄本」，現存維也納國立圖書館。整幅作品本身並不只在講單一的事件，而是以U形的構圖方式來描述事件的過程。畫中人物的行進，其實也就是時間的行進，此種時間和空間的再現法使畫和文字一樣具有可讀性，而不再只是象徵。

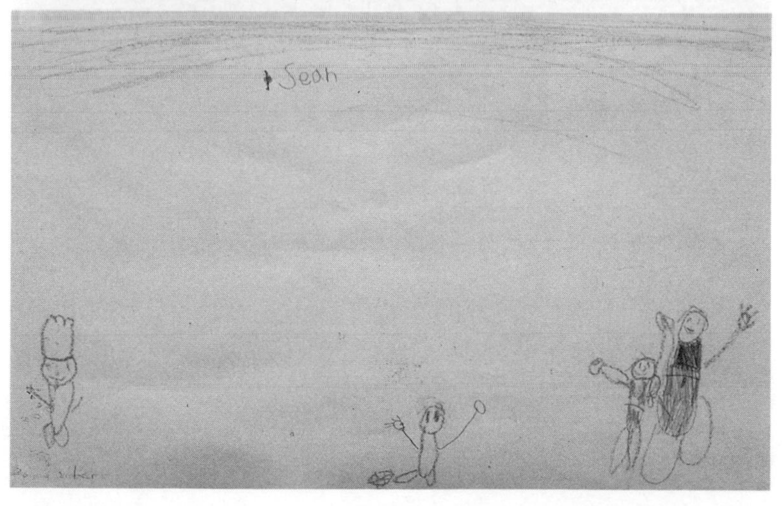

圖 4-24　男，五歲十一個月，27×39 公分，「與父親一起踢足球」
作者對其父親的思念經由時間和空間的再現而獲得心靈上的補償。

回家作飯而後站在門口等待他歸來。這位男孩的父母在其三歲時仳離，男孩歸母親撫養，在父母離婚之後只見過父親兩次。此畫不論是真實事件的再現或是想像畫，都暗示了這位男孩對父親觀念的改變。男孩對父親的思念藉由此時間和空間的再現而獲得補償。這位平常一直逃避論及父親的孩子，在此畫中享受了和父親一起度過一整天的快樂時光。在作畫的片刻（只有五分鐘即完成），男孩對父親的印象突然變得清晰起來，筆者也得以由此圖中獲知案主的生父職業為廚師。

(三) 用色

在此樣式化時期，兒童會自然地發現到，色彩與物體之間似乎存在著某種關係。繪畫用色的方式不再是隨機的，或者是依情感設色。兒童在此階段能比較客觀地描繪他的環境，不管是在造形、空間表現和用色方面，都發展出一些明確的邏輯概念。誠如樣式化的人在此時期一直反覆地出現，孩子也會用一些固定的色彩來描繪某些特定的物體，以表現出物體在最永恆的狀態下所呈現的色彩（圖 4-25）。

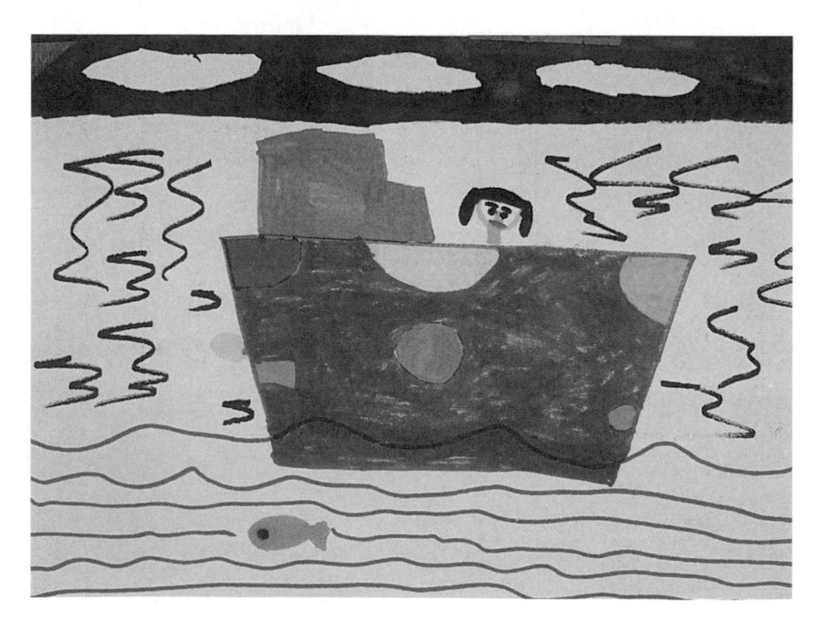

圖 4-25 女，九歲一個月，27×39 公分

孩子以固有色的概念來表現出物體在最永恆的狀態下所呈現的色彩，圖中的海在黑夜中仍是一樣地藍。（彩圖第 8 頁）

物體「固有色」的建立和其經常不斷地被使用，可以說是兒童思考過程的一部分。此時期孩子的歸納、分析及類化等能力已逐漸增強。對一些視覺現象較為敏銳的成人而言，自然界的景象或物體（如山、海、天空等）可能會因時間或氣候而有色彩上的變化。但對此時期的兒童而言，草地是綠色的、天空是藍色的、幾乎每樣物體都「應該」有自己的色彩，是經過一段時間的探索之後所發現的真理。孩子樂於將他所發現的邏輯關係與他人的分享，也從真誠的實踐中，與外界環境建立起更具體的關係。

雖然大部分的兒童對一般性的物體賦予相同的色彩（如綠草、藍天、黑髮等），每位孩子都有其獨特的「固有色」概念。個人色彩樣式之形式與視覺現象，和個人對色彩之情感有關。通常個人與物體或景象之第一次有意義的接觸心得，決定該物體的色彩樣式，這個色彩樣式將會固執地反覆出現，除非受另一個有意義的經驗影響才會改變，否則這個物體的設色方式要到下一發展期才可能有些變化。

筆者以大台北地區約 1600 位四～九歲的兒童為研究對象，調查其畫中固有色概念發展的研究顯示，男童在七歲四個月、女童在六歲十一個月左右，能將畫面中的人物、天空、太陽及樹木以固有色來呈現（陸雅青，1998a，1998b）。此一研究證實羅溫費爾德兒童繪畫發展理論中樣式化階段劃分的適切性，與另一個兒童畫的調查研究結果相似（Deaver, 2009）。固有色概念的發展，亦如同兒童其他的發展般，在人口結構中呈現常態分配的現象。

色彩樣式之建立，除了個別性的因素之外，文化、特殊群體的生活方式，亦影響此階段孩童的用色概念。比如西方社會常用藍色和粉紅色來象徵男、女生性別的文化現象，隨著地球村的發展，已落實在許多國家兒童的日用品、玩具、服裝等選擇上。這些象徵性別的色彩暗示著其特有文化對此兩種不同性別之子民的期待。事實上，每個文化或家庭對男、女孩的管教方式和期待都不甚相同，而這些價值觀都會影響樣式化階段孩童的繪畫表現。此時期的孩子畫男生，通常穿著藍色（或其他寒色系或中性色系）的衣褲，而畫女生則穿著粉紅色或暖色系的衣裙。幾十年前在我們這個文化中少有孩子畫男生穿著裙子的，除非他受畫題的限制或有特殊的心理因素。但在蘇格蘭地區的孩童畫男人穿裙子則被認為是天經地義的事。

在此概念形成的時期，孩子的繪畫表現反映出其對文化、家庭教育的認同。除了嬰幼兒的用品、媒體將色彩作為對不同性別的傳播考慮選項，父母在購物時亦會慎重地以孩子的性別作為物品色彩的選擇向度，幼兒在耳濡目染之下，亦會將性別與特定的色彩連結在一起，而在七歲左右，形成一種普遍存在的色彩樣式概念。圖 4-26 和圖 4-27 均為八歲孩子的作品，在這兩張圖畫中，我們可以觀察到他們對天空、草地、樹木、人的頭髮和膚色，均有相似的色彩樣式。在人物的穿著上，兩位小朋友都有男孩穿褲裝、女孩著裙裝的嚴格樣式概念，至於在衣服的造形上，我們則可以清楚地辨別其不同的樣式。但可預見的，隨著社會的日漸開放，此時期色彩樣式或也不再像幾十年前那麼僵化。

成人若批評此階段孩子繪圖的用色，或者強行灌輸色彩學的概念，往往會打擊孩童的自信，令孩子對長久以來所發展出來的價值觀念產生懷疑，徒增不必要的困擾。當流質性的彩料混色的一剎那，對較小的幼兒或較大的孩子和成人而言，常是種意外的驚喜，但對樣式化時期的孩童而言，卻可能代表一種「失誤」，是令人沮喪的，我們不難從其圖畫裡刻板而嚴格的色彩樣式運用中發現此點。媒材的使用，旨在讓孩子從自然的經驗中，發展其更有彈性的樣式，增強其抽象思考的能力。

小學三年級的美術老師，若讓孩子們使用水彩或廣告顏料來作配色／調色的練習，將會發現孩子很享受上美勞課的時

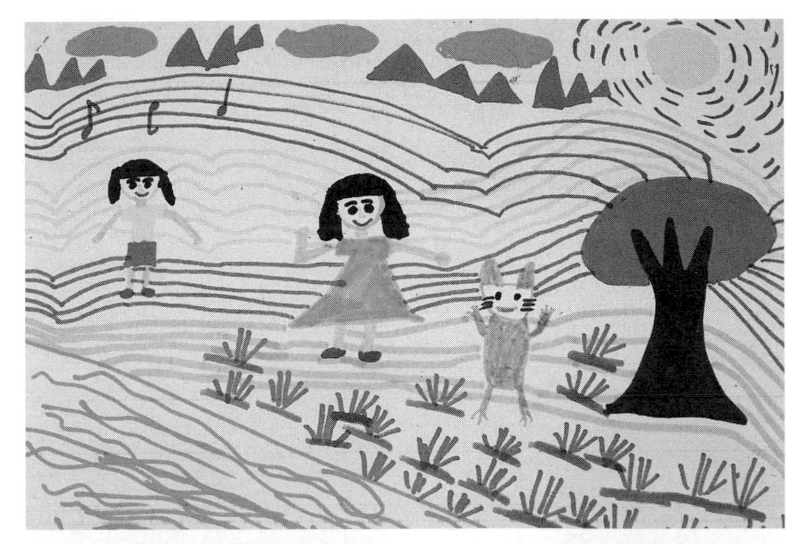

圖 4-26　女，八歲十個月，27×39 公分，音感作畫

此圖的人物及其他物體的造形，雖仍有強烈的「樣式化」特質，但作者在此圖中所表現出來的空間觀，顯然已具「黨群期」的水準了。（彩圖第 8 頁）

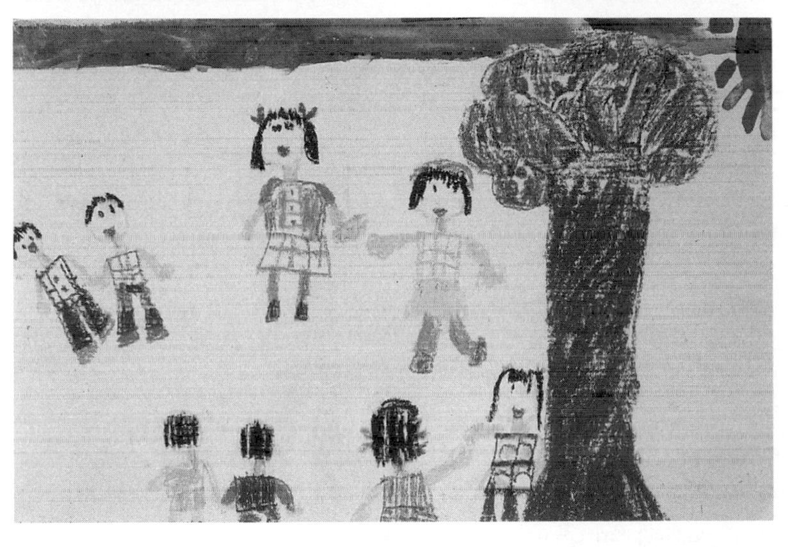

圖 4-27　女，八歲二個月，27×39 公分，自由畫

畫面上的人物雖都十分相似，但卻也呈現出作者個人對人特殊的認知與情感。「男褲女裙」顯然是本圖作者所嚴格遵守的信念。（彩圖第 8 頁）

光。有計畫、有秩序地教導孩子水和彩料的比例、如何平塗色彩等基本使用技法，然後再讓孩童自由地去混色，能避免因技巧生疏所帶來的挫折感。讓他們去比較自己所調配出來的色彩，進而再有意地運用於創作表現，比老師直接教導他們用紅色配藍色可調出紫色，或者黃色配紅色可調出橙色有意義多了。讓孩子擁有「發現」的權利，享受「發明」和「創作」的喜悅是美勞教學的特色。孩子將會從嘗試錯誤中學習成長，從不斷地發現中獲得創造的喜悅，從全然的控制顏料並使其再現中獲得心靈的滿足。

三、樣式變化的意義

假若樣式為兒童對周遭的人或物所發展形成且反覆驗證的一個概念，則每個樣式的變化都具有一些特殊的意義。雖然這些基本的樣式變化少，但我們通常會發現該樣式的某一部分或細節改變了。促成這些變化的方式有三：其一，為誇大重要的部位；其二，為否定或省略一些不重要的或被壓抑的部分；其三，由於新獲得的特殊經驗使然，孩子改變了有意義部位的象徵符號。一般而言，孩子在作畫時不會意識到這些誇張或變形的取向，相反地，他們覺得自己所創造出來的形體，不論造形或大小比例，都是最真實的。至於這些變形現象的緣起，則可能與兒童自身的組織經驗，如對身體或部分肌肉的感覺，以及對某一部位的特殊情感有關（Lowenfeld & Brittain, 1987）。

圖 4-28 是一位七歲小女孩的自畫像。這位小女孩的個性活潑、開朗，做事積極，十分具有領導才能。我們可從其自畫像中，看出其豐富的人物樣式。圖 4-29 是同一位小女孩在參加其生平第一次音樂演奏會之後的自畫像。圖畫中的主人翁一手持小提琴，一手拿「貴賓卡」，正在著急地趕往演奏會的會場。整張圖畫的表現手法極為誇張，畫中人物因為緊張焦慮而急得汗流浹背，孩子特別意識到鼻子至上唇，「人中」部位的皮膚是濕的，雙手也因即將面臨的演奏而明顯地增大。為了強調演奏會當天她穿了一套美麗的新衣，也為了能描繪出衣服上的卡通圖案，這位小女孩改變了她平常畫人的樣式（圖 4-28、4-29 的作者為同一人），而將畫中人物的身軀加長，如此一來，人物的雙腿也就自然而然地變短了。

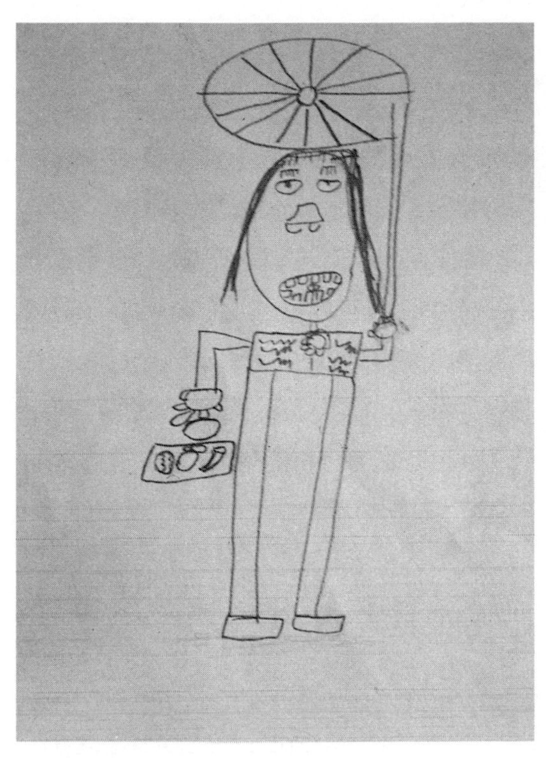

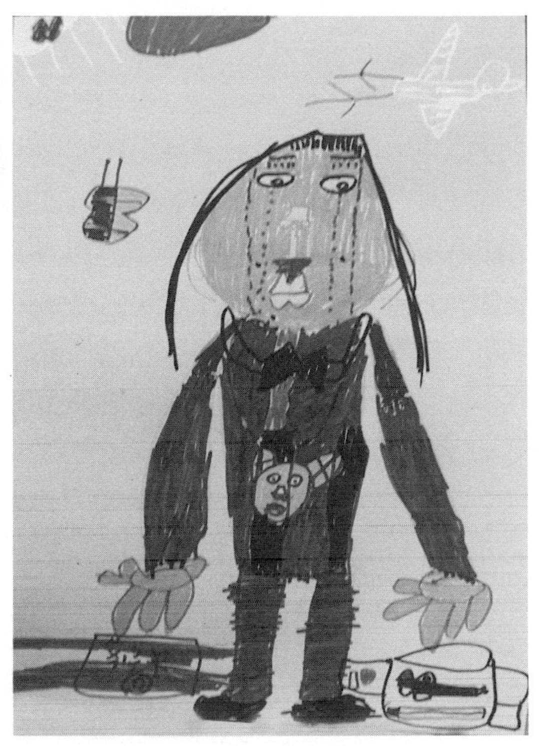

圖 4-28 ｜圖 4-29

圖 4-28　女，七歲二個月，18.5×27 公分，畫人測驗

此人物的樣式十分豐富，反映出此圖作者積極、開朗和活潑的人格特質。

圖 4-29　女，七歲二個月，39×54 公分，自畫像

一個有意義的經驗改變了當事人的人物樣式。（彩圖第 9 頁）

圖 4-30 為一位年近七歲的小朋友所畫的「全家福」。我們可以觀察到這位小朋友的繪畫發展已進入樣式化時期，而其人物的樣式十分具表現性。在這幅全家福畫中，作者將其本人畫在父母親的中間。右邊的母親，勾勒得十分仔細，是著手畫的第一位人物，可以感覺到作者對母親的依戀。作者本人及其父親的造形十分類似，表現出作者對父親「性別」角色的認同。對作者而言，具有一雙粗大的腳的男生樣式，與穿上包鞋的女生樣式是不能混為一談的（作者與父親在家並不穿拖鞋，母親在家則穿拖鞋；再則，作者的活潑好動，與其雙腳有絕對的關係，也影響了其人物的樣式）。

當這位小朋友畫完此圖時，筆者要求他仔細地檢查看看，是否有遺漏的地方。位於圖左的父親，很明顯地沒有雙手，而中間小人物的動作，則好像很努力地想分開其雙親。在現實生活中，這位小朋友是令父母頭疼的小霸王：在學校人際關係不

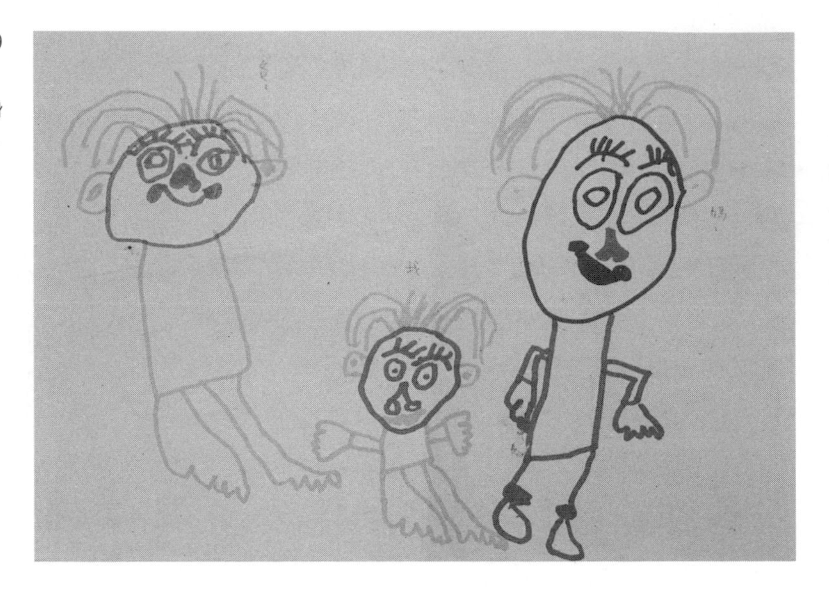

圖 4-30　男，六歲九個月，27×39 公分，「全家福」

孩子所賦予人物的獨特樣式，為其身體經驗對人物的認知與情感的產品。

佳，常與其他小朋友打架，不聽話、說謊、很好動，常弄壞家中的用品，以至於常被父親體罰。這位小朋友常想獨占母親，不允許其父母交談；當全家人在一起看電視時，也必定要坐在其雙親中間，或者要求母親抱他。從這幅全家福畫中，很清楚表現出作者對父親的不滿，以及對其母親過度的依戀（戀母情結在此時期尚未能有效地解決）。在現實情境中，他或許因為個頭小、力量不大，無法全然掌握其環境，但在這張圖畫中，他可以完全地「操縱」畫中人物的一舉一動。畫中父親的雙手因屬「需要壓抑」且具傷害力的部位，故而被「省略」，使作者免除了被責罰的焦慮。

圖 4-31 為一幅 1980 年代一位小學四年級小女孩的聽音樂（節奏輕快的舞曲）聯想畫，圖畫的內容在描寫「山地同胞演唱會」。畫中的原住民身著傳統服裝，正賣力地演唱著。此畫最吸引人的部分，在於其十分獨特的人物樣式，尤其是代表腳的符號。這位小女孩從未參加過類似的演唱會，也無意描寫當時節目「五燈獎」中的歌唱擂台。促使她積極地利用此題材，來表達她新近發現的真理的，是她因溜冰而跌斷腿的經驗。在

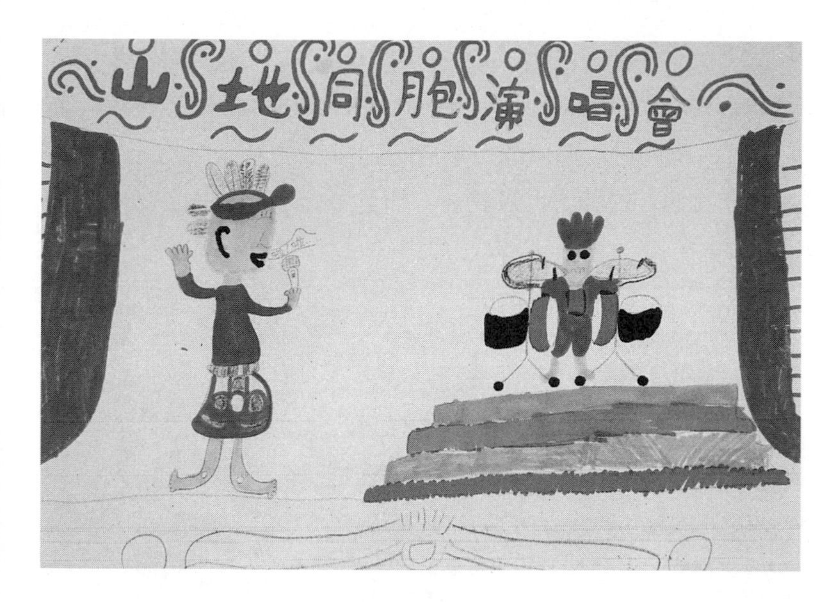

圖 4-31　女，九歲十一個月，27×39 公分，音感作畫「山地同胞演唱會」

一個有意義的經驗，改變了作者平日賦予人腳的符號。新的符號，象徵一個特殊經驗和一絲甜蜜的回憶。（彩圖第 9 頁）

長達一個月的上石膏期間，這位小朋友感受了來自父母、師長和同學前所未有的關懷（每位訪視者在其石膏殼上畫上了祝福、可以不需要上朝會和體育課等），也因為腳部受傷，醫生以模型解說病理，而得以更清楚地認識腳部的骨骼結構。這個有意義的經驗，使她改變了慣用的符號。藉由描寫原住民（赤腳）的題材，這名小朋友合情合理地表達了她那值得懷念的經驗和了不起的發現！

四、樣式化期的繪畫反映七～九歲兒童的一般性發展

擔任普通班級美勞教學的老師都會發現，每個班級不但班風不同，學生間的個別差異性也極大。一個班級內的學生其智力的分布可能從 IQ 70 到 IQ 130 不等（學生智力低於 IQ 70 和高於 IQ 130 者，則屬於特殊教育的範圍），但其心理年齡的分布，以國小三年級的學童為例，卻是從六到十一歲。觀看這一年級學生的兒童畫，我們可從中看出相當程度的個別差

異性；一些繪畫作品看起來就像是小學一年級的學生畫的，而另一些作品可能已經具有小學五年級的繪畫發展程度（圖4-32）。我們可以期待的是那些智力發展較為優越的兒童，其生理及其他一般發展也較快速，而其繪畫表現能力的成長亦較同年齡的孩子早熟。

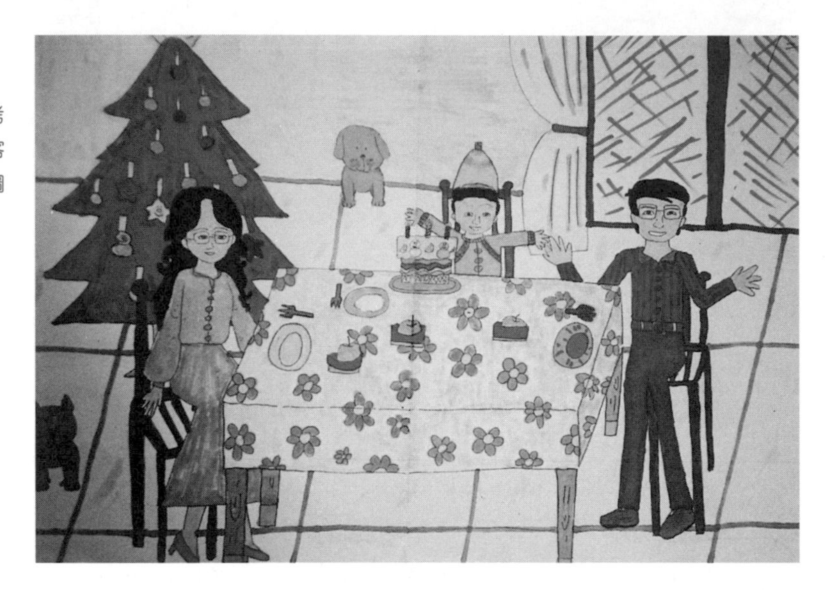

圖4-32　女，九歲，27×39公分，「聖誕快樂」

資優兒童的繪畫顯示其視覺邏輯思考的能力較一般同齡的孩子為佳，能客觀地處理畫面上的空間問題。（彩圖第9頁）

樣式化期孩子的智慧成長，可從其對周遭環境更進一步的了解看出端倪。兒童周遭的事物可以是深具意義，也可能是全然被忽視的。這全都取決於孩童和它（們）的情感關係及對它（們）的認識程度。皮亞傑和殷海德（Inhelder, 1913-1997）相信連續不斷地將外在的因素同化的歷程，是一般發展和概念的轉化所必要的（Piaget & Inhelder, 1971）。孩子的學習和智慧發展有賴於將資訊納入原有系統的能力，亦即是將新、舊資訊融合貫通的能力。這個新的訊息逐漸地內化，而一旦被類化，將提供新的概念和樣式。無論如何，孩童周遭的事物是否對他有意義，有部分的因素取決於其對該事物的概念程度。因此，我們不難發現孩子給經常出現在畫面中的人或物一個特定的符號。圖4-33是一位國小二年級小女孩的自由畫。在此圖中，這

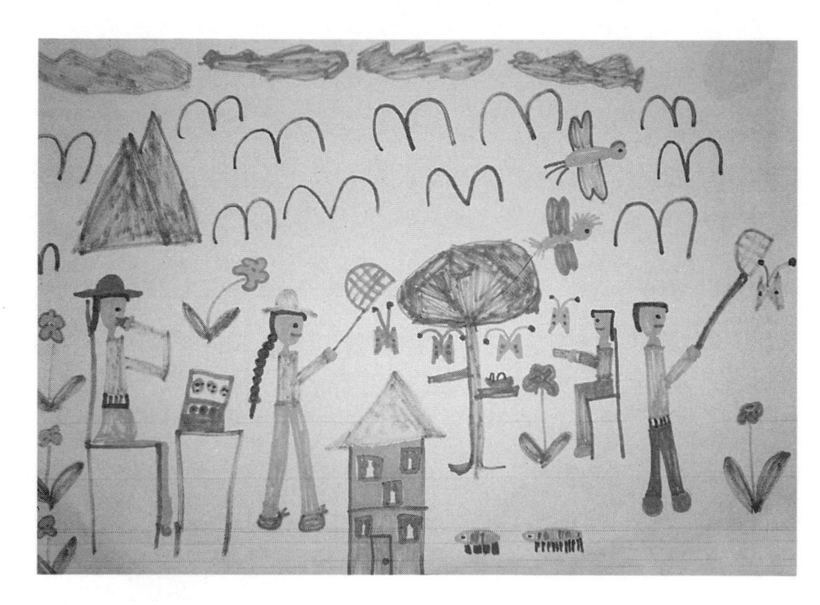

圖4-33　女，八歲，27×39公分，自由畫

樣式一成不變的應用，顯示孩子追求形式反覆以滿足其控制慾望的心態。

位小朋友給予人物、花草、飛鳥和蝴蝶不同的樣式符號。每個人物在此畫中均以側面的形式呈現，除了髮型和賴以表達動作的四肢有些微的變化之外，人物的頭、頸、軀幹、眼和嘴的象徵符號均相同。若我們將這些由幾何圖形構成的各個部位從人物中抽離出來，則這些部分顯然會失去原有的符號意義。

圖 4-34 和圖 4-35 的作者為前一幅兒童畫（圖 4-33）作者的朋友。這位七歲的小女生，原本給予鳥的樣式如圖 4-34 中所看到的一般。這位智力優秀、熱愛繪畫的小女生和那位比她多一歲的朋友一同作畫時，其畫鳥的樣式受到了強烈的影響（請比較圖 4-33 ～ 4-35）。那位八歲女孩所畫的飛鳥，原為一般成人給飛鳥的視覺代號 m，是成人對鳥的視覺印象，通常為對鳥較客觀而遠距離的印象。這位七歲的小朋友模仿了八歲孩子的飛鳥樣式，卻在其上添加了正面鳥頭。這暗示了她認同那位較年長的小孩所畫的是由遠處迎面飛來的小鳥（請比較同一位孩子的兩張圖畫，其所畫的側身時的鳥嘴與正面的鳥嘴符號有明顯的不同），但又因對鳥的情感深厚，心理距離較近，因此不自覺地添加了上鳥首，也拉近了鳥與觀者之間的距

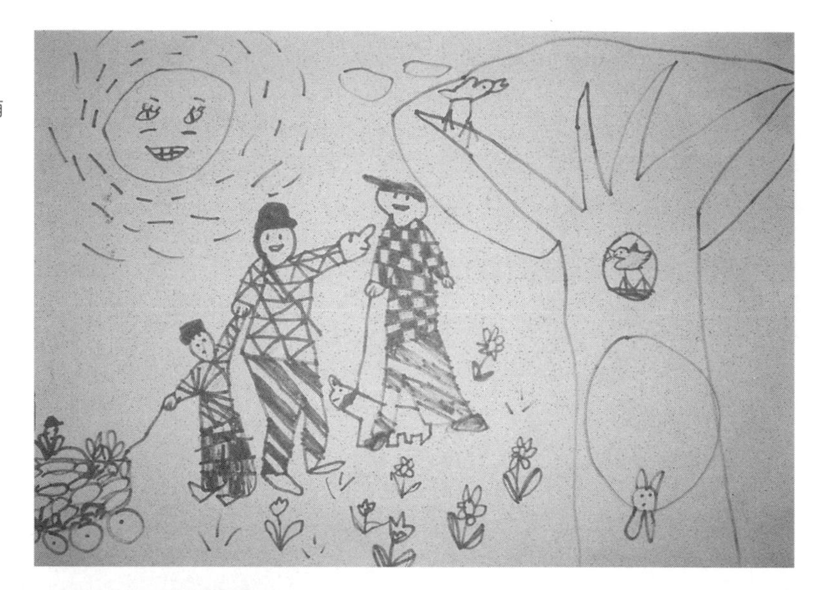

圖4-34 女，七歲，27×39公分，自由畫

畫面中鳥的樣式顯現作者對鳥類懷有極親密的情感。

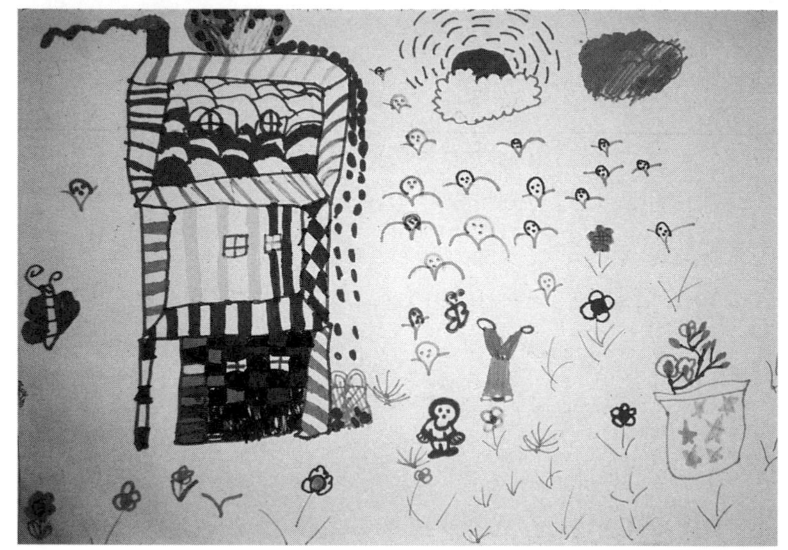

圖4-35 女，七歲，27×39公分，自由畫

同一位小朋友受到同伴的影響而模仿成人畫鳥的符號（圖4-33），但仍加上正面迎來的鳥頭符號。此種折衷的表現方式顯示出作者不能認同其同伴不帶情感地遠視飛鳥。（彩圖第9頁）

離。這位即將滿七歲的小女孩，成功地利用「重疊法」（原為下一階段九～十二歲的繪畫發展程度）將「一間房子後面有一棵樹」的主題表現出來。我們可以看到那一棟裝飾性色彩濃厚的房子，顯然不是一間固定的樣式屋。至於突顯於屋頂上的那一棵蘋果樹則顯示樹身較那棟三層樓的樓房高。樹上結滿了果子，且不斷地順著屋簷掉到地面上的兩個籃子裡。由此張畫中

所表達的知、情、意，我們或能得知這位小朋友的聰慧、活潑和幽默，當然她也必定來自一個充滿溫馨和關懷的甜蜜家庭。

一般人對身體所受到的傷害比較關切，而對心理的創傷則較為忽略。假若有一位小朋友在作美勞時，不小心劃破了手，則他必定會引起任課老師和全班同學的關心，我們也期待他能獲得適當而立即的醫療處理。但當一位小朋友因外在或身心反應的因素，而在情緒上有強烈的困擾時，通常班級的老師或家長卻可能漠視其「情緒不佳」的事實，或未做進一步的補救介入。身體上的病痛可能會影響到孩子的學習，心理的創傷亦然。一些負面的情感，如憤怒、沮喪、嫉妒等，若能經由一些較能為一般社會大眾所接受的管道（如藝術或運動的形式）表現出來，則大都可以達到情緒淨化的效果。再則，在藝術活動中，其具體而又有建設性的本質，也可能會給孩子一些正面的啟示（如在撕貼畫的活動中，撕紙或能導引一些負面情感，而後孩子卻需從破壞中嘗試去建設，而完成一幅作品）。唯有當這些負面情感都已宣洩時，孩子的學習才能回到正軌。

法蘭西斯（Francis）在 1973 年以 143 位小學三年級的兒童為對象的研究，證實了創造性活動的情境對改善遭遇挫折而沮喪的情緒很有幫助。這群被刻意施以挫折的學生分為兩組，研究者請實驗組的同學用黏土來雕塑一個「最兇猛的動物」，而控制組的學生則將一已畫好康乃馨圖樣的畫紙上色並剪下。雖然本實驗仍有許多未能完全控制的變數，如任課老師的創造力程度等，研究成果卻顯示，實驗組的同學在下一步學習活動中的表現較控制組的學生出色（Francis, 1973）。

當一位小朋友畫面上的樣式，以一種反覆、單調、一成不變的方式呈現時，這位小朋友很可能是在刻意地逃避自己的情感或是困擾自己的一個主題。樣式化的本質，促使一個樣式在毫無情感投入時，反覆地使用而成為陳腔濫調。因此讓孩子的思考變得有彈性是此一樣式化期的教育重點。繪畫表現的變化反映出其對事件的情感或認知有所變化。一般正常孩子能勇敢地去改變其樣式，甚至把促成此樣式變化的經驗與他人分享，而不會有害怕被人看透的感覺。畫面中連續誇張、否定或省略等表現方式，雖然不是只有在此時期才可能發生的現象，卻顯現孩子最真實的內心世界（圖 4-36）。

誠如前面所言，藝術不只是宣洩情緒的良好管道，也提供孩子將負面的、破壞性的精力轉化為具建設性、創造性能量之機會。在重視語文、數學等學科的教育環境中，學校、家長大都強調學童「智育」的學習，而忽略了情意的成長。華人傳統「修身養性」的教育方式，則較常以讀經、臨帖等方法教學，不鼓勵學生在課堂上提問、討論，以維持班級的常規和秩序。因此，少數的藝能科目，不妨提供一個安全、自由的學習環境，鼓勵學生情感的參與。

孩子在本階段社交行為的成長，亦可在其畫作中看出端倪。樣式化期的兒童已不像先前的幼兒那麼自我本位，基底線的應用反映出孩童已經意識到自己與環境間有著特定的關係。他們能與自我的經驗認同，並將之表現在創作上，亦即反映了

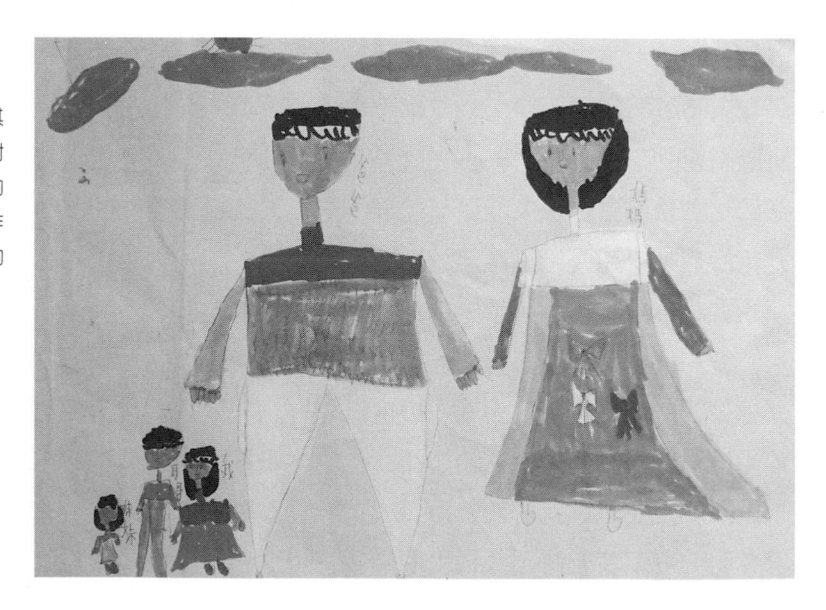

圖4-36　女，七歲，27×39公分，「全家福」
作者本人的樣式（造形和用色）為其父母形體之綜合。「大人和小孩」對這位小朋友而言，顯然是極端對比的名詞，人物大小強烈的對比顯示出作者或許有一對極具權威或受其愛戴的雙親。（彩圖第 10 頁）

孩子能確切地與周遭環境有具體的接觸。在個體發展出對群體的意識之前，必定要對自己的行為認同、能控制自己的行為，並對因行為所產生的結果負責。在畫面上，孩子客觀地反映自己與環境的關係；在內容上，亦會逐漸地以描述群體活動為主，尤其是在進入黨群期的繪畫階段時。

樣式化期孩子的知覺成長情況，可從其樣式的表現看出端倪。知覺的成長，並不只與用眼睛去觀察事物的能力有關，其中還包括個體對其環境的「感受」能力，如對肌理（texture）觸覺、嗅覺、味覺、聽覺、視覺形狀的辨識能力、完形能力等。強化知覺的敏銳度是此階段兒童的學習重點之一，從繪畫的表現中，我們可以了解到兒童已開始以較遠的心理距離來看待自己與所處的環境，嘗試將每個物件以符合自己所知覺的形式，有條理地呈現在畫作中。在樣式化期的後期約九歲左右，視覺知覺的快速成長影響了兒童畫的表現形式。兒童不再描寫其對物體所形成的概念（concept），而去觀察、描繪他所見到的物象，亦即有自然寫實的意圖。

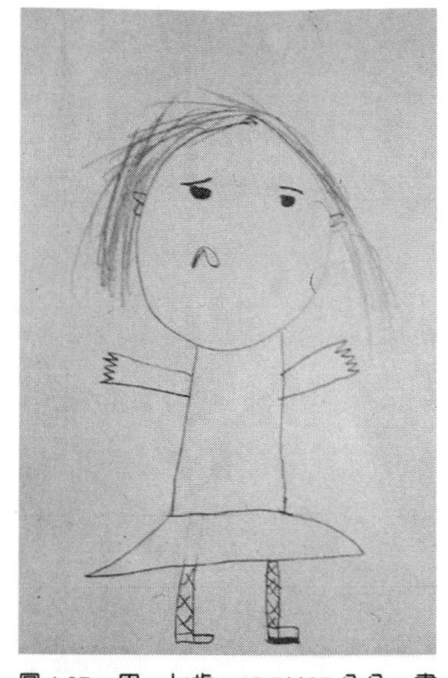

圖 4-37　男，七歲，18.5×27 公分，畫人測驗

圖中的人物為作者之「正在生氣的大姊」，人物的芭蕾舞鞋及原本畫錯的部分（已用橡皮擦拭去），暗示作者獨特的感覺動作經驗。

兒童身體的發育情況，亦可能反映在畫面中。一般而言，與較文靜的孩子相比，活潑好動的孩子其畫面中的人物動態較強烈。若在畫人物時一直強調某些身體部位，則反映出孩童對該部位的特殊情感。圖 4-37 為一位七歲男孩的畫人測驗。當筆者要求他畫一個全身的人像時，他毫不猶疑地畫了正在「翹嘴巴」的姊姊。請注意畫面中所呈現的小女生腳著芭蕾舞鞋，及其身體下半身原以「透明」的形式呈現的「筆誤」現象（後來已用橡皮擦拭去），或與畫者的特殊「觸覺」經驗有關。這位在家中四個孩子中排行老二的獨生子，由於長期暴露於色情錄影帶及成人不經意的黃色笑話中，經常以家中姊姊為實驗對象，模仿錄影帶中成人的親熱動作。其八歲姊姊的畫人測驗，亦反映對自己身體自覺的早熟現象（圖 4-38）（原本用鉛筆勾勒出「W」形的胸部，後來又被擦拭掉）。

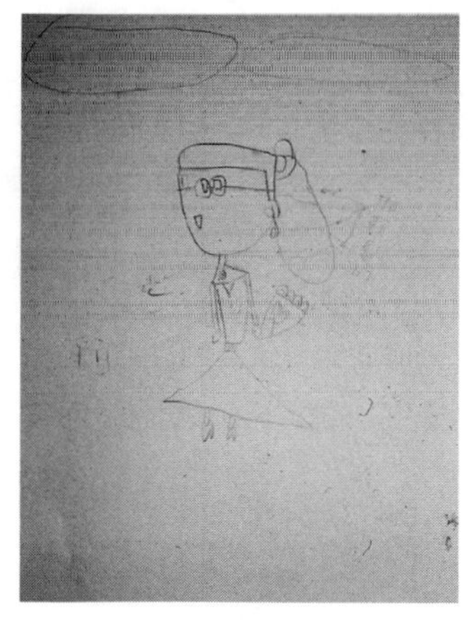

圖 4-38　女，八歲，18.5×27 公分，畫人測驗

上圖作者之大姊的自畫像。由人物之造形、動作及「筆誤」部分（W 形的胸部，已用橡皮擦擦掉）顯示這位小女孩經歷過同齡的女孩少有的身體經驗。

美感能力的成長，則反映在此階段的兒童畫中所表現出的裝飾本能上。此階段的兒童畫常常帶有設計的味道，如前述之「馬戲團裡的小丑走鋼索」一圖（圖 4-12）。這位九歲的作者很直覺地利用反覆出現的彩色小點和背景中彎曲的斜線，成功地製造了馬戲團裡的小丑走鋼索時緊張但又不失歡樂的氣氛。兒童會運用反覆或漸層的技巧，讓畫面自然而然地呈現出一種節奏感（圖 4-39）。再則，此心智發展階段中，兒童對畫面的空間處理方式，亦對其無心而達到的設計效果有極大的貢獻。樣式化期基底線的概念，常讓孩子自然地將畫面上的空間分成數個段落。此種十分平常的分割，和兒童對形體的反覆再現慾望，使他成為天生的設計家。圖 4-40 為一位九歲近十歲女孩的音感作畫，內容在表現夕陽西下時，一群人和動物歡欣起舞的情形。剪紙似的人物和卡通動物以基底線所分割的空間為單位，整齊但又有變化地排列。畫面中無數反覆的點好似色彩繽紛的陽光，有區別地（以色彩來劃分）散布在每個區域內，形成帶有設計意味的特殊風格。由於這位小朋友已會運用「重疊」的技巧，我們可以推論其發展已邁入黨群期。

圖 4-39 女，九歲一個月，27×39 公分，音感作畫

孩子會運用反覆或漸層的技巧，讓畫面自然而然地呈現出一種節奏感。

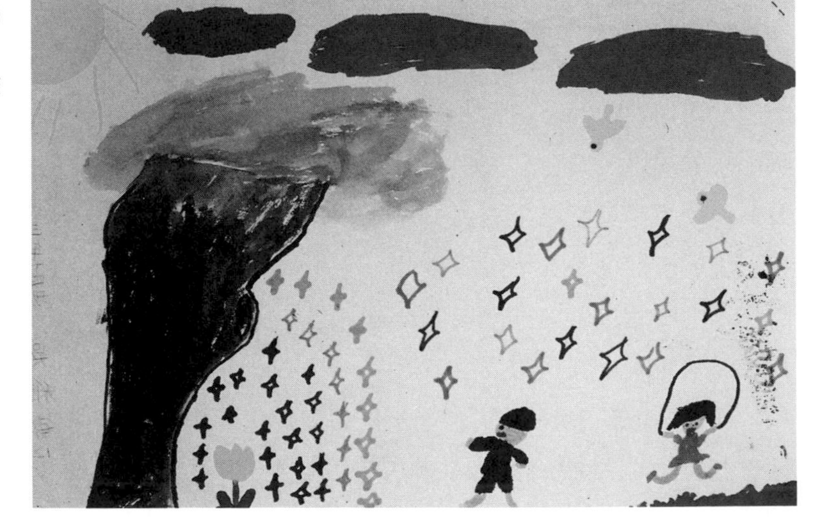

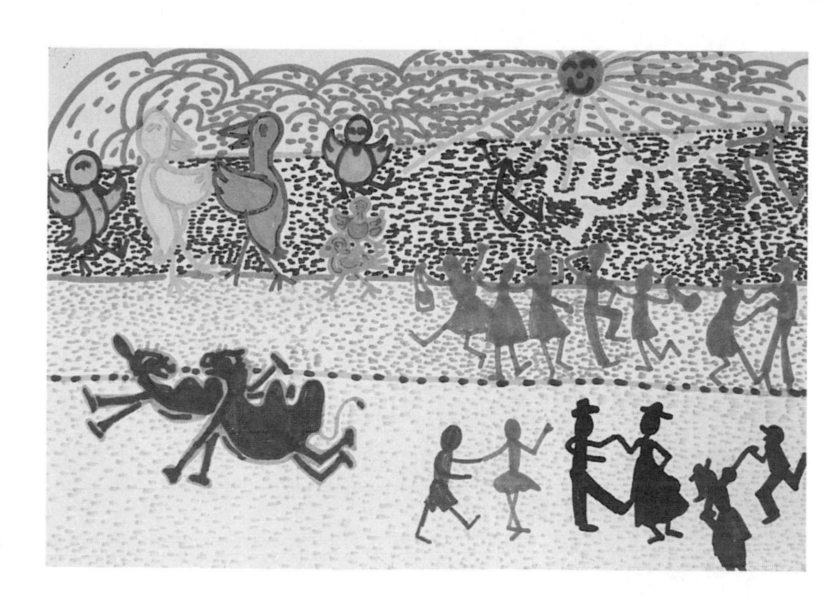

圖 4-40　女，九歲十個月，27×39 公分，音感作畫
將畫面以多條基底線分割，再以剪紙式的人和動物整齊而又有變化地排列，形成帶有設計意味的特殊風格。（彩圖第 10 頁）

五、樣式化期兒童美術之指導

(一) 藝術動機之誘發

在本階段的美勞活動中，老師的主要任務在於啟發孩子的意識，加強他們的自覺性，使他們對自己所創造出來的一些比較貧乏、缺少變化的象徵符號不滿意而產生改變的動機。並且使孩子有運用他自己深刻經驗的機會，而不是以一種刻板的形體符號來呈現。讓全班小朋友、尤其是中年級已適應團體生活的孩子共同討論特定主題，為提升創作動機的可行方法。在美勞課中藉由同儕學習的力量，更能激發孩子的創造力。當然，在某些時候（依美勞活動的主題而定），小組討論或個別指導的形式也是必要的。不管任何形式的討論，都應把握主題中人、事、時、地的幾點基本原則。「人」以我們（我和某人）為主；「事」則指我們所從事的活動，或以我們為主角的事件；「時」則指活動發生的時間，如日夜、季節、氣候等；「地」則指活動和事件所發生的地點（實際地描述某一地點，而非強調空間的深度和距離）。

創作前的討論時間無須太長，但最好是在一種自由、有彈性的氣氛下進行，老師能以開放的胸襟採納學生的意見，使師生間的互動更為熱絡，也讓每位小朋友都有急切地將討論結果表現出來的強烈慾望。每一個主題的討論都應注意程序，亦即能包括一個清晰的引導介紹、一個熱烈的討論過程，以及一個簡明扼要的總結。再則，任何動機的啟發都應顧及每一位孩子能很投入地參與。雖然活動的主題可能只有一個，但不妨依照孩子的個別興趣，有彈性地調整主題，讓孩子們感受到老師對每位學生的尊重與關懷。

(二) 美勞活動的主題

所有的主題都可以在美勞課中自由地表達出來。兒童的成長直接或間接受到來自家庭、學校、社會的價值觀所影響。日常生活中或多或少會接收到有形或無形的訊息，如來自電視、網路等傳播媒體的暗示。在個體和大環境互動的過程中，常常會讓孩子在他們所能擔任的工作、所被期待（應該）去做的工作，以及他們所喜歡做的工作之間，產生懷疑和衝突。在藝術的領域內，孩子無須遷就任何世俗所訂定的規範，在美勞課中任何的藝術表現應該都是被鼓勵和包容的。美感經驗具多重功能，其中之一就是它是孩子們最真誠的自我表達，而它同時也能幫助孩子拓展其意識經驗，開擴其自我的界限，讓成長的路途變得平順而豐富。

強調「動作」的主題，可以鼓勵此階段的孩子有彈性地去表達其既成的樣式。音樂的節奏與旋律傳遞不同的情感，也促發不同的聯想，能滿足每位孩子不同的表現需求（Lu, 1991）。如前一節所描述的，每一主題的動機啟發，應注重其相關的人、事、時、地和每位孩子的個別經驗。在倫巴（rumba）活潑、輕快的曲調中，強調「動作」的主題自然浮現，如「小丑走鋼索」（圖 4-12）、「跳舞」（圖 4-26、4-27、4-40）、「跳繩」（圖 4-41）、「放風箏」（圖 4-42）等。此外，一些班級或社團的共通經驗的主題，如「打預防針」（圖 4-43），「我們被級任老師罰青蛙跳」、「和 XX 一起玩溜滑板」、「下課時候的操場」、「和職棒明星握手的經驗」、「我和 XX 面對面下圍棋」（正面、側面的反省和描寫）等，

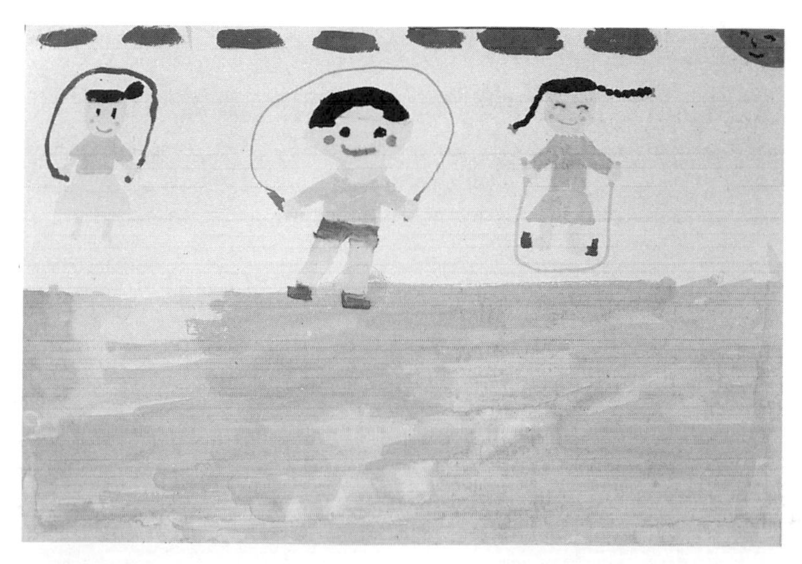

圖 4-41　女，八歲十個月，27×39 公分，「我們在一起玩跳繩」
強調動作的主題可刺激孩子去思索如何變化人物的樣式。（彩圖第 10 頁）

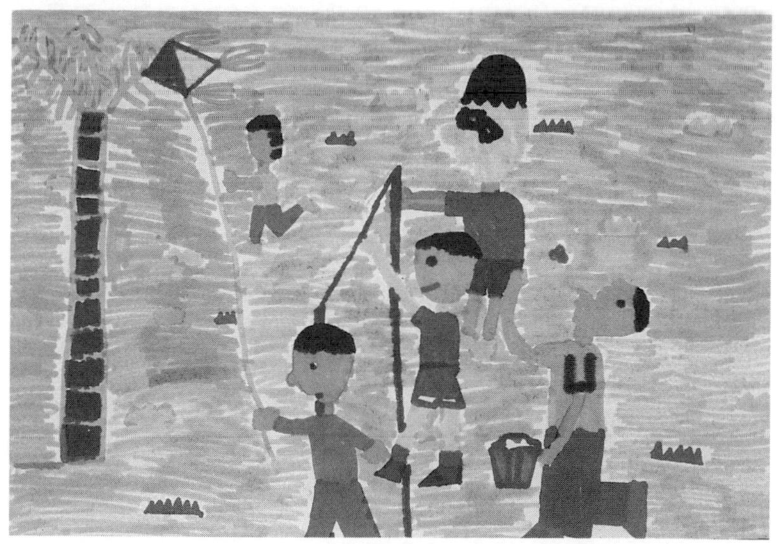

圖 4-42　男，八歲十一個月，27×39 公分，「放風箏」
樣式化期孩子的人物畫雖然具有十分相似的特徵，適當的刺激還是能促使他們在固定的樣式中尋求最大的變化，使畫面看起來更豐富。（彩圖第 10 頁）

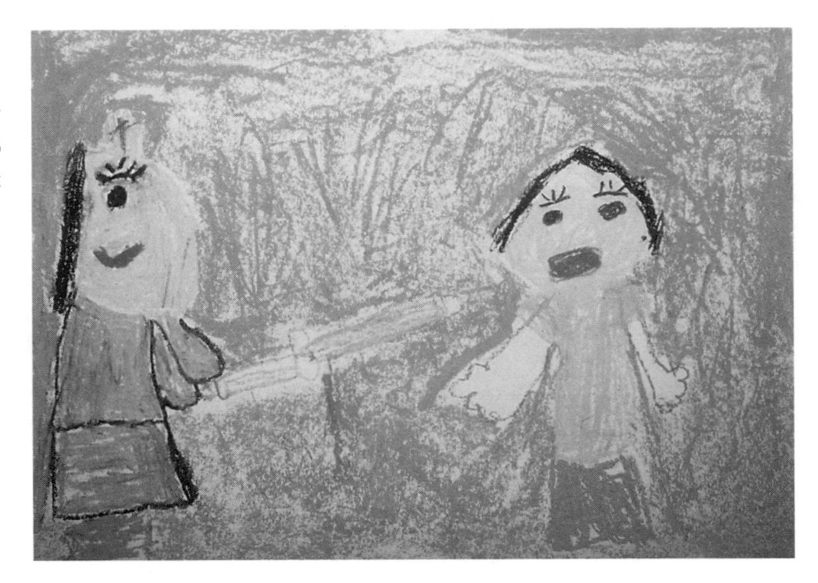

圖4-43 女，七歲，27×39公分，「打預防針」
護士手中誇張的針筒，右方人物即將接受注射的那隻手和圖中兩人戲劇化的表情，使本圖成為極富表現性的佳作。（彩圖第10頁）

都能刺激孩子變化其人物的樣式。

為統整兒童某一特定經驗，並期望他們能從該經驗的過程中獲得一些啟發，我們可以刺激兒童用時間和空間的再現法來表現該經驗。繪畫活動的主題如「我在回家的途中」、「參觀自然科學博物館」、「小豆芽的成長」等，均有利於時間和空間的再現法來呈現。當然，活動前的討論應包括該經驗的不同過程，強調其現象特質和心理的感受。即使如此，有些孩子可能只會描畫自己體驗最深刻的一個片段歷程。只要孩子能全然投入，並能享受創作的過程，老師無須要求學生一定要用某種特定的形式來表現。

當內部和外部在某一經驗中同等重要時，孩子便可能用X光透視法來表現其經驗。「我住院的時候」、「在大神木的樹洞裡玩捉迷藏」、「第一次搭飛機」、「逛百貨公司」、「搭電梯」、「螞蟻的窩」等主題，均可以鼓勵小朋友以X光透視法來表達其所知所感。

誠如我們鼓勵孩子去變化造形的樣式，我們也期望兒童能有彈性地用色。有些主題可以同時去刺激孩子對色彩的概念，如與學生一同討論「難忘的XX經驗」（吃漢堡時加番茄醬、看馬戲團的小丑表演、賞花、黃昏、泡溫泉、旅遊、運動會、跨年、演唱會、賞花燈……。孩子由行動、活動中學習，雖然少數學生因缺乏一些需要更多家庭支援的經驗而受挫，但若教師以開放、不批判的態度，鼓勵孩子將負向、不應該公開表達的經驗予以呈現，如將「放響屁」、「迷路心慌」、「難過」（圖4-44）、「無聊」、「生氣」等帶有情緒色彩的議題帶出，亦能協助孩子參與、投入創作，宣洩情感，甚至激發同儕間更多的同理與互動。心思縝密的美術老師不妨觀察學生對同一主題，在經過暖身討論之前和之後的用色表現是否有差異。

此外，一些能誘發兒童與個別經驗和內心世界相關的主題，亦是適合此階段兒童表現的題材。這些幻想、想像畫〔如「假如我是……」、「假如我有三個願望」（一定可以實現的）等題材〕，和記憶畫（如「最難忘的一個假期」、「我最得意的一件事」、「記憶中最深刻的一個夢」等）往往帶有個人豐富的情感，不論是正面的或負面的，都有利於情緒的抒解和對舊經驗的統整或再詮釋。

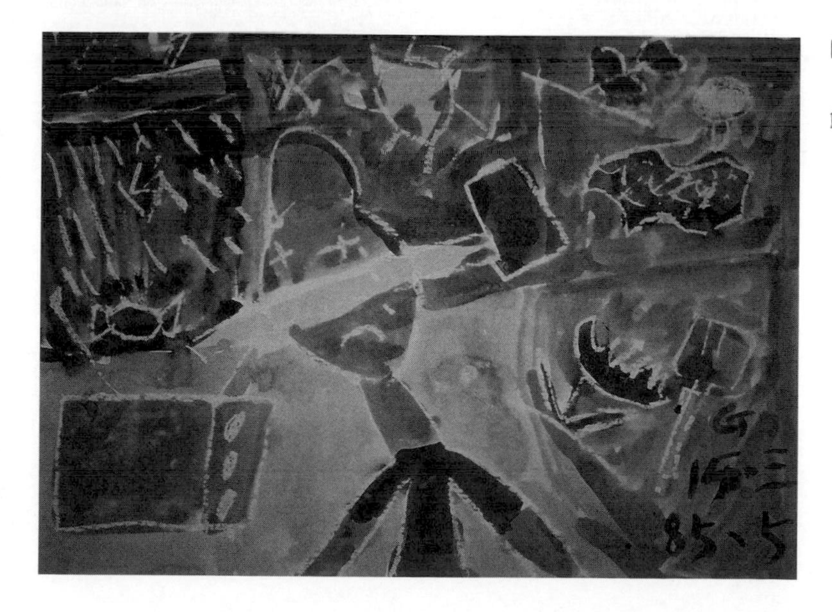

圖4-44　男，八歲，39×54公分，「難過」
負向的能量透過創作而獲得昇華。（彩圖第11頁）

對藝術媒材本身的探索也是有意義的活動主題。雖然一些媒材，如蠟筆、彩色筆、黏土、廣告顏料等，都是孩子從塗鴉階段開始就已經熟悉的媒材，但孩子往往只會以一些最基本的方法來運用這些材料。熟悉的媒材提供兒童相當的安全感及控制能力，有利於「樣式化期」風格的開展，但為了避免兒童的繪畫表現成為單調的反覆形式，有彈性地運用媒材亦是能豐富其繪畫樣式的方法之一，比如對蠟筆的探索，可以從不同特性的蠟筆著手（如油蠟筆、彩蠟筆、水性蠟筆等），老師可以指導學生去比較不同種類的蠟筆之混色效果是否不同，比如和水性顏料（如水彩、廣告顏料等）混合使用時的效果，和蠟筆刮畫等，讓蠟筆的特質發揮到極致。

(三) 藝術媒材與活動

在啟發藝術動機的同時，不妨讓孩子邊聽邊準備材料（擺好紙張和畫具），以便讓孩子在討論結束後，便可以立刻動手。少數在老師一說明完主題即動工的孩子可無須刻意理會，這些孩子或為衝動使然，或有急切的表現慾求、迫不及待地投入創作；老師要特別關切的，反倒是那些在主題討論完後遲遲無法動筆的孩子。藝能科教師有較多和孩子個別相處的時候，藝術類的表達往往呈現的是個人心靈的全貌，班級人數多讓藝術教師的教學充滿挑戰。美勞課在教導孩子使用藝術媒材時，有下列幾點是我們必須要注意的：

第一，「幫助」兒童使用任何「正確」的技巧，可能會徒然限制了兒童發展其個人技巧的方式。老師若在兒童圖畫畫得正起勁時，「糾正」其使用材料的方法，如怎麼握筆、調和顏料、平塗等技巧，可能讓學生非常受挫。老師的任務是在最適當的時機介紹兒童最適當的材料。

第二，每種材料的特質都有發揮的潛能。假如某種活動可用不同的媒材來完成且達到類似的效果，那我們便可使用最經濟、環保的素材。任何一種藝術媒材的使用都能夠達到活動的目的，但創作過程中許多未被期待、但可能會發生的意外或驚喜，只有在老師能熟悉每種媒材的特質下，才能同理和涵容孩子做適當的表現。

第三，老師無須讓孩子一下子應用很多不同的媒材。藝術課程設計在媒材的應用上，宜以經驗技法的累積為主，讓孩子能不受限於技巧，享受自由表現的樂趣。期待孩子能而不是一次接一次地教導兒童使用不同的媒材。當孩子非常急切地想創作時，提供過多的媒材不只是一種浪費，而且會分散孩子致力於創作的注意力。

大多數七、八歲的孩子尚無表現深度（三度空間）的意圖。此時期的繪畫特徵是，兒童藉由「反覆」技巧的使用，發現了形體、色彩概念和空間的表現法，形成了「樣式化」的繪畫表現形式。反覆技巧的使用，讓兒童畫自然而然地呈現出一種設計的風格。孩子賦予同一類的物體相同的色彩。因此，對此階段的兒童而言，任何無法提供他們充分掌握其畫面形式、增強其自信心的材料，都不是好的媒材。廣告顏料、不透明水彩、蠟筆或粉筆等的一致性均較水彩高，是適合此階段兒童的藝術材料。

水彩、水墨的易流動性和透明性最適合描繪大氣和風景，其易於流動的特質常導致許多意外的驚喜，但並不適合此階段兒童畫那種想要「具象的」、「反覆的」表現特質。既然孩子比較在意其意念的表達，而不是視覺的刺激，因此那些意外的驚喜往往會轉變成悲傷的失望，因為孩子無法透過這種經驗而獲得控制的感覺。此階段的孩子要求一切都得有次序，並企圖把他們的所知所感灌入一種特定的模式裡。使用水彩時的偶發現象是無法重複的，在具有反覆意念最強烈的時期，不能重複遂成為一種挫折。當然，蠟筆與水彩的組合使用能克服水性顏料容易失控的缺點，一直是適合每個階段來使用的基本組合。

此外，版畫的可複製性特質正可以滿足此時期孩子重複表現的需求，是最佳的表現形式之一。在下幾個階段中，當反覆的慾望不再重要時，水彩便成為一種啟發他們繪畫表現的材料。因此，我們可說媒材的使用和兒童的發展是息息相關的，切不可為求變化而更換媒材。

在此階段，讓孩子使用大張紙來作畫較小張紙適宜，因孩童如今已比較注重細節。長柄的軟毛筆或毛筆（以圓頭為佳）可配合硬毛筆一同使用。在傳統的教學中，小學三年級的孩童已開始有書法的教學，此乃因人類手掌中的遠側關節在九歲左右已趨成熟，孩子在作畫時，較具掌握軟性毛筆的能力。此後，我們也即將發現小學中年級之後，兒童畫中線條品質的個別差異性變大。有些孩子因常動筆作畫寫字而線條流暢，有些孩子則因疏於練習而線條魯鈍。

黏土和陶土的可塑性不只讓此階段的孩子能更具彈性地表達對物體的概念，其三度空間的特質亦能鼓勵孩子空間方面的思考。某些繪畫形式，如時間和空間的表現法，讓孩子得以表達事件的過程；而黏土的塑造，則讓孩子意識到在操作過程中，物體造形可隨心所欲地不斷變化。樣式化期孩子的寫實意念不高，如果要求此階段的孩童去模擬現實生活中的物體，或依模子來做雕塑，只會徒增兒童的困擾，亦有害其創造力的發展。讓孩子自發地做出一些物體，不管是現實的或是想像的，然後再利用這些成品來做角色扮演的遊戲，不只可以澄清其某些概念，亦可統整其生活經驗，達到寓教於樂的目的（圖 4-45）。圖 4-46 為與圖 4-16 同一位小學二年級小朋友的作品，即將出養的他正面臨與將他視如已出之寄養母親的分離。孩子在把玩、刻畫黏土及以多視點、鉅細靡遺的描寫中完成的創作——「北投捷運站」，呈現出本時期孩子創作的特色，藉由再現母子兩人經常共享的經驗，傳達出濃濃的離別情懷。

一般兒童常用的黏土和陶土的塑造方式有兩種。其一，是

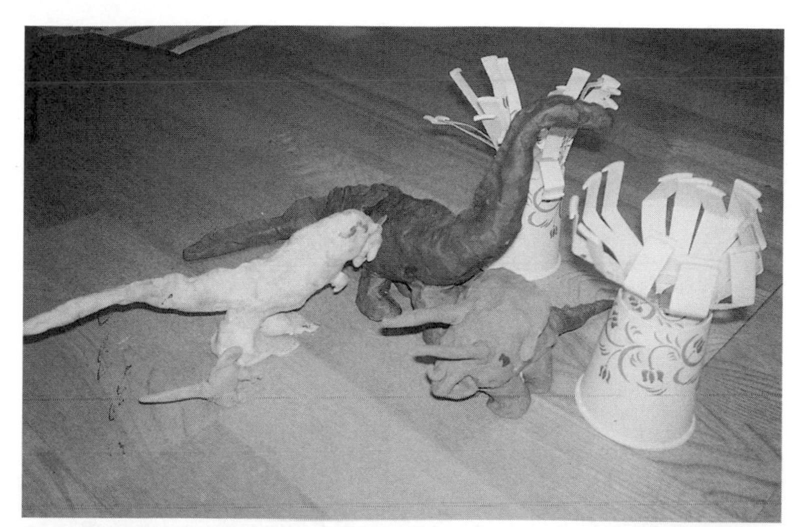

圖4-45　男，八歲，黏土雕塑「恐龍」

利用雕塑成品來做角色扮演的遊戲，不只可以澄清孩子的某些概念，亦可統整其生活經驗，達到寓教於樂的目的。（彩圖第11頁）

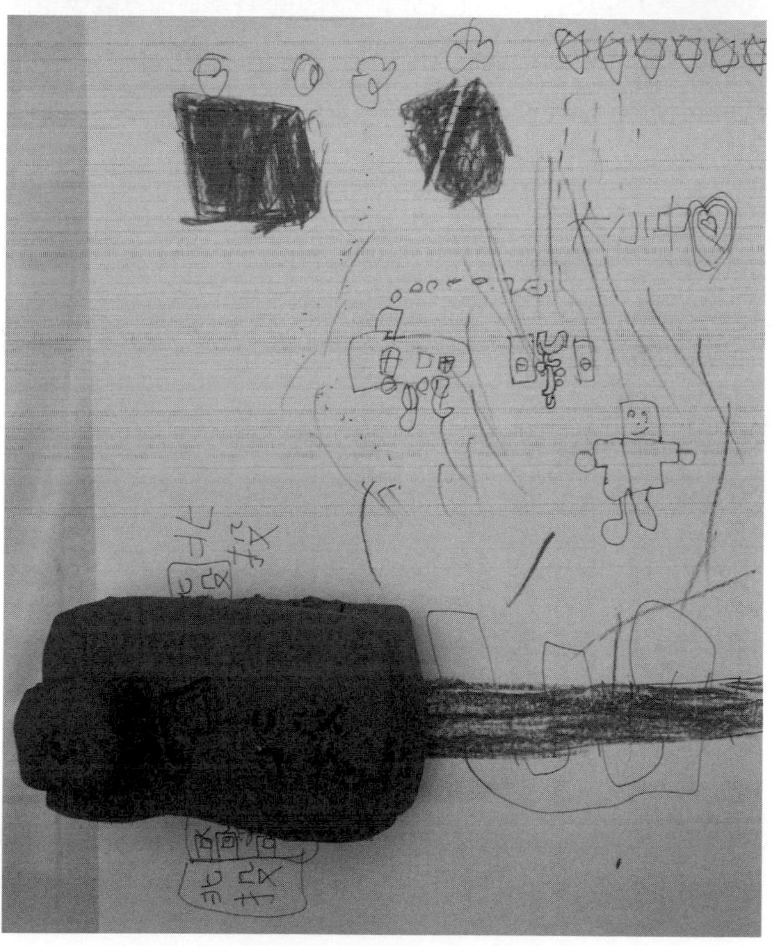

圖4-46　男，八歲，27×39公分，「北投捷運站」

自發性複合媒材的應用有利於孩子的自由表現，透過創作的歷程來傳遞情感。

以一整塊土為中心，然後從中抽拉出細部；其二，是將細部先完成，然後將幾個部分拼湊成一整體。前者稱為分析法（analytic method），用此法塑成的成品感覺上比較粗糙；後者則被稱為綜合法（synthetic method），用此法塑成的成品比較細緻，但不適合放入窯中煉燒，因在高溫下，連接的部分很容易就會掉落（Lowenfeld & Brittain, 1987）。不管兒童用何種方式來塑造，都反映出其思考方式的不同。此兩種方式亦難分辨出孰優孰劣，但大多數的兒童會綜合使用此兩種方法來製造（圖 4-47）。當然，兒童的陶土製成品並不一定要素燒或上釉煉燒。

除了上述的藝術媒材之外，所有的媒材，只要是能滿足此時期兒童的特殊創作需求的，都可以加以利用。為配合小學生的環保教學，倡導資源的回收再利用，一些非美術性的材料，如空鋁罐、酒瓶蓋、紙盒、塑膠瓶（如養樂多瓶、寶特瓶）等，其規格化的造形和大小可以滿足孩子「反覆」的需求。這些媒材若能以貼畫或勞作的方式來運用，不只傳達了廢物利用、美化生活的功能，亦能提高孩子的創造力和視覺表達能力（圖 4-48 ～ 4-51）。

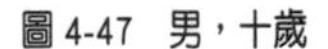
圖 4-47　男，十歲

大部分的兒童會靈活地運用綜合法（如圖中人物的眼睛、嘴巴和頭髮的部分）和分析法（頭的整體和鼻子）於同一件作品中。

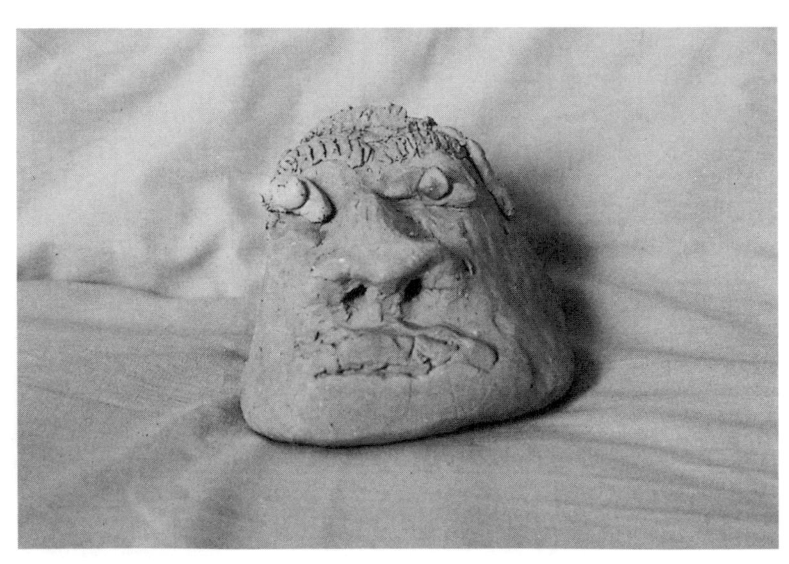

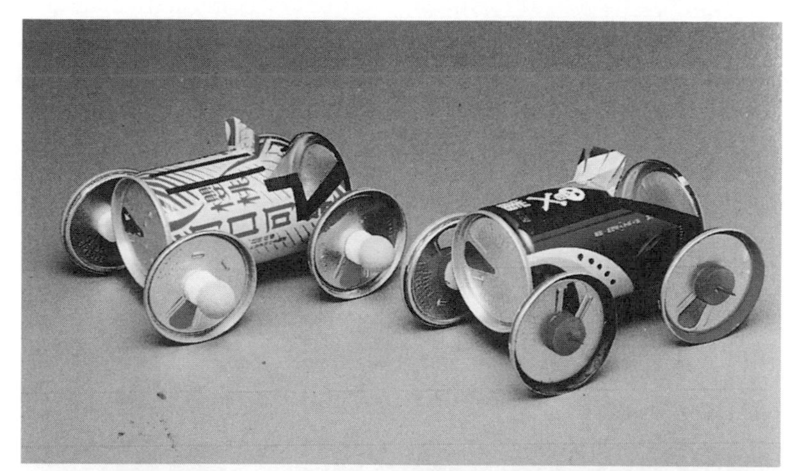

圖 4-48　鐵罐廢物造形「汽車」
引自吳仁芳著，色彩教育叢書，中華色研出版社。

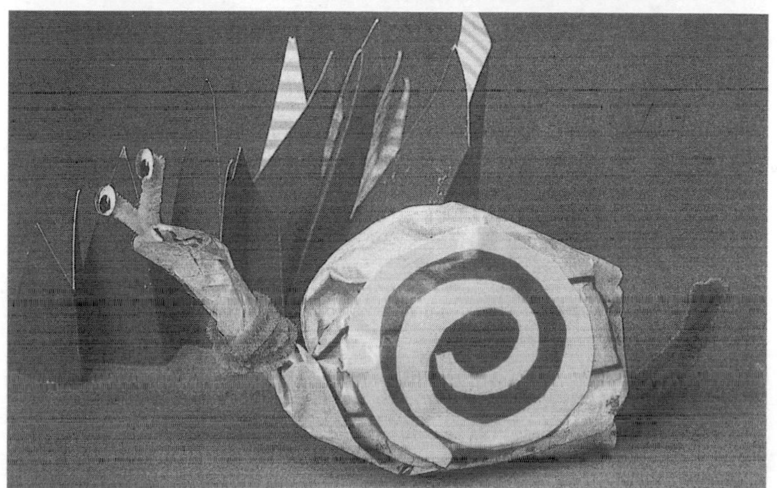

圖 4-49　紙袋廢物造形「蝸牛」
引自吳仁芳著，色彩教育叢書，中華色研出版社。

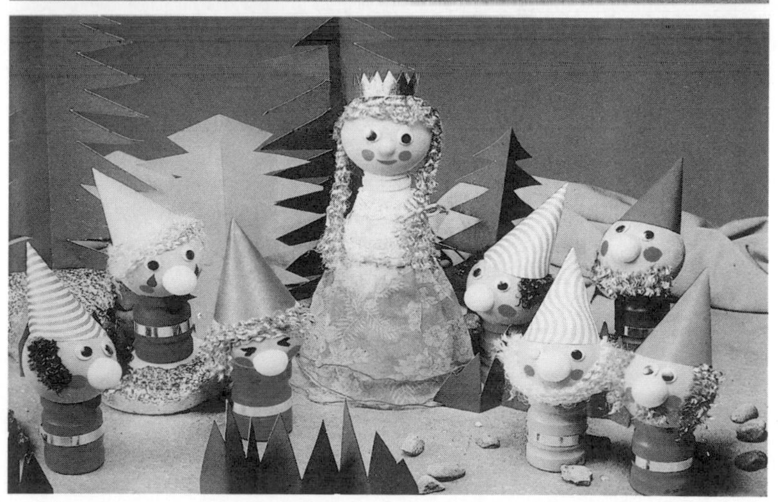

圖 4-50　塑膠瓶廢物造形「白雪公主與七矮人」
引自吳仁芳著，色彩教育叢書，中華色研出版社。

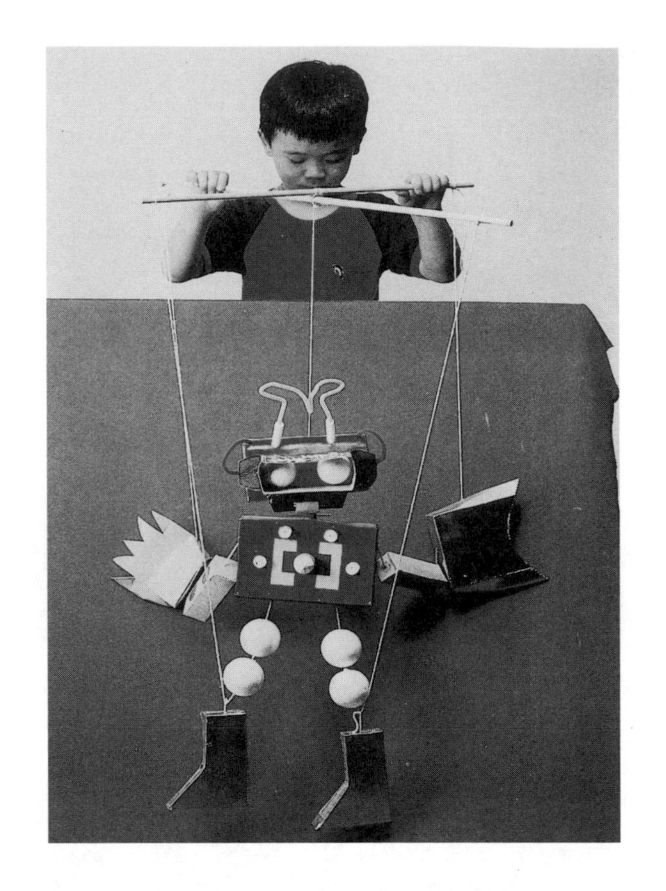

圖 4-51 紙盒廢物造形「機械人傀儡」

引自吳仁芳著，色彩教育叢書，中華色研出版社。

美勞教學旨在由不同的美感經驗活動中，增進兒童的表達能力、創造力和統整生活經驗的能力。在創作的過程中，一些負面的情緒得以紓解，對事物的洞察力（insight）增強，達到潛移默化的美育功能。在小學的藝文課中，除了強調美感經驗的教學外，配合小學三年級社會科（歷史、地理）的教學，在美勞課程的設計上，亦可以地方物產為素材（檳榔、竹子、芭蕉葉、琉璃等），設計具有民族、社區及鄉土色彩的節慶美勞教學活動，從活動中培育這些孩子能兼備深厚的族群身分認同和包容的世界觀。

六、給家長和指導者的建議

大多數樣式化期的兒童繪畫較幼兒時期的繪畫，不論在內容和表現形式上，都顯得呆板、缺乏變化。這些現象並非代表兒童的繪畫能力退步了，而是反映他們正處於其繪畫發展中的過渡時期——孩子開始發現環境中物體間的關係，並企圖將它們加以組織、架構起來。這種現實感的提升，促使孩子們執著於新近發現的理念。創意的思考（creative thinking）與胡思亂想不同，它是種對熟悉的形式或要素，以較具彈性的態度，去再定義和再組織的能力（Lowenfeld & Brittain, 1987）。

由於認知型態的改變，使得孩子的繪畫表現趨於保守。因此，家長和指導者要透過提供能「喚醒情感的創作動機」，鼓勵孩子從有意義的經驗中去探索新的表現潛能。老師和家長不難發現，此時期是繪畫抄襲風氣鼎盛的時期，孩子尤其會模仿那些被老師讚賞過的藝術表現形式。假若我們能在指導上強調不同的表現方式，讚美有變化的作品，鼓勵實驗，即能鼓勵孩子有創意地思考。那些常拘泥於一成不變樣式的兒童，或者常常詢問別人的意見來作畫的兒童，也許是比較在意自己的表現是否得體、要有師長特別的關懷和指導才能自我表現的孩子。事實上，只要是兒童能全心投入創作，不管其美感表現多麼貧乏，都能傳遞真誠的情感。我們必須讓孩子知道，他們的作品和他們的人一樣，是獨一無二的。

心理學家馬斯洛所提出的「需求層級論」（Maslow, 1986; Koltko-Rivera, 2006）主張人類行為受動機需求的影響，而此需求有層級之分。他將之區分為「基本需求」（含生理需求、安全需求、愛與歸屬需求、尊重需求）、「成長需求」（含求知需求、審美需求、自我實現需求），以及他到晚年時所提出的「超越需求」（參見圖 2-1）。他認為當基本需求被滿足後，人類才有邁向自我實現的本能。上述的模仿，或正反映出這些孩子在過去成長歷程中某些較高層級的「基本需求」，如被「愛與歸屬的需求」及／或被「尊重的需求」未被滿足，因而內在能量無法導向「成長需求」。「樣式」的固守，在心態上雖然是保守的，但也具有觀望、等待求變的特質，而藝術創作課程則是改變的最好契機。當個體的基本需求被滿足之後，將有更多能量導向學習、美感與自我實現之追求。

在樣式化階段，孩子的自我力量（ego strengths）開始深化，是自我概念（self concepts）建立的關鍵期。讓孩子從創作活動中體會自己的思考和表現的方式都是獨特的，可以提高其自尊和自信心。老師在教學活動中的主要任務為：鼓勵有創意的思考、有深度的自我表現和提供有意義的經驗，讓藝術成為孩子從內在真實到外在現實、再到外在真實的過渡。

參考文獻

中文部分

陸雅青（1998a，1 月）。**兒童畫中用色現象之探討**。論文發表於國立台灣藝術教育館主辦之 1998 年「色彩與人生」學術研討會。

陸雅青（1998b）。**兒童畫中用色概念發展之研究**。台北：中華色研。

陸雅青、劉同雪（譯）（2008）。Donald P. Ogdon 著。**心理診斷與人格測驗手冊**。台北：心理。

外文部分

Brittain, W. L. (1985). Children’s drawings: A comparison of two cultures. *Cultural Research in Art Education, 3*(1), 34-43.

Deaver, S. P. (2009). A normative study of children's drawings: Preliminary research findings. *Art Therapy: Journal of the American Art Therapy Association, 26*(1), 4-11.

Engel, M. (1981). The mind, art, and history. *Review of Research in Visual Arts Education, 7*(2), 4-17.

Francis, A. S. (1973). Creativity as an outlet for frustration and an aid to learning. Unpublished Master's thesis, Cornell University.

Ives, W., & Houseworth, M. (1980). The role of standard orientations in children's drawing of interpersonal relationships: Aspects of graphic feature marking. *Child Development, 51*, 591-593.

Ives, W., & Rovet, J. (1982). Elementary school children's use of construction rules in drawings of familiar and novel objects: A cross-cultural replication. *Journal of Genetic Psychology, 140*, 315-316.

Koltko-Rivera, M. E. (2006). Rediscovering the later version of Maslow's hierarchy of self-transcendence and opportunities for theory, research, and unification. *Review of General Psychology, 10*(4), 302-317.

Koppitz, E. M. (1968). *Psychological evaluation of children's human figure drawings*. New York: Grune & Stratton.

Lownfeld, V., & Brittain, W. L. (1987). *Creative and mental growth* (8th ed.). New York: Macmillan.

Lu, L. (1991). *La Pintura Senso-Sonora: Teoria, estudio empírico e implicaciones terapeuticas*. Colección tesis doctorales, 197/91. Madrid: Universidad Complutense de Madrid.（西文）

Maslow, A. (1986). *Toward a psychology of being*. New York: Van

Nostrand.

Piaget, J., & Inhelder, B. (1971). *Mental imagery in the child.* New York: Basic Books.

Regev, D., Green-Orlovich, A., & Snir, S. (2015). Art therapy in schools: The therapist's perspective. *The Arts in Psychotherapy, 45*, 47-55.

Siegel, A. W., Herman, J. F., Allen, G. L., & Kirasic, K. C. (1979). The development of cognitive maps of large and small scale spaces. *Child Development, 50*, 582-585.

第五章

理智之萌芽——黨群期（9～12歲）

一、黨群期的重要性

大多數的孩子在進入黨群期（9 ～ 12 歲）時，漸漸地發現他們自己是社會的一份子或某個黨群中的一位成員，也正是在此時，孩子與同儕間合作共事的能力日趨成熟，為邁入成人社會做最佳的準備。孩子逐漸了解團體的力量大於個人，因此，他們彼此信任，分享喜悅和憂愁，共同擁有相同的嗜好，同進同出。這個階段後期是孩子發展獨立自主、努力掙脫家長監控能力的時期，也可說是兒童與成人階段的轉折期，有其發展上的特殊意義。

黨群通常由同性的孩子組合而成。男生一堆，女生一群，兩性間彼此否定、不相往來。黨群中的成員大都是物以類聚、集體行動，並遵守共同的信念。男孩會相約打球、溜冰、打電動，自創暗號，分享秘密，發動對女生的戰爭。女孩則相約逛街、交換小卡片或分享偶像趣事。黨群期的兒童或許會對時下的流行音樂著迷，開始崇拜偶像，或暗戀隔壁班的某某人或高一班的學長。女孩或會上課時傳遞紙條，並時常講悄悄話，對同齡的男生展開攻擊。此時期「男孩與女孩」的戰爭，與孩子感情自覺力的成長有關，可視為進入青春期的前奏。

這種與日俱增的社會獨立自覺性與一般父母對兒女的期望不甚符合。孩子們埋怨父母親獨裁、不民主，而且不信任、不了解他們，而為人父母者則感覺孩子愈來愈叛逆，愈來愈難掌握。大多數的父母或師長唯恐孩子涉世未深，害怕他們受壞朋友的影響，因此不但不鼓勵孩子參與團體，讓他們能從中體會團隊精神的偉大，反而限制並監控他們的行動。此種對孩子社會自覺性的打壓，往往讓黨群的活動化明為暗，不但讓親子的關係跌入谷底，也常常是少年犯罪的原因之一。學校的老師亦會面臨孩子逐漸對功課喪失興趣，以及向權威挑戰的問題傾向

（Duke, 1984）。

黨群期孩子的身體發育情形（增高、變壯）和操作技巧的純熟提供了他們爭取獨立的機會。我們不難發現一些小學高年級的學生自製一些小玩意兒，在校園內外籌募「基金」，或賺取零用錢。家長或許會發現已不難和孩子做理性的溝通，只要彼此能互相體諒、互相尊重，這是一個讓親子關係邁入新里程的階段。那些對父母唯命是從的乖乖牌孩子往往會遭受同伴的恥笑，在黨群中逐漸喪失其地位，對其日後人際關係和人格的發展影響甚鉅。

在常態分配的情況下，同一班孩子的身心發育情形和各項能力的落差頗大，就如閱讀能力而言，一班五年級的學生中，可能有些孩子的閱讀能力只達小學三年級的水準，而有極少數的孩子卻可能擁有七年級的閱讀程度。他們的美勞作品亦然。有些女孩子可能已進入生理期，有明顯的第二性徵。有些孩子一天到晚在「考驗」校規或家規，而有一些孩子則因他們傑出的才藝而獲得自信和榮譽。

本階段兒童的自我意識提高，影響了其繪畫創作的理念和動機。羅溫費爾德特別強調此時期兒童的「寫實」（realism）概念與所謂的自然主義（naturalism）不同，他認為，寫實並不僅是以照相式的方式來模仿自然，亦是嘗試把現實的物象轉化為視覺概念表現出來（Lowenfeld & Brittain, 1987）。兒童自我意識的提升，使得他們對周遭現實世界的覺知更加敏銳。他們所覺知的現實世界可能與成人所意識到的不同，那是個充滿感情的世界，有他們的朋友、計畫、夢想和值得懷念的回憶。兒童的寫實傾向，即是在描寫對他們而言是真實（real）的世界，這和自然主義只與自然相關極為不同。自然世界中的背景、反應或情緒等並不會因欣賞的人不同而有所改變，但兒童的寫實傾向卻會因人而異，換言之，是一種主觀的寫實。

就藝術教育的立場而言，我們並不鼓勵兒童對實物做照相式的模仿，而是順應著本階段兒童的寫實傾向，鼓勵他們去經驗現實世界，而將之表現出來。以下我們所要討論的繪畫特色與此寫實傾向的發展有極密切的關係。

二、黨群期的繪畫表現特色

黨群期孩子的繪畫，如同他們外在的表現一般，由於生理發展和對繪畫熟練度不同，有非常大的差異度。以下僅就造形、空間、用色、設計四項來描述。

(一) 造形

此階段可說是兒童在繪畫表現上有戲劇化發展的一個時期。先前的樣式概念再也不能滿足兒童的表現需要，就人物的造形而言，大多數樣式化期的兒童所畫的人，並未具備與個人特徵有關的細節，而只是幾何構成的組合，所表現的是一個「人」的普遍化概念。但在本階段，兒童卻逐漸熱切地想表達所描繪對象的性別特徵（不只是男生穿褲子、女生著裙裝等樣式化的概念、衣著細節，甚至外表上的獨特性。兒童的觀察能力與手部精細動作能力在本階段有顯著的成長，兒童由樣式化的表現方式，轉向更傾向自然寫實的風格。

樣式化期由幾何圖形所組合而成的人物，其部分一旦自整體中抽離出來，便失去該部分（如人物的上半身）在整體中原有的意義。黨群期兒童的人物畫則不然，一個人的鼻子，不管是否放置在人的臉上，都看起來像一個鼻子。雖然兒童已具有寫實的意圖，但其繪畫表現仍與視覺的寫實有一段距離。例如在描繪人物的衣著時，不會刻意地去畫出摺痕或皺褶，他所呈現在畫面上的，與其說是仔細觀察的結果，不如說是將其所看到的加以「特徵化」的表現（如讓女孩更像女孩，男孩更像男孩）。兒童雖開始對描繪細節部分產生興趣，但往往因忽略動作的描寫，而使得畫面上的人物顯得格外僵硬（Lowenfeld & Brittain, 1987）。

雖然在黨群期的初期，兒童仍會像前一個階段一樣繼續去誇張人物的某些部位，但一些研究報告（Lowenfeld, 1952）卻指出，因為在本時期兒童的現實感愈來愈提升，這種現象亦會逐漸消失，而以「在重要的部位描繪更多的細節」來強調兒童對該身體部位的特殊情感，如圖 5-1 為一位小學四年級女生的想像畫，其畫題為民族舞蹈——新疆舞。在此圖中，這位小朋友十分強調幾位舞者舞衣上的裝飾和臉孔上的彩妝。這種寫實、注意細節的現象可以說與前面所提到過的自然主義不同，因為顯而易見地，這位小朋友並無描寫光影、明暗變化的意圖。人物的描寫，也仍帶有一些樣式概念的特質。

黨群期階段的兒童開始去批判前一時期他們所利用到的空間表現方法，如 X 光透視法、摺疊法等。由於他們的自覺力增強，現實感提升，因此認為用那些方法所呈現的繪畫怪怪的、不自然，而逐漸地利用他們的視覺概念來處理所遇到的空間問題。在繪畫的題材方面，女孩仍熱衷於畫娃娃，但所選擇

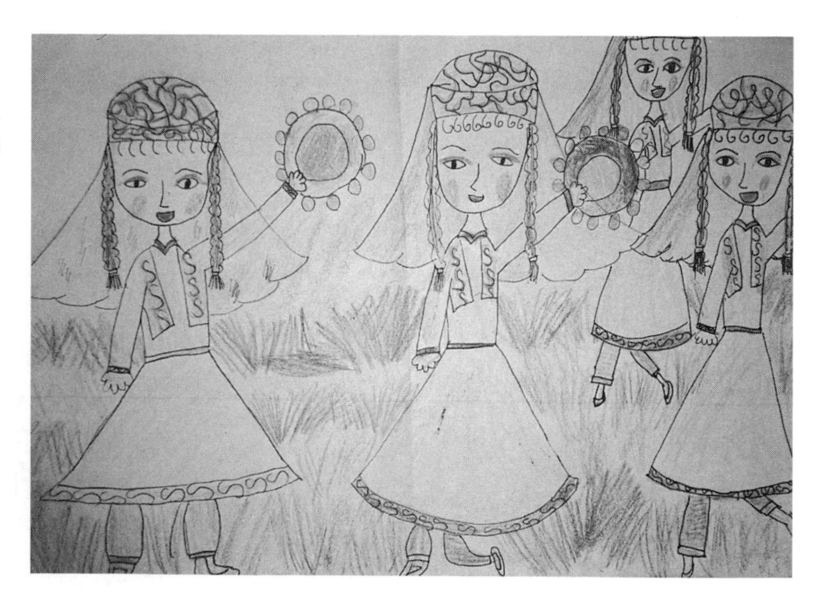

圖5-1　女，九歲半，27×39公分，「新疆舞」

本圖作者以描繪圖中人物的彩妝，來強調她對人臉孔的特殊情感。（彩圖第 11 頁）

的形式，已由先前的「可愛」造形，轉為較為寫實的造形，尤其以畫跳芭蕾舞的女孩（圖 5-2）及時下流行卡通最為熱門。這種對人物造形喜好的轉變反映出女孩對自己生理發育情形的自覺、好奇、期待、焦慮或恐懼，藉由畫這些衣著較為暴露的女郎，女孩子們在繪畫上傳達了該階段最真實的情感。除了畫娃娃之外，女孩子們亦會對畫動物有興趣，尤其是畫馬。先前對動物的恐懼現在已消失，兒童將自己的感情投射於動物造形中。對一些孩子而言，「馬」可能是一種奔馳和自由的象徵，傳達了對成長的喜悅（圖 5-3）。男孩子們則繼續對「汽車」等機械性有高速能力的物體認同，這如同女孩子們所畫的馬一樣，亦反映出他們嚮往自由的心態。對於機械的功能、數據、物理現象的喜愛，則使得男孩能把物體一些客觀存在的細節表露無遺（圖 5-4）。

（二）空間表現

在兒童進入黨群期以後，除了有先前慣用的具體認知的思考模式以外，也漸漸地具有抽象思考的能力。在繪畫作品中兒

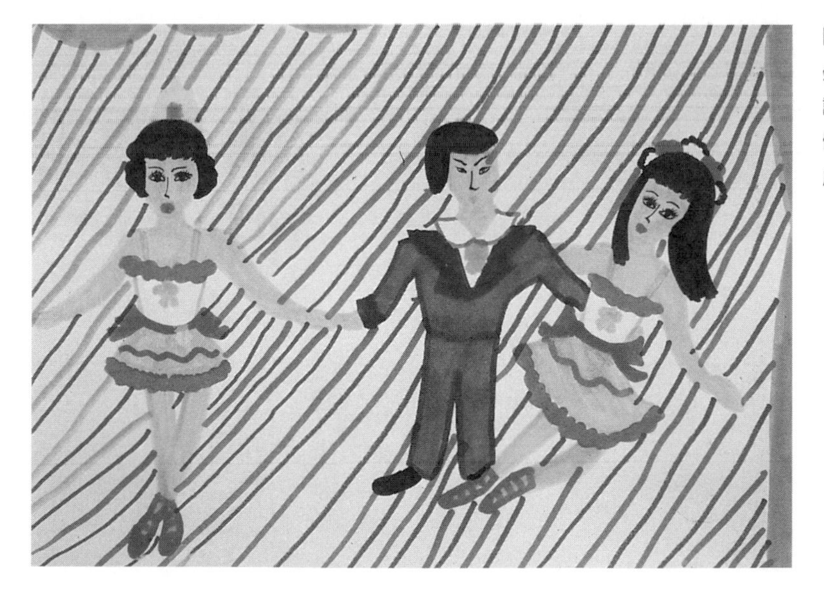

圖 5-2　女，九歲一個月，27×39 公分，音感作畫「芭蕾舞」

誇張的性別特徵反映出作者對自己身體發育情形的自覺、好奇、期待、焦慮或恐懼。（彩圖第 11 頁）

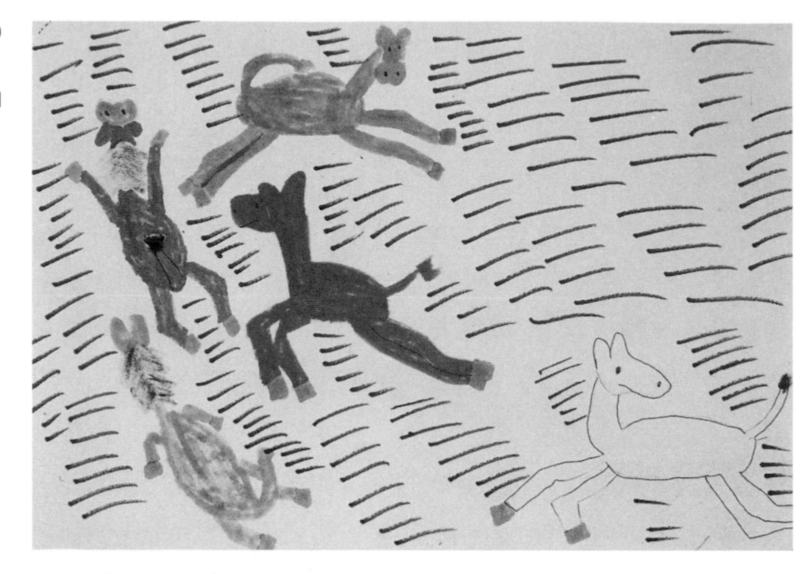

圖 5-3 女，九歲五個月，27×39 公分，音感作畫「馬」

對某些孩子而言，可能是一種奔馳和自由的象徵，傳達了對成長的喜悅。（彩圖第 11 頁）

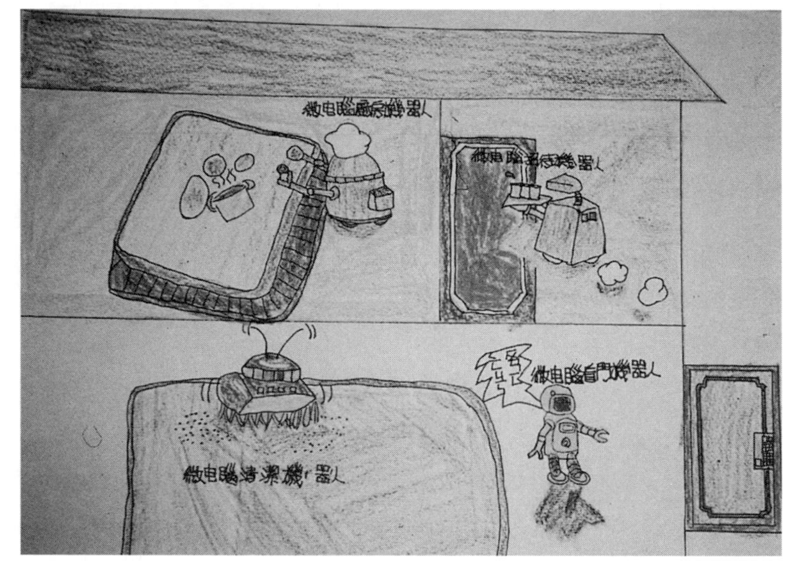

圖5-4 男，十一歲，27×39公分，「機器人」

對於機械的功能、數據、物理現象的喜愛，使得一些男孩能把物體客觀存在的細節表現在畫面上。

童所要表達的，已經不只是將物體再現而已，繪畫所表現的，除了是兒童對該物體的知覺概念與情感之外，也漸漸地有描寫內在感受的意圖。對於物體的組合形式，不像樣式化期那麼僵硬（往往以「排排站」的形式排列，無法表現出物與物之間的明確關係），他們能同時組合多件物體，並表現物體間的邏輯關係。

視覺能力的增加，使得孩子發現近距離的物體看起來較大，而同樣造形的物體置於遠處則顯得渺小。同時，他們也發現了應用「重疊」的技巧可以表達物體的前後遠近關係。繪畫表現上一件物體能遮蓋另一個物體，意謂著兒童漸能體會到其他物體的存在以及群、我的關係，這與黨群期孩子人際關係的發展十分密切。在皮亞傑「三座山」的觀看實驗中，只有直到九～十歲的孩子才能正確選擇從別人的視點來看的、自己面前的三座山的圖片（Piaget & Inhelder, 1948/1967）。八、九歲的孩子似乎已具備由別人的觀點來看物體的能力，與皮亞傑的理論主張相近（Newcombe, 1989），也與成人解讀空間關係的模式類似（Presson, 1982）。這意謂著兒童開始去了解人（物）際關係和機率問題，能逐漸地包容他人，脫離以自我為中心的心態。

圖 5-5 為一位小學四年級女生的「踏青」。我們可以看到此圖的空間表現方法與樣式化時期的「基底線」、「天空線」表現法有顯著的不同。近的樹畫得較大，植基於紙邊的基底線上，遠的樹和人物則植基於另一條基底線上。兩條基底線之間的草地，其實是一種「平面」的概念，而天空的雲朵和飛舞的

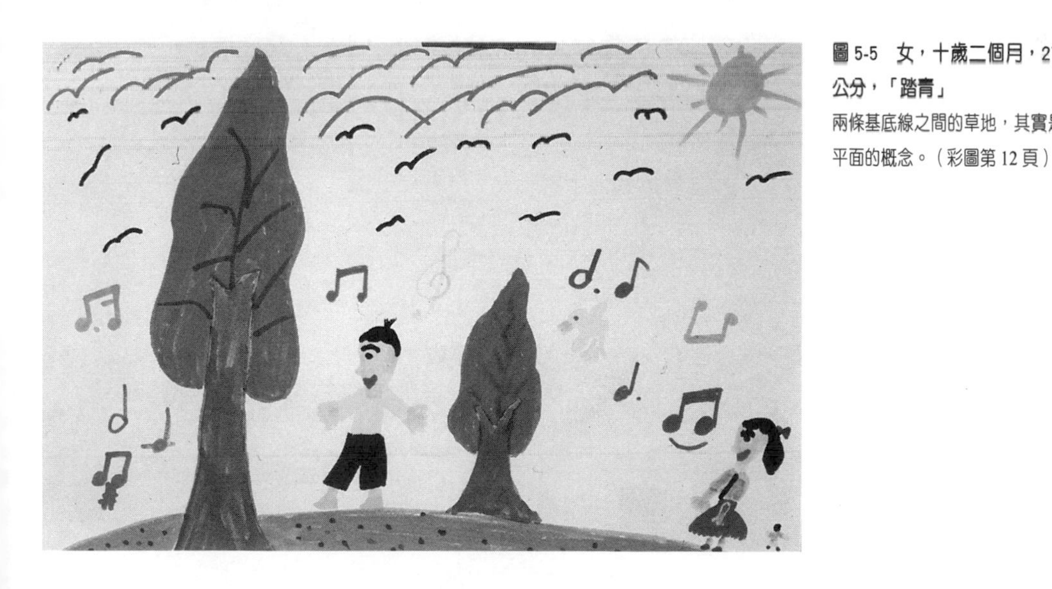

圖 5-5　女，十歲二個月，27×39 公分，「踏青」
兩條基底線之間的草地，其實是一種平面的概念。（彩圖第 12 頁）

鳥兒，亦不像前一個時期的空間表現般成一直線排列著。

圖 5-6 為一位九歲女生所畫的「辦家家酒」。這位小朋友巧妙地運用了「重疊」的技巧來處理物體與物體之間的空間關係——前後有序的雲朵不似前一時期那般整齊地排列著，暗示了雲層的容積度；躲在雲層後面的太陽正探出頭來熾熱地照耀著；矮牆後的小貓咪面對著觀者，好像希望能加入兩位女孩的遊戲；矮牆內的園子裡是孩子們嬉戲的主要場所（矮牆至紙邊基線的空間），一隻鳥兒正飛向結滿果子的蘋果樹；一位女孩站在木桌後面（雖然不符合成人的視覺邏輯，但可看出作者在處理女孩和桌子之間的空間關係時所做的努力），正料理著玩「辦家家酒」所需要的道具；矮牆邊的另一位女孩誇張地彎著腰採集野花來玩遊戲。兩個人物的大小分明，加強了畫面的空間感。

圖 4-13 為一位小學三年級兒童的作品。他利用三個基底線（紙邊，樹、車子、人所植基的地面，和山巒的基部）來表現畫面的空間關係。在邁向成熟的空間表現方式的過程中，利用多條基底線來展現「平面」的概念，可視為從一象徵化的基

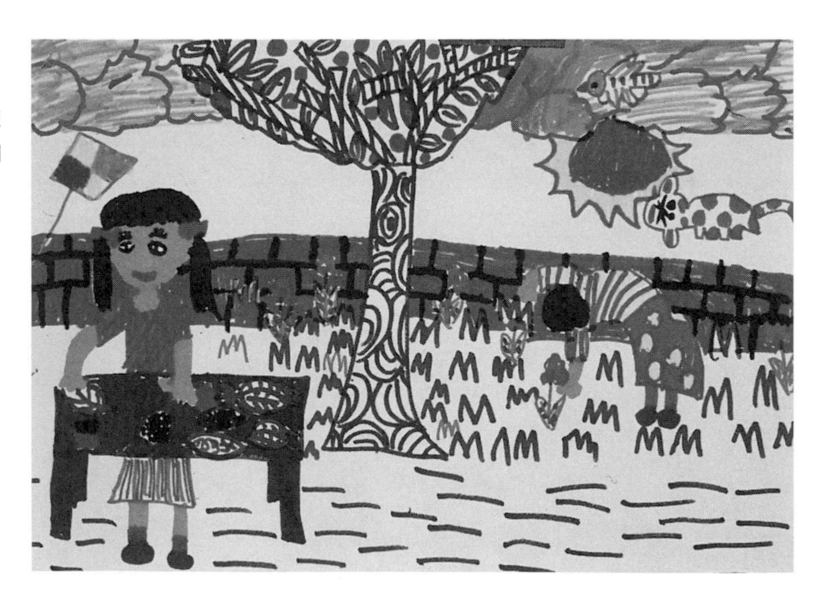

圖 5-6　女，九歲，27×39 公分，「辦家家酒」

作者巧妙地運用了「重疊」的技巧來處理畫面中物體與物體之間的空間關係。（彩圖第 12 頁）

底線概念到比較自然寫實的表現形式的轉折期。一項以英國孩童為實驗對象的研究顯示，當研究者要求一些較小的孩子畫「我的班級」時，這些小朋友通常會把人物隨意地散布或整齊地排列在畫面上，無法顯示出老師與學生間的確實關係。研究者發現，九～十歲是改變此種空間表現形式的關鍵期，九歲以後的孩子才能描寫師生間的關係，甚至於教室內的布置和細節（Kutnick, 1978）。

黨群期的孩子，脫離以兒童個人為中心的空間表現方式（如鳥瞰法、摺疊法、X光透視法等），而能具體地落實於繪畫上的則為「單一」視點的應用。

雖然此時期的兒童較喜歡一些能考驗他們「解決問題」（problem-solving）之能力的題材，但並不急切地想去學習一些法則（如透視原理等），來使自己能更精確地描繪出空間關係。圖 4-32 為一小學三年級的資優生所畫的「聖誕餐會」。在此圖中，作者和她的父母均面孔向前，好像共同注視著某一個在圖畫正前方的焦點（如照相機等）。這位小朋友仔細地描繪了屋內的布置，聖誕樹和餐桌均帶有濃厚的裝飾意味。更難能可貴的是，作者能客觀地描繪出每個人物和桌、椅的空間關係，再加上構成桌面和地面線條的暗示，讓畫面中的人和物井然有序地落實在那個空間裡（在此圖中，讀者不難體會到一具體的空間感）。

羅溫費爾德認為藝術教育具有雙重目的：一方面作為自我表現的方法，一方面作為治療的方法（王德育譯，1991）。就老師而言，一般黨群期的兒童若不能在圖畫中建立起空間的相互關係，在智力正常、無生理病痛和外力傷害的情況下，或可視為情緒障礙的指標。這些孩子在學校裡可能獨來獨往，不參與其他小朋友的活動，畏縮、孤立、情緒不穩定，封閉在自己的世界裡；在繪畫中，這種畏縮可能就表現在不能客觀地建立起空間關係上。藉由方案設計（project）、（集體工作）或

「大家畫」（團體繪畫創作）等形式來上美勞課，能鼓勵兒童在群體中發展出較高的社會意識和合作的慾望；亦即，繪畫中的空間表現某些程度也反映了孩子的社會適應狀態。方案設計的意義在於其成品是兒童自己無法獨立完成的，而其個人的貢獻卻是整體的重要部分。相反地，倘若兒童覺得他能獨立完成同樣的作品，而且其成果甚至更好時，集體工作則會令孩子感受到挫折。

(三) 用色

隨著解決問題能力的增加，黨群期的兒童在繪畫時的設色上，亦從使用呆板的固有色來著色，轉變到能應用豐富的色調。亦即，孩子擴展了對物體所建立的固有色概念，而改採以固有色調（以原有色彩的鄰近色或同色系的色彩為主）來設色的表現手法。孩子能夠辨識出紫紅色和紫藍色毛衣的不同，但這並不意謂著他已具有真正成熟的視覺覺知（visual awareness）能力，因為他尚無意圖表現物體在不同光線下所產生的色彩變化。孩子能用不同的藍來表現畫面中的天空和河流，用不同的綠來區分山、樹和草地。圖 5-7 為一小學四年級女生所畫的「野餐」，在本圖中，這位小朋友以彩色筆中現有的綠色來畫樹和草地。我們可以觀察到作者並無真正色彩寫實的意念，但色調的運用卻使得本階段的繪畫增添不少光彩。

讓孩子能擴展自己對色彩覺知能力的方法，在於強調兒童自己對色彩的反應，而這些反應的性質愈是具有感情，這個學習的經驗便愈深刻。譬如讓孩子去比較雨天和晴天的黃昏，在色彩和主觀的感覺上有何不同。兒童因此便能發現雨天黃昏或是灰暗的、無聊的、陰沉的、想睡覺的、想哭泣的、沒有力氣的、難過的；而感覺到晴天的黃昏或是多采多姿的、絢麗的、有精神的、浪漫的、寧靜的、想和好朋友聊天的、快樂的。藉由類似這樣的主題，讓他們有許多機會去談論沉悶和明亮的色

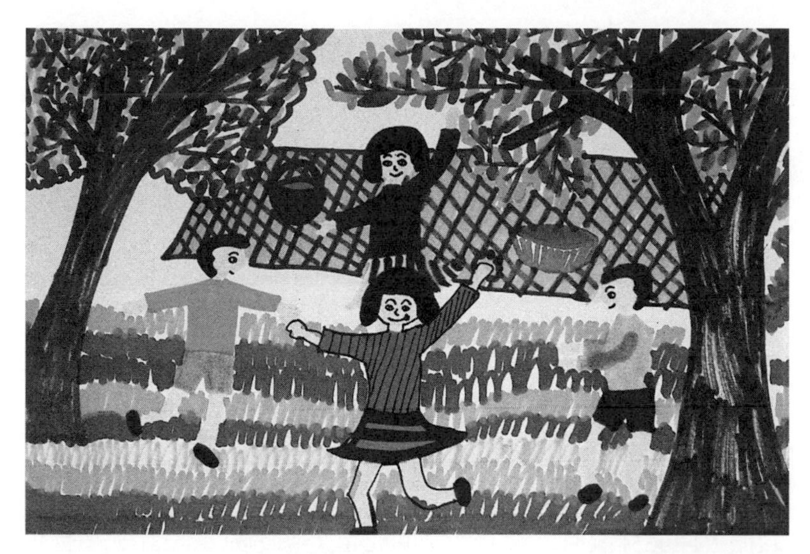

圖5-7　女，十歲，27×39公分，「野餐」
本圖中的草地，顯然不是作者視覺意象的再現，但色調的運用確實使整張畫面增色不少。（彩圖第12頁）

彩。在討論時，老師應注意的是，盡量把主題導引到與孩子切身相關的事物，尤其是和情感有關的經驗上。

黨群期的兒童特別容易改變他以前所慣用的色彩樣式，也較願意接受新的感情刺激，然而在視覺上，大多數的孩子尚未準備對周遭的色彩產生感應性的反應，因此在小學階段利用色環、色票或電腦軟體等教材教導孩子色彩理論可能會徒勞無功。直接教導孩子色彩學原理只會干擾其本有的自發性，而使他們對自己色感的發展感到困惑和不確定。但若能將色彩學的理論融入生活化的教學中，讓孩子去感受色彩的物理特性，如冷和熱、膨脹和收縮、前進和後退等，則能提高孩子對色彩的敏銳度，因而能更有意識地去應用色彩。

另一個能增加孩子色彩知覺能力的方法，是從藝術媒材上著手。由於生理發育情況已漸趨成熟，黨群期的孩子已能掌握較精細的動作，如軟性毛筆的運用（也因此在小學三年級開始教授書法，美勞課時亦可安排水墨畫的單元）。使用水質性顏料，如水彩、墨汁等，可讓兒童不斷發現新奇的色彩現象，進而能控制水分和顏料的比例，而調出理想的色彩。水質性顏料豐富的寬容度，不只能引發兒童對色彩的好奇，調色、配色的經驗亦對下一階段兒童的繪畫發展有莫大的幫助。圖 5-8 為一位十歲男孩的水彩畫，標題為「熱門演唱會」。此圖之構圖及造形不但生動活潑，其絢爛的紅色調背景，亦表現了演唱會的熱度和輕鬆的氛圍。

(四) 設計

兒童的設計本能，事實上在前樣式化期便已萌芽。當然，在本文所指的設計乃偏向「裝飾性」的意圖和理念的實現，而並不強調其實用性的目的，尤其是成品的完整性（圖 5-9、5-10）。當我們能了解兒童所有的繪畫發展都只是邁向成熟的過程，便能釋懷何以沒有所謂的兒童畫家、兒童設計師，且少有畫廊在炒作兒童畫，亦少有人用高價購買兒童畫（除非是義賣等性質的兒童畫展）。但這並不意謂著兒童的創作不具有美學上的價值，或藝術教育只是在眾多科目之後的點綴，並不具有實質的功能。相反地，在兒童邁向成熟的過程中，所有藝術創作的經驗，都可以幫助兒童未來身心、智能的健全發展。英國的美術教育家李德所謂的「美術為教育之本」（Education

圖 5-8　男，十歲二個月，27×39 公分，「熱門演唱會」
絢爛的紅色調背景，強化了演唱會的熱度。（彩圖第 12 頁）

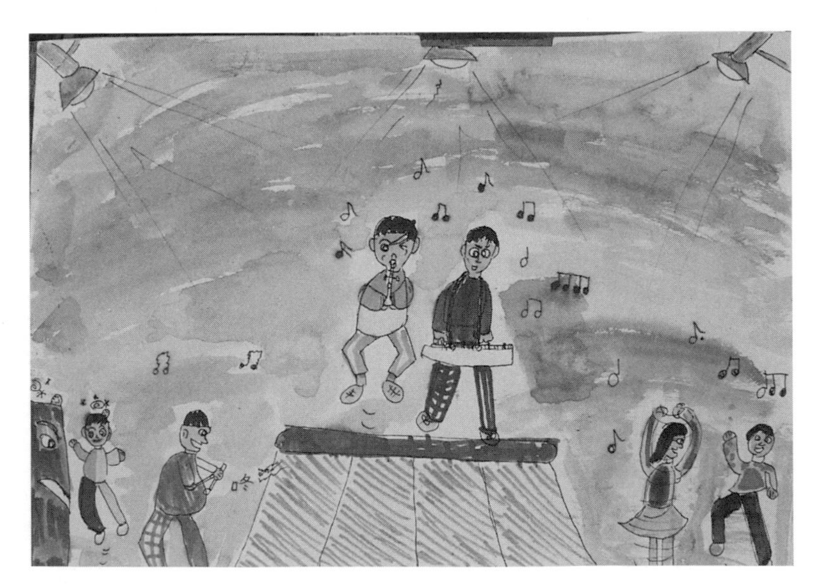

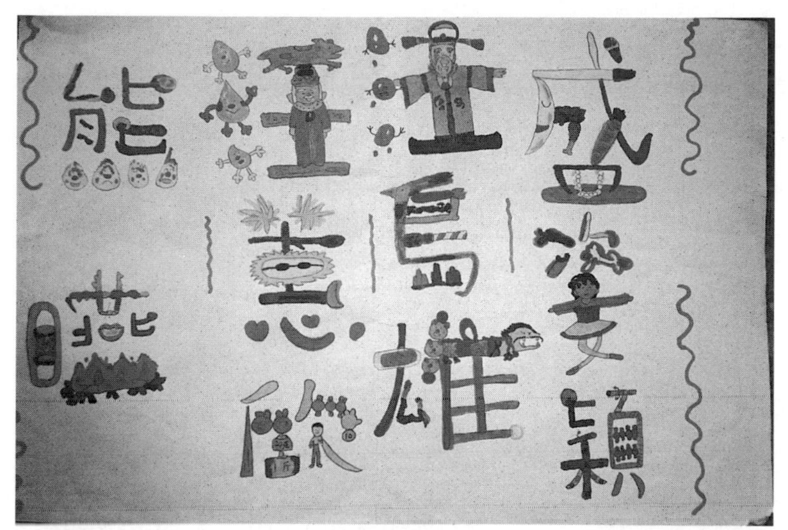

圖 5-9　女，九歲，27×39 公分，「有創意的名字」

三年級的小女孩將自己父母、最要好的朋友及她本人的名字加以造形組合，不失為兒童設計教學的開端。

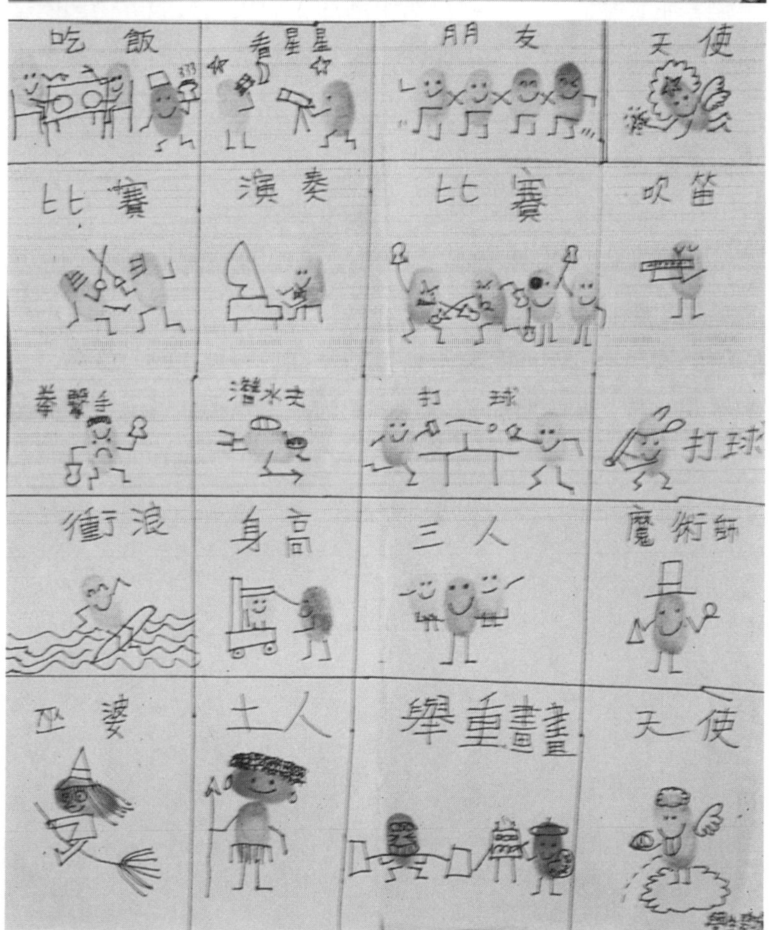

圖 5-10　男，十歲，27×39 公分，創意表現「指印畫」

through Art）即是主張：美術是依據人的本能，作為人生活在社會上的根基；而重視此繪畫創作活動的教育便是教育全面的基本原理（Read, 1958）。兒童的設計活動雖可能未臻「商業化」的標準，但藉由設計和工藝等課程的訓練，能刺激孩子對周遭的事物產生更大的興趣和關心，為將來踏入成人階段時，對現實社會的認同做準備。

黨群期的孩子已逐漸體會到環境對他們的意義和關係，因此在本時期藝術教育的最主要目的，即在於能引導孩子去發現、識別並珍惜在生活中所見到的美好事物，不管是人工的或是自然的。換言之，即是教師能提供孩子發現「美」的存在之機會，並激發他們去探索石頭、泡沫、樹皮、貝殼等物體內蘊的美感現象。當然，不論如何，家長或老師都會發現，黨群期的孩子普遍都有蒐集一些物品，如彈珠、遊戲卡、貼紙、硬幣、郵票、貝殼等的嗜好。這除了讓孩子開始懂得去珍惜不同美的物品價值外，也成為他們擴展社交關係的籌碼。

自然美的追求在環保意識日漸抬頭的今日別具意義。無論是利用親子活動或校外教學的機會，大自然本身所蘊含的包容與寬廣已為這個活動奠定良好的基礎。帶孩子到野外觀察自然，如欣賞石頭的自然美，觀察並比較偶然在砂礫上發現的鵝卵石、溪邊布滿青苔的巨石和聳立的山崖，體會石頭之造形和色澤，並記錄下校外教學審美活動的一些聯想和心得。輕鬆愉快氛圍中的學習，因大自然背景的特殊性及孩子在歷程中的身心投入，會讓這個旅遊或學習經驗更深刻。當然這樣的學習並不講究速成，主要是在自然的情形下，培養兒童對自然事物的觀察力和敏銳度，因此平時的機會教育更為重要。或讓孩子利用所蒐集的物體來從事貼畫、裝置造形或工藝等創作是一舉數得的美感訓練形式。讀者或許會以為本文的設計教育只重視藝術媒材的探索，而忽略設計的本質，事實上，這兩個範圍是相容的，並不相互牴觸。設計的原理原則源自自然事物的啟發。

讓兒童類化從對自然物的觀察中所獲得的美感經驗，並將之應用甚至創造於美勞作品中，是一件重視設計本質的教學理念，兒童並能逐漸體會到設計的形式具有裝飾的功能。

本階段的設計教學，老師應先意識到每一種媒材都具有其特殊的功能。配合現階段國小高年級的電腦教學，選用適合的電腦繪圖軟體來培養兒童對設計的興趣和能力，亦不失為一有效的設計教學方式（詳見第六章的「電腦繪圖教學」部分）。妥當的單元安排可使兒童領悟到利用不同的媒材和不同的手法（如摺疊、切割、鑿洞等），均可能有不同的美感表現。培養兒童能對設計產生感情的重要方法，是在教學的過程中激發兒童自身的經驗聯想。我們須隨時記得，美術教育最重要的並不只是活動最後的完成品，製作的過程和其對生活經驗的衝擊亦同等重要。老師不妨抱著自由且支持的態度來上美勞課，「古怪」的造形或用色並不會干擾到兒童，然而一些孩子無法理解的批評卻可能傷害到他們幼小而脆弱的心靈。

三、黨群期的繪畫反映 9～12 歲兒童的一般性發展

(一) 黨群期兒童的一般性發展

能夠打破慣用的樣式，並注意到周遭事物細微的變化，可說是黨群期的特色。雖然如此，我們發現兒童所描寫的事物仍是他們主觀觀察的結果。對他們而言，這是最真實的一種意象。此時期的孩子開始把「畫得像不像」當作評價創作優劣的依歸，可能常會對別人的畫作指指點點，甚至也會批評自己的畫。他們或許開始思考有關「人生」的問題，並逐漸發展其價值觀。由於在繪畫上開始有「眼高手低」的傾向，因此不像以往一樣會在畫完之後將作品與他人分享。性別上的區分愈來愈

大，雖然在公開場所，男女生互不相讓，但在私底下，孩子對異性卻產生好奇和愛慕之意。圖 5-11 為一位小學三年女生的自由畫，主題是畫圖的前一天參加校外教學到兒童樂園的情景。值得注意的是現實中兒童樂園只有一處「咖啡杯」的遊樂設施。這位小朋友不只用構圖和色彩將男、女生分置於不同的兩大區塊，且將男生們的表情醜化成膽小鬼，有別於女生們的個個笑開懷。

十歲大的孩子對他們所處的世界，無論是自然的或是人文的，均有相當程度的了解，雖然他們在課堂上所吸收的知識很可能是孤立的，孩子們只知其然，而不知其所以然。在此時期他們所發展出來的概念，有些甚至會沿用到成人期，這從黨群期兒童的繪畫表現可看出端倪。由第一章圖 1-1 的繪畫發展與智力發展的關係來推論，黨群期兒童的繪畫與成人未經過正式美術訓練所畫出來的圖畫十分類似。

黨群期亦是兒童發展自我概念並了解自己是一個獨立個體的重要階段。因此，健全的人生態度和自我概念的形成，與其學習能力息息相關。在國外一項改變國小六年級剛畢業男孩的自我概念的研究中，研究者將實驗對象分成兩組，每組各 15

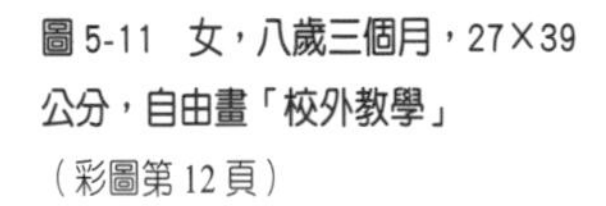
圖 5-11　女，八歲三個月，27×39 公分，自由畫「校外教學」（彩圖第 12 頁）

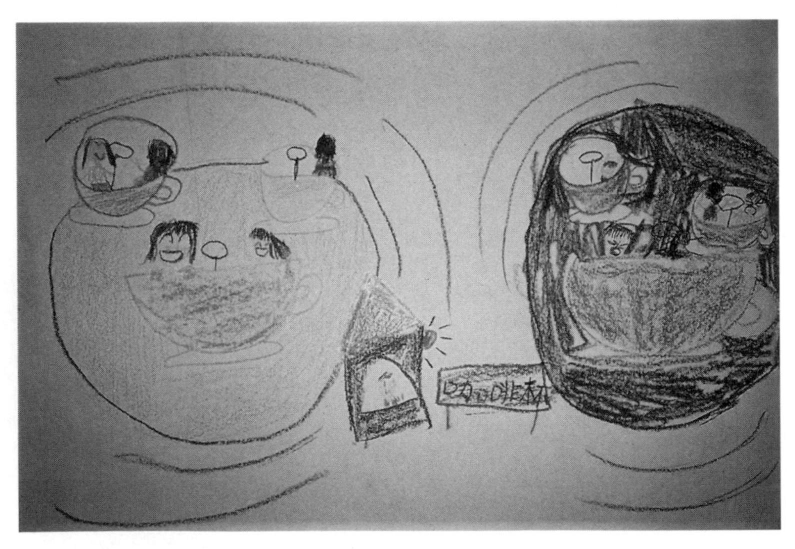

人。一組以傳統的、非指導式的諮商形式進行，另一組則以藝術治療的形式進行。這個實證研究的結果顯示，藝術治療對改變這階段孩子的自我概念較傳統的以口語為主的諮商更為有效。這個研究在課程結束 14 個月後的追蹤研究亦顯示，藝術治療組的孩子從課程中所獲得的成長，至當時仍有效地持續著（White & Allen, 1971）。兩項研究發現藝術教育課程可提升學童的自尊心和學業成就（Boyes & Reid, 2005; Haynes, 1990）。另一項與兒童自我概念相關的研究在美國佛羅里達州田巴灣區（Tempa Bay）的達利美術館實施。176 位七～十三歲、平均年齡十歲的兒童在暑期參與美術館籌劃為期一週的藝術課程。本研究以田納西自我概念量表（Tennessee Self-Concept Scale 2）為工具，在課程開始前及結束後施測，研究結果顯示此課程初步能增進參與者的自我概念，說明了美術館的教育性以及治療性功能，也證實了藝術課程對孩童自我概念的影響，尤其可推廣應用於不同的教育場域（Kaufman, Rinehardt, Hine, Wilkinson, Tush, Mead & Fernandez, 2014）。國內對藝術治療應用於情緒困擾國小學童自我概念（吳珮諭，2012；郭修廷，2001；陳學添，2001；葉莉瑄，2004）、生活適應（林晏如，2008；劉安容，2010）的研究均持肯定的態度。相較於成人，藝術治療對於不同類別兒童的相關研究，相對地發展較為成熟（台灣藝術治療學會，2015）。藝術不只應用於特殊兒童，以藝術為主的治療取向的教育亦被應用於學校課程中，詳見本書第七章。

黨群期的孩童尚未能有效地控制自己的情緒，往往一些小挫折都會帶給他們極大的影響。這些強烈的情緒反應可以在美勞活動中善加利用。圖 5-12 為一國小六年級女童的自由創作。她在「最 XX 的一張臉」的蠟筆刮畫中，呈現了最噁心、恐怖的一張臉，投射與釋放了心中焦慮和憤怒的情緒，而後在用剪刀去剪、破壞、再組合成「舞獅」的過程中，昇華了這些

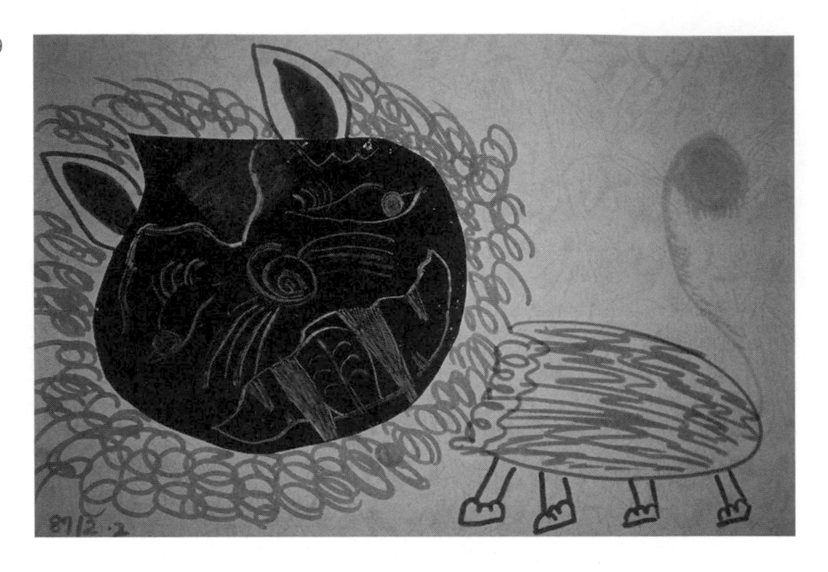

圖 5-12 女，十一歲半，27×39 公分，自由創作「舞獅」（彩圖第 13 頁）

情感。這位女童因家庭因素有些許情緒困擾，上課無法專注，也常有喃喃自語的現象。在任課老師不問為什麼，尊重和支持的態度下，藝術的開放與涵容成為無須依賴口語的表達，以美的形式轉化了累積已久的不安，成就了一件極富創意的作品。

兒童從生活中所發展的和事物的情感關係可藉由藝術的形式具體地或象徵地表現出來。一些有關於宗教信仰、個人主見或愛恨等情感均是繪畫的好題材。有些黨群期的兒童畫仍會顯得誇張或強調畫面的某一部分，甚至連顏色都亂塗，可能有心理上的象徵意義。老師所應注意的是，這些不按牌理出牌的繪畫表現正暗示著兒童當時情緒的不穩定，或情感上遭受創傷，正需要藉由一些活動來發洩和表現，並獲得成人們關懷與支持。

(二) 智慧的成長

黨群期的兒童畫，已逐漸能脫離長久已來描繪物體所慣用的樣式，而顯現出一些自然寫實的傾向。然而對於一些智力發展較為遲緩的孩子而言，他們卻未能識別到環境中的細節和微小變化。一般黨群期的孩子在畫面的空間表現上，捨棄了慣用的基底線或其他較以個人為中心的表現法，而利用多條基底線的方式來表達「平面」的概念。在物體的造形上，也更趨複雜，如衣服上的鈕釦、花布的樣式等，尤其對女孩子而言，精緻的髮型和服飾常是她們畫面上的表達重點。圖 5-13 為一小學四年級女生所畫的「運動會」。讀者不難發現，圖畫中每位人物的穿著均不相同，極富裝飾的趣味。

由兒童畫的發展，我們可以得知繪畫表現與智商的高低有極密切的關係，但智慧並非解釋畫面表現的唯一因素。智慧的發展誠然為繪畫表現的關鍵要素，但若兒童在作畫時缺乏繪畫動機，便會影響其思考的過程和內容，進而影響到繪畫的表現。當然我們在此所指的「智慧」是功能性的智力（functional intelligence），亦即能確實操作和執行的智力，也是決定畫面表現如何的要素。老師的教學目標在於提高孩子對周遭環境的敏銳度，並加強孩子對自己思考、感情、知覺等方面的自覺度，以便能幫助他們發展天賦的潛能。

對一些成人而言，智慧的發展可能只與數理能力的進步和閱讀技巧的增加有關。但研究顯示，智慧的發展也表現在一

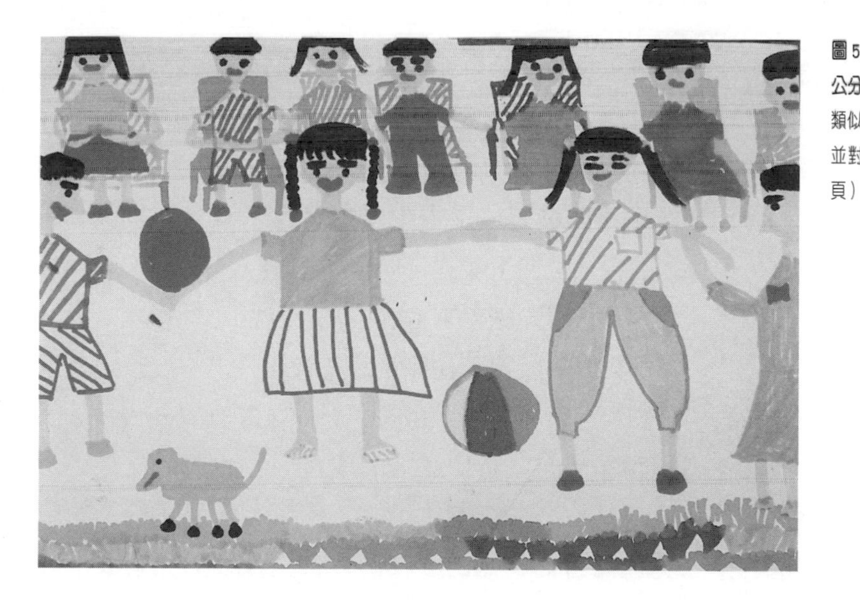

圖 5-13　女，九歲一個月，27×39 公分，「運動會」
類似的題材可刺激孩子的團體意識，並對團體產生認同感。（彩圖第 13 頁）

些與藝術有關的活動上。在一實證研究中，研究人員請一批小學四年級的學生參與一項多重系列（multiple seriation）的測試。研究者要求這些小朋友在一個長方形的盤中，一方面依照等量增加的積木大小，另一方面依照色相的不同來排色環（Watson, 1979）。要能成功地完成此項任務的秘訣，在於操作者能同時兼顧兩方面的考量。那些有整體概念的小朋友，甚至不需視覺上的辨識，便知道下一個色環上的積木該怎麼排列。有些孩子從嘗試錯誤中完成此項任務，而有些孩童則自始至終也無法明白要完成此項工作的關鍵在何處。要達成此項任務，閱讀領悟力（reading comprehension）更勝於操作上的指示。而在另一項「為數學而畫」研究中，參與學生的圖畫被分類成「比例恰當的樣式」與「比例不恰當的樣式」兩組，而其研究結果發現，在他們的繪畫中對空間關係了解的程度與數學的解題有顯著的相關（Edens & Potter, 2007）。由此推論，藝術活動能自然地促進兒童智慧的成長，美術教室實為學童發展閱讀與數學能力的最佳場域之一。

（三）情感的成長

一般而言，色彩被認為能反映個體的情緒（Lu, 2012; Suk, & Irtel, 2010），而大多數的學者均認為繪畫的發展是朝著寫實的基準進行。因此，若我們將「色彩」從邁向寫實的歷程中抽離出來，則不難發現兒童畫中「固有色」概念的發現、建立、維持（前樣式化期至樣式化期）與擴展（黨群期），反映了個體藉由物體再現的歷程來肯定自我存在的心理意義。換言之，此一邁向寫實的歷程，在兒童的心智成長上，反映出其以自我為中心到對社會價值觀念認同的歷程（陸雅青，1998）。

藝術經驗能幫助兒童情感上的成長。在我們的文化中，孩童往往從小便被教導要舉止得體，不要流露過多個人的感情——對男孩而言更是如此。我們教育男孩「男兒有淚不輕彈」，也因此在華人社會中，大多數的男人較不善於表達個人內在的情感，遇到挫折也往往採取自我壓抑的態度以維持男性的自尊，對身心有極不良的影響。我們若能在藝術表現上讓孩子向自我經驗認同，他們便能夠自由地表達情感，學習成長。圖 5-14 為一小學四年級聽障學童的作品。在自由畫的情形下，孩子畫出了只有一艘小船靠在波浪不小的海邊。整張畫藉由的雲朵和沙灘等的留白展現了絕佳的美感和創意，但也傳達了此年齡層少見的「孤寂」感受。老師若能覺察到孩子所傳遞的訊息，對孩子的創作予以肯定和讚賞，相信孩子將會為那片寂靜的沙灘注入更大的活力與光彩。對此階段的孩子而言，成功的美術經驗不只在於技巧上的提升，更在於師長和同儕的回饋（Hallam, Hewitt, & Buxton, 2014）。

雖然教育改革一直在進行，但無論升學的管道為何，升學主義似乎在台灣社會已根深蒂固，很難改善。孩子所面臨到的課業壓力與他們的年級成正比。小學高年級的學生除了應付一大堆各科的考試以外，便是課後的補習，不管是既有的科目如數學、作文、英文、自然實驗，或者是一些額外的學科或才藝，如鋼琴、美術等。由於現代飲食習慣的改變，使得兒童的

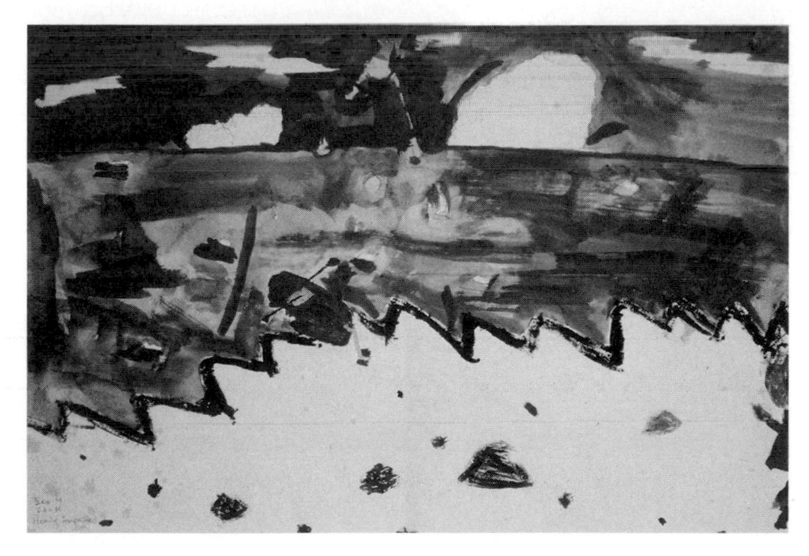

圖5-14　男，十歲，27×39公分，自由畫「白沙灣」

留白的雲朵，島礁和沙灘展現了作者的美感與創意，而孤單的小船希冀更多師長和同儕的關注與支持。（彩圖第13頁）

生理發育情形普遍較為早熟。在學校裡，發育較慢的男孩往往成為同學嘲弄的對象，而發育較早的女孩則發現自己不管如何地偽裝（彎腰駝背）亦總是鶴立雞群，對初來的月經感到羞愧和恐懼（自己已成年！）。在課堂上，孩子有時會對老師授課內容感到迷失、困惑或無聊，亦有時會對某位程度較差同學錯誤的回答反應感到不耐煩。孩子為沉重的功課未能如期做完而感到畏懼，對面臨的考試產生焦慮。前青春期的生理壓力伴隨著與日俱增的獨立需求，孩子需有發洩情緒、表達自我的管道。過去除了美勞課的作品之外，我們偶爾會發現學生在課桌椅上、廢紙中、廁所的門牆上塗鴉、亂畫以發洩種種負面的情感。那些十分僵硬的樣式畫和漫不經心的塗鴉或許正是他們逃避情感的寫照。圖 5-15 為一個十歲男童在家中的自由創作——千百種被砍殺支解的情境，乍看像是暴力的主題，但仔細看不難能感同身受那些透過探索去克服身體疼痛以及面對未知的意念。塗鴉伴隨著這位自兩歲即被診斷出罹患多發性軟骨癌的他，堅強地走過成長歲月中大大小小的手術，忍受當時因做長短腳拉平手術，身體被暴力對待，雙腿被植入鋼釘／架以拉長、固定的痛楚。

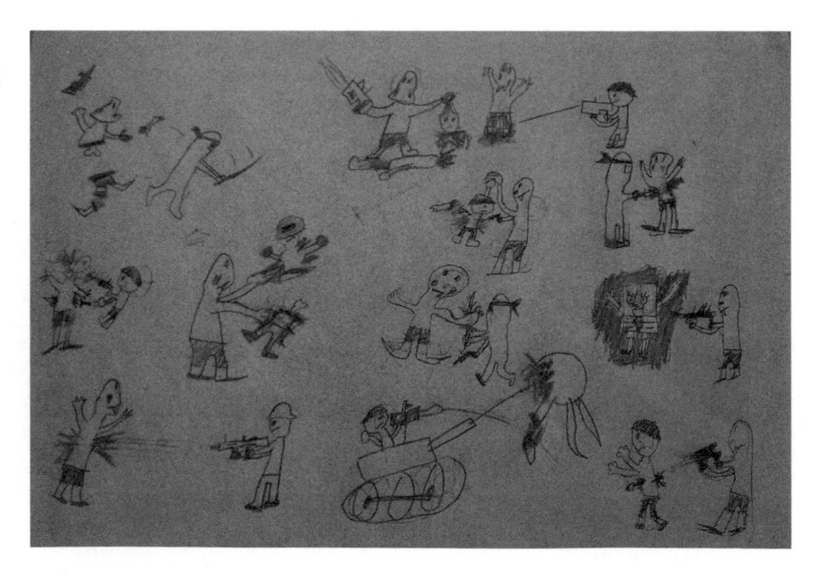

圖5-15　男，十歲，27×39公分，自由畫「千百種被砍殺支解的情境」

（彩圖第 13 頁）

雖然課業壓力城、鄉有別，但情緒壓力則因不同的因素普遍存在。在 3C 流行的年代，打電腦、手機、遊戲器中的電動遊戲成為麻痺自我的方式，在看似機械化的動作反應中獲得對負面情緒的控制。然而，雖然打電動與塗鴉均為「手眼協調」後的產物，但卻無塗鴉的溝通功能（與內在他者的對話）以及在歷程中所自然提供的反思空間。此外，對仍處於生理未臻成熟階段的兒童來說，當沉迷於電動遊戲以逃避現實壓力，在速度、精確性、得分逐漸成為行為的唯一目的與意義時，對神經生理、情緒控制、人際關係甚至人格的發展或有深遠的影響，此部分在下一章節有更進一步的探討。

(四) 社交關係的成長

社交關係的成長可謂本階段發展中最突出的一項，因此，任何有害於此種社會歸屬感的因素，都會讓孩子產生退縮的心態，成為冷眼旁觀的圈外人。黨群期的兒童是否對某一小團體產生認同，可以從其美術作品的題材內容和是否以團體的形式完成其作品得知。在自由自發的前提下，本時期孩子的繪畫多數呈現一「群」物件的狀況。如前所述之圖 5-13 的「運動會」一圖，描繪的是一群參與運動節目的小朋友。作者利用「重疊」和「近大遠小」的空間表現法，表現了群體人物的空間關係和情感關係。

至於孩童參與團體的能力，則可從集體合作的活動窺知一二。集體創作的形式能讓兒童學習民主、學習溝通、學習肯定自己、尊重別人，並體會「團結力量大」的精神，換言之，即是藉由組員間的互動來學習成長，因此，那些不願意參與集體創作或在與別人合作時老出狀況的小朋友，可能正是那些最需要社交經驗的人。這些不願參與集體創作的孩子，和那些無法將其感情經驗表現於畫面上的小朋友，最需要老師的支持和鼓勵，以便能發展較佳的社會覺知。老師可以安排這類的學生負責完成團體畫中的某一部分，幫助其他成員意識到這位同學對團體的貢獻，並給予正向的回饋。圖 5-16 為一群國小學童利用假日，頂著炎炎烈日，美化學校所在社區牆面的情景。這群小朋友在學期中有計畫地學習馬賽克創作，最後並落實在社區牆面的集體創作中。此一有汗水相伴的創作歷程，不只已烙印在參與師生的腦海裡，強化了孩子「我能」、「我可以」的自我概念，也有形無形地促進了學校與社區的連結。

由於黨群期孩子的自由畫往往畫題以「群」為主，老師在設計課程時，不妨將重點放在與黨群有關的題材上。事實上，從孩子的群像畫中（a group drawing）可以了解該階段孩子的心理現象和人際關係。亞布拉漢姆（Abraham）研究兒童的群像畫，並發展出一套心理投射測驗。這位學者認為，要求孩子畫一個群體（draw a group）可以看得出受試者的內在群像（inner group）。這個內在群像的形成，受一些愉快或不愉快的團體經驗、特別的焦慮和人際關係的形式等因素所影響。而這些因素可能與尋求安全保證、減輕焦慮的防衛機轉同時發展而成，以便能面對群體並接受它的挑戰。內在群像的根源植基

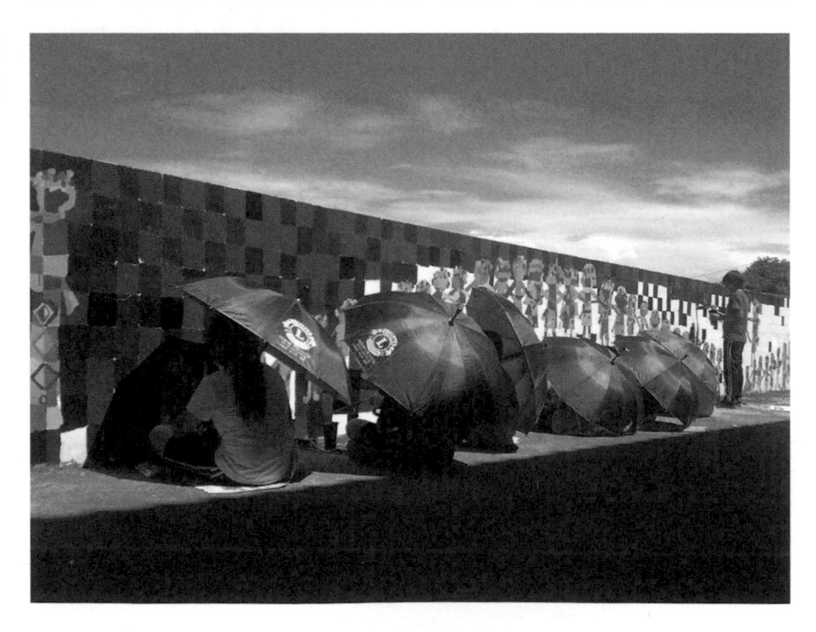

圖 5-16　集體創作「馬賽克大壁畫」（台東縣利嘉國小陳佳淇老師提供）

於個體與其原生家庭和與在漫長人生旅途中所遭遇的次級團體相處經驗之內化（Abraham, 1974, 1983, 1990）。由此推論，無論孩子成長中的境遇如何，利用集體創作來深化小學中、高年級學童的社會意識是順勢可為的課程設計。

（五）美感的成長

黨群期的兒童逐漸意識到設計的意義，尤其是設計與環境的關係。通常，此種自覺性首先表現在人物的衣服和其他的裝飾圖案上。如前述的圖 5-13，我們可以觀察到參加運動會的人們，幾乎每一件衣裳都帶有不同的色彩或圖樣。

另一項美感經驗的成長，則表現在黨群期兒童已比較能夠掌握每種素材的特性，物盡其用。譬如，他們了解水、油不相容的特質，在畫面上混合使用油性蠟筆和水彩。使用黏土時則盡量運用到黏土容積度的特性，做成三度空間的創作。當然，如果有小朋友在黏土雕塑時仍以平面的方式來呈現，則這位小朋友或尚未了解這種素材的特質，也或許其當下想要以紙面為基礎用黏土來「推」、「壓」、「拍」、「打」、「摳」、「切」等表達的需求較為強烈使然。對美術材料本質的了解和掌握，可說是美感成長的基礎條件。

（六）創造力的成長

創造力的成長是藝術活動對兒童發展最重要的一項貢獻。在黨群期階段，兒童不只承受著來自父母期望的壓力，也感受來自群體的需求。因此，為了要有創意地去應付種種的壓力，孩子不得不學習獨立。老師不妨鼓勵這個階段的孩子，用自己的方法去解決自己的問題，盡量避免孩子去抄襲、模仿別人的作品，或者向某一固定的形式認同。兒童在美勞方面的創造力成長，可由他們樂於去實驗、探索和發現的行為中看得出來。對於那些思想固執、繪畫表現死板的孩子，老師可以鼓勵他們用新的、不同的方法來「玩」媒材。比如用音樂來刺激孩子作畫，鼓勵他們變化作畫的動作，如滴、灑、刷、點、噴、流等著色技巧，提示他們注意疊色的效果等，都是鼓勵兒童創造力成長的有效方法。

四、黨群期兒童美術的指導

(一) 藝術動機之誘發

把握本階段孩童力求獨立自主、有強烈的榮譽感和自尊心的特性，便是刺激兒童藝術創作最有效的方法。藝術活動應能提供孩子表達與日俱增的性別意識和自我概念的機會，並能滿足他們對周遭環境的興趣。同時，我們也該鼓勵兒童利用與人合作的方式來完成一件作品。至於啟發兒童分工合作的方法，筆者以為可以從下列兩個方向來著手。其一便是主觀的分工合作法，即讓孩子去表現（繪畫或雕塑等）個體與他人合作的經驗，或是表現一些強調合作的重要性的場景，當然，兒童對這類的繪畫題材是否感興趣，則取決於老師在當時如何誘發和營造教室氣氛。

繪畫題目如「期末大掃除」、「運動會」、「救火」等均注重個人在特定時候與他人的合作經驗，因此，在公告繪畫題材之後的討論活動，老師可以諮詢每位小朋友，在事件中個人所扮演的角色、感覺，甚至可請一位或幾位小朋友充當模特兒，擺一些可能的動作姿勢，讓其他同學去觀察和體會。只要每位小朋友都能體認自己在這事件中扮演著重要的角色，分享群體合作的成果，那麼類似的事件便是能誘發黨群期兒童藝術創作動機的好題材；此外，像「救火」、「交通尖峰時間指揮交通的警察」等題目，亦能有效地刺激孩童的社會覺知。

另一個方法即是讓孩子參與團體創作，或共同執行某一項活動計畫。團體創作可配合學期中的校外教學或其他學科，如到動物園或海生館的機會，先將全班分為若干三～五人的小組，而後由每組負責創作特定的動物或海洋生物區。實際執行時，每位組員用黏土各捏塑一種動物，然後將這些動物放置於事先準備好的空間（如大的低口紙盒）裡，用吸管做成的柵欄將各種動物區圍起來，再用黏土或色卡紙等材料來裝置「動物園」或「海生館」中的樹木和標識符號即大功告成。亦可複雜地讓全班分為若干個工作小組，各組執行「理想城」中的各個區域景觀，如火車站、大公園、寺廟、教堂、學校、醫院、警察局、運動場、天文台、市政府、商業區、工業區、動物園、水族館、觀光飯店等，最後再將各組的作品集中規劃，布置於校園或教室的某一角落，成為校慶參觀的重點。「理想城」的組合部分有賴每組組員採分工合作的方式去構想、策劃、執行。活動的過程難免會有些爭執，但這是學習民主精神的必經歷程。也許某位小朋友會因為他所做的作品被別人的作品蓋住而感到難過，但他也可能因為他所做的樹被放置在別人所做的房子前面而覺得欣慰。班級中的每位小朋友都應體會到，集體創作的成品非個人的能力所及，但沒有每位同學的參與，這個浩大的創作計畫便不可能實現。集體創作活動有助於班級或團隊精神的培養。

老師在集體創作活動中扮演著催化、次要的角色。對一位老師而言，如何刺激並鼓勵孩子去學習、探討、創作，比上對下式的指導困難多了。誠然，用權威式的態度教學，分配給每組或每位組員特定的任務，可能會較有效率地完成一件美的作品，但美勞活動的宗旨在於提供孩子一個較有意義的學習經驗，而並不只在於培養「服從」的精神。藝術教育捨棄「填鴨式」的教學方式，注重啟發、非指導式的教學法，提供孩子發現及探索群我的機會，而並不只注意他的作品多美、多有創意。任何的藝術刺激都應該要考慮到能讓兒童發展自己的方法去創作表現。誠然在黨群期的階段，集體創作活動是必要的，但老師不宜以權威的態度來要求學生服從，也不應為了自己美感表現理念的實現，而犧牲孩子個人的興趣。

(二) 美術活動的主題

男孩和女孩在黨群期階段，都可能會對某些特定的題材感興趣。有一陣子，女孩可能老在畫娃娃、設計花的圖案或畫馬，而男孩則可能花好一段時間在畫飛機、超人、戰艦、汽車、忍者龜等。然而由於社會不斷地在變化，孩子有興趣的主題也可能隨之變化。假如孩子的環境不要求男孩子要像個男孩，女孩要像個女孩，則可能有些男生會轉而畫紙娃娃，而女生會對機械性的東西感興趣。許多學者都同意男女生的繪畫的確不同。Majewski（1978）發現女孩子的繪畫雖不見得比男孩畫得精細，但她們多半會畫背景和畫比較多微笑的人們，但對有關運動方面的題材則較不感興趣。Freedman（1976）的跨文化研究則指出，非西方文化的男女生所感興趣的題材與歐美的孩子不同。Brown（1979）請 366 位五～十一歲的孩子參與「畫一個人」的研究。研究結果發現，有少數五歲的男孩畫女性，但八歲以上的男孩則全畫男性 ，而九歲的女孩有 28% 畫異性。或許我們可以再深入探究為何有些九歲、十歲的女孩在這個畫人測驗時畫異性，但至少我們可以確定黨群期的女孩畫男性是極為普遍的事。

不管這些孩子對什麼事物感興趣，事實上在美勞課中，我們均可更深入地探討這些事物，而讓它們成為適當的創作題材。每個孩子都有其獨特的生活經驗和對環境的體驗，隨著年齡的增長，他們的繪畫表現亦不相同。以下所要建議的繪畫主題是以兒童的發展為基礎，純粹只供參考之用，應用於實際教學時或需做某些程度的調整，以適應特定的班級和團體。

主觀的合作，乃是要刺激兒童身為團體一份子的感覺，同時，對團體活動產生認同感。相關的題材，如「運動會」（圖 5-13）、「大掃除」、「全班一起動手布置教室」、「野外露營」、「棒球比賽」、「救火」、「在沙灘上堆城堡」、「環保小義工——你丟我撿運動」、「急診室」、「台北的交通」等。最重要的是，我們要讓小朋友了解，身為團體或社會的一份子所享有的權利和所應盡的義務，期待他們成為日後穩定社會的中堅份子。在討論時可利用觀看影片、角色扮演的方式進行，以製造場景氣氛，讓孩子有身歷其境之感，譬如，假設他是在下午五點鐘正在指揮交通的警察，或是午夜時分正在醫院裡巡房的醫生或護士……，應可擴展孩子對社會功能的覺知。

客觀的合作，即前面所談的集體創作形式，適合兒童集體創作的主題，如「我們的學校」、「動物園」、「兒童樂園」、「我們的城市」、「牧場」、「百貨公司」、「超級市場」、「表演劇團」、「夏天的海灘」等。

能促使黨群期兒童了解空間和平面的意義的主題如「吃年夜飯」、「飛機場」、「國慶日大遊行」（圖 5-17）、「整理花園」、「溜冰」、「打躲避球」、「海港」、「在游泳池游泳」（圖 5-18）、「走吊橋」、「風景寫生」等。這些題

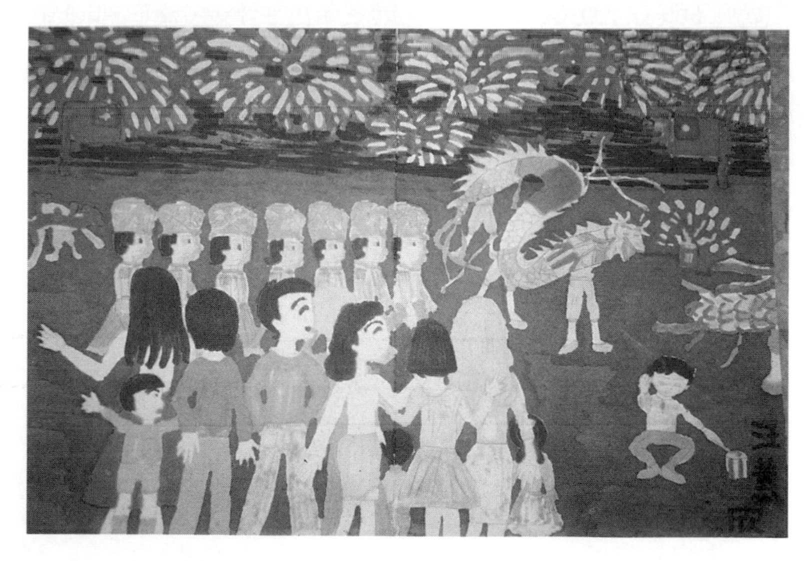

圖5-17　女，九歲，27×39公分，「國慶日大遊行」
以「重疊」的技巧來處理空間問題為黨群期兒童畫的一大特色。（彩圖第13頁）

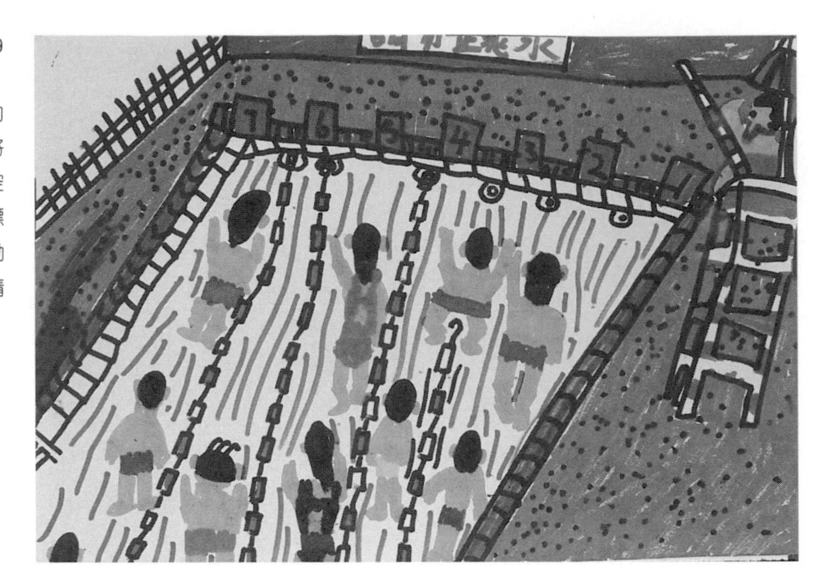

圖 5-18 男，八歲三個月，27×39 公分，「在游泳池游泳」
池內泳客不同的泳姿顯示本圖作者的觀察入微，必定是游泳運動的愛好者。作者嘗試用透視的觀點來處理空間問題，雖未完全符合成人的視覺標準，但已是差強人意了，整張畫生動活潑，整齊中有變化又饒富幽默情趣。（彩圖第 14 頁）

材最好都是小朋友所經驗過的，而且有其特殊意義的題材。由於在本階段，孩童開始發現「重疊」的空間感，因此老師不妨也以此為討論的重點。適合這方面的題材，如「從 XX 窗口向外望」、「在體育場看表演」、「話劇公演」、「參加遊行」等。

每位兒童的感情世界應該也是我們美勞課中不可忽略的主題。有時候，這些非常個別化的主題可能十分明顯，如某位男生對操作工具十分感興趣；但對一些個性比較內向、沉默寡言的孩子而言，他們可能會極度壓抑自己的情感，對老師所出的題目作消極的反抗。因此，鼓勵兒童在美勞課中盡情地表現其內心世界，亦是課程設計的重點。能增進孩子對自我的認知、淨化其情緒的題材有「最難忘的一件事」、「最難忘的人物」、「最快樂的一天」（圖 5-19）等，或者是用音感來作畫，無論孩子是用具象或抽象的形式表達均可。

此外，一些主題的範圍與兒童對媒材特質的了解和掌握有關。雖然使用不同的素材來上美勞，不見得一定要有一個特定的主題，但因黨群期的兒童已有良好的溝通能力，因此，老師可以將活動的目的和原因告訴小朋友。以一些運用不同媒材的簡易工藝手法配合適合本時期或課程發展的活動，諸如燈籠製作、月曆紙球珠門簾、麵包花、紙黏土雕塑、棉紙撕貼畫、碎布貼畫、紙漿面具等，如以鐵絲與紙條所製成的人物雕塑（圖 5-20）均是合適的美勞形式。

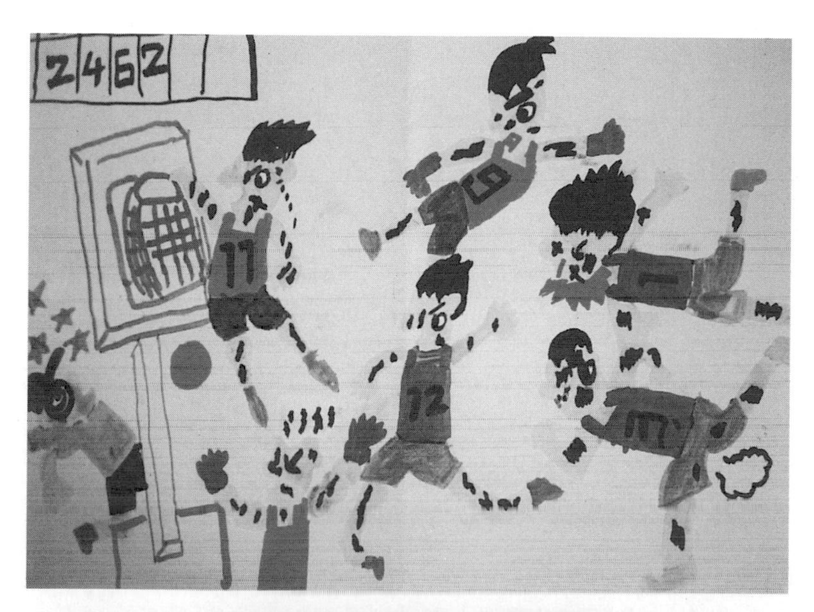

圖5-19　男，十一歲，27×39公分，「最快樂的一天」（打籃球）
畫面中的人物汗流浹背地比賽籃球。豐富的人物表情動態表現出比賽的熱烈狀況。圖中的籃架嘗試以透視的方式描繪，但顯然有一些觀點上的衝突。（彩圖第 14 頁）

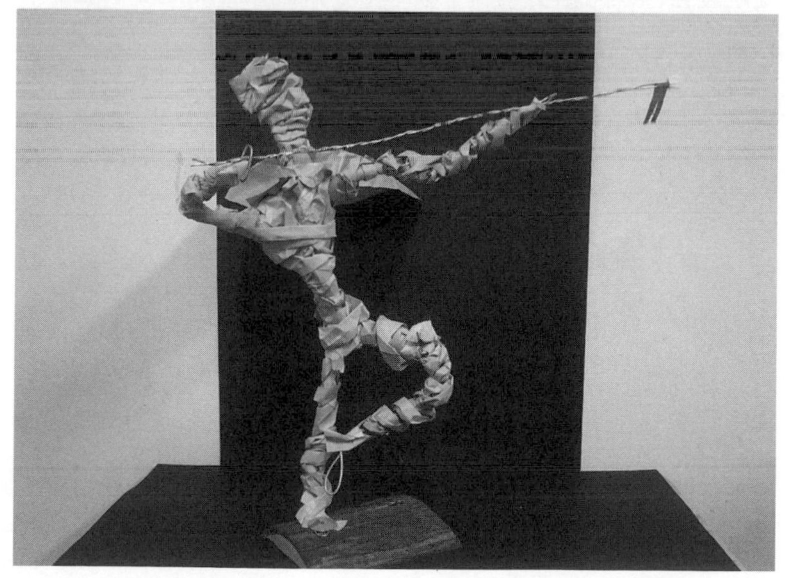

圖 5-20　男，九歲八個月，以鐵絲及紙條所製的人物雕塑

(三) 藝術媒材與活動

只要能切合兒童的需要，有助於他們表現自我的媒材，均可妥善利用。媒材的探索與技法的學習在於成就孩子的自由表現，使用特定的媒材或技法，但提供有彈性的主題空間是不變的教學原則。雖然美勞活動可運用的媒材很多，但我們應當注意的是，這些素材的使用應有利於兒童的表現，而非去侷限他們的原創力。美勞教育並非耍噱頭、吸引家長注意的教育。一些媒材的使用本身即需要高度的技巧，過於冗長而複雜的製作過程，均可能干擾兒童的創作意願。

黨群期兒童的繪畫已經超越了幾何造形的使用和基底線的表現，隨著「平面」的發現，孩子興起了將天空和背景塗滿的慾望。例如本階段的「天空」，即地平線以上到紙的頂邊的那一大塊空間，常被整個塗滿。由於蠟筆雖較利於線條的表現，但並不適合處理平面，因此在這個年齡階段，並不侷限於使用這種媒材，除非將它和水彩或廣告顏料一起使用，或將整枝筆折斷用一小段橫擺平塗。適合平塗大塊空間的素材最常見的有廣告顏料、透明和不透明水彩，以及可以較長期保存的壓克力顏料。由於兒童已能充分掌握軟性毛筆的特性、熟悉調色的技巧，因此在調色時，可不必像前一個時期般將所有的顏色一律調得稠稠的，現階段使用水性顏料，可依著畫面需要或個人喜好來調配顏色。

由於此階段的兒童已較先前注意環境中的細節，因此有些小朋友會要求使用較小號的水彩筆，以便於細節的描繪。雖然孩童已能分辨色彩和物體的關係，如在一畫面上使用不同的綠色，但站在教學的立場，我們並不鼓勵兒童使用具有多種色相的顏料（如 36 色或 48 色的水彩）。事實上，使用有限的色料反而能鼓勵孩子自己去調配色彩，發現色彩的奧秘，並享受混色的樂趣。誠然水性蠟筆、鉛筆也可混色，但總不若水性彩料的混色那麼容易。假如孩童沒有使用更多色彩的需求，使用一盒 12 色的水彩和使用一盒 48 色的水彩，並無太大的差別。

色卡紙、有色的壁報紙或色紙，由於其利於使用「重疊」技巧的本質，亦很適合本階段孩童來做集體創作。其方法無論是利用剪貼的技巧或是在色紙上構圖、上色，均有助於兒童識別重疊的空間關係，並提供作品一個完成的整體感（圖 5-21）。

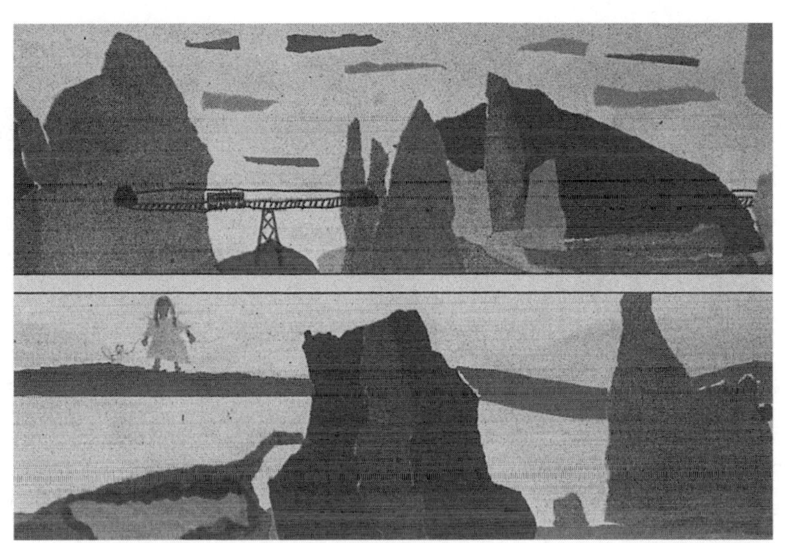

圖 5-21　紅配綠的撕貼畫「中心樂園」
引自國小美勞五上，P.23，康和出版社。

黏土、陶土或紙黏土亦是不錯的藝術媒材。陶土或紙黏土用塑膠袋包裝起來可以保溼，使用時再酌量加水，用法簡單，成品更具有實用或裝飾的價值。這類材料之種種本質上的優點，也常被人以為是屬於大孩子或成人所專用的素材。用黏土或紙黏土來做工藝，最重要的是要做一些與兒童日常生活有關的器物，如食用器皿、信箱、撲滿、寶貝風鈴盒、花器、人物、動物等；或是能表現自我的物品，如面具等（圖 5-22、5-23），除非有特殊需求，或是由孩子自發性的主題，否則要求孩子做一些與兒童生活不相關或被社會價值所摒棄的物品，如菸灰缸等，並非妥當的作法。做陶藝可練習種種不同的技

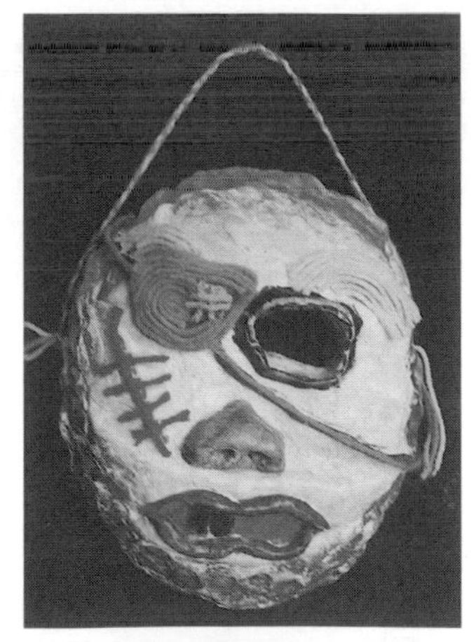

圖 5-22　紙黏土面具設計
以紙黏土及毛線等物製作的「恐怖」面具，表現性十足。（彩圖第 14 頁）

圖 5-23　男，十二歲，黏土雕塑「成長樹和它的小鳥朋友」

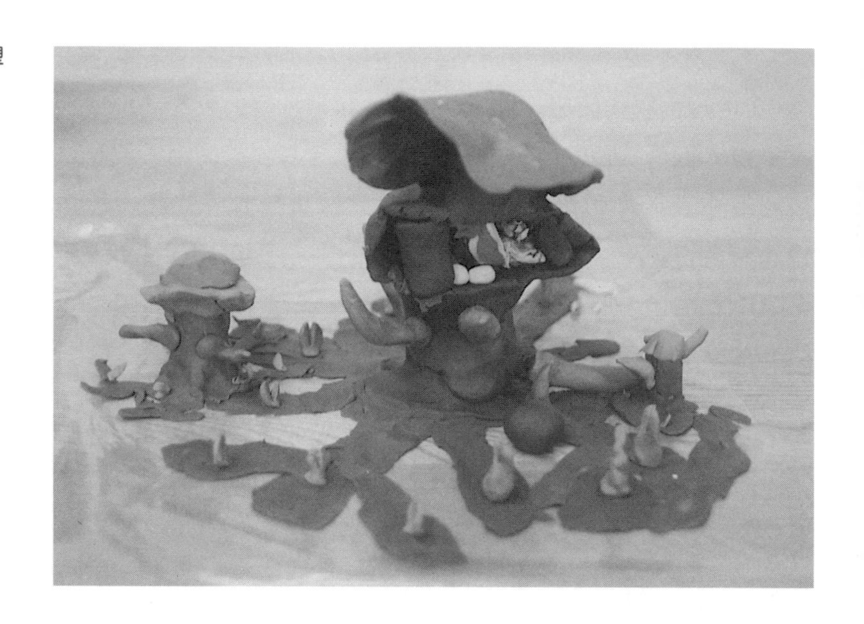

巧，如堆土條、拉胚、素燒、上釉、煉燒、陰乾等。在製作的過程中，老師可以提醒小朋友去探索空間和造形（如穿洞）的關係，引導他們去發覺「反覆」的美，探索積塊應用的種種可能。

然而，在一般情形下，筆者並不建議老師在類似的單元中去強調作品的永存性，亦即，陶器製品一定要上釉煉燒。上釉煉燒過後的作品，往往由於化學變化，變得難以辨認，有些連接的部分甚至會脫落。在此階段，黏塑活動的價值在於過程本身，而非最後的產品。我們無須因為要屈就作品的完成感，而犧牲兒童個別的思考方式，只要能真實地表現，用分析（由一整塊黏土捏出部分和細節）或綜合（由部分組合成一整體）的方式都是可行的。

指畫顏料黏稠的特質，有利於孩子的情緒發洩和情感的表現，是適合黨群期兒童表現的材料。另外，如釘書機、剪刀、白膠、貼布、刻刀、木工用具等工具的應用，亦可幫助本階段的孩子豐富其美勞活動的內容。不同材質、不同技法的版畫教學，提供更多媒材探索與體驗的空間，而版畫的可複製性以及畫面上完整性，則非常符合本時期孩童在生活功能上多產能的趨勢與需求。老師可以請學生蒐集木片、花布、鐵絲、釦子、吸管、小盒子、羽毛、石塊或任何孩子認為有特色的東西，並利用這些物品來做貼畫或立體成品（圖 5-24）。雖然黨群期的兒童已具良好的操作工具的能力，老師仍必須提醒他們注意到操作時的安全性（如留心尖端），在蒐集物品時亦應考慮到其清潔與衛生問題。

1980 年代興起的「學科取向的藝術教育」（Discipline-Based Art Education，簡稱 DBAE）將藝術表現、藝術批評、藝術史與美學納入藝術教育的範疇，今日在台灣藝術教育領域雖未一直被強調，但其清晰的作業內容，卻提供教師在學科領域統整和課程銜接時一可依循的設計方向。透過「藝術與人文」課程的實施來落實藝術表現與鑑賞能力，並藉此來拓展人文及其他領域的深度似乎是必然的趨勢。圖 5-25 為一小學四年級男童在辨明「印象派」的畫風與先前流派風格之不同後，所模擬的印象派明信片風景畫。該男童的美術教師透過這個單元讓學童了解到印象派的背景理念和代表藝術家，教學更跨進了自然科學的領域。透過將自選圖片還原成立體空間的要求，

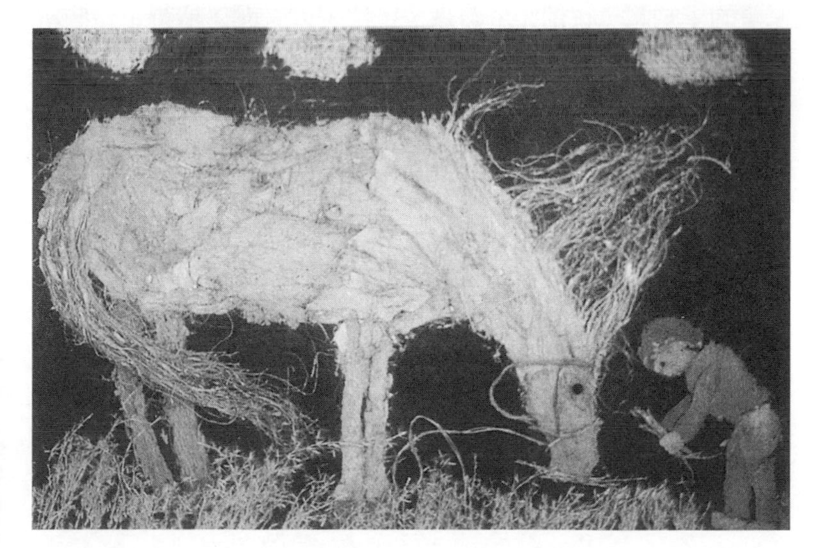

圖 5-24　「餵馬圖」，用樹皮和芒草貼出生動的馬

摘自國小美勞五上，P.48，康和出版社。

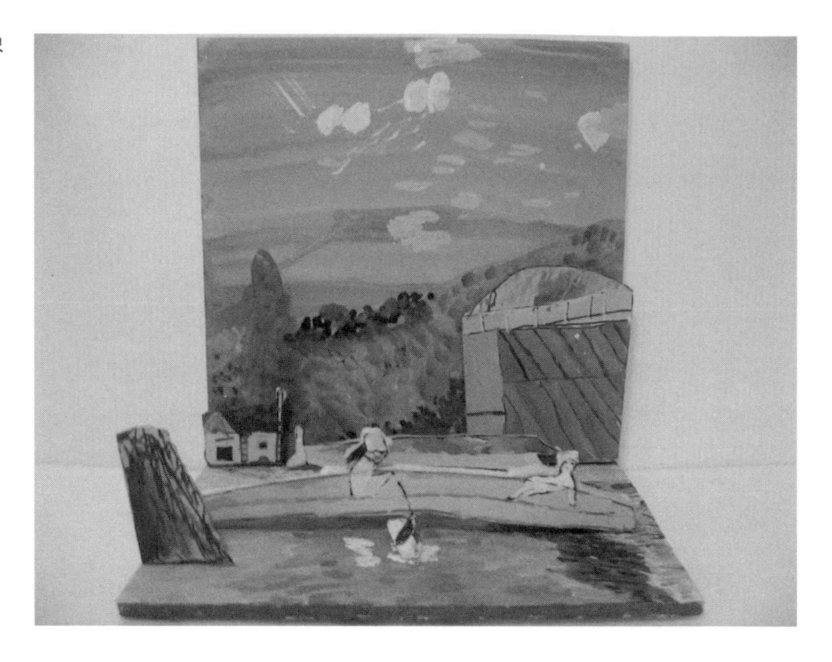

圖 5-25 男，九歲十個月，仿印象派莫內作品的 3D 風景畫

男童必須從印象派模糊不清的輪廓線中判斷哪個物體在前，哪個在後；而從一筆筆地點、畫重疊（不透明水彩），剪、畫、貼和裝置的過程中，享受到創作的樂趣。短短數小時的仿畫活動也引發了想更進一步探究莫內生平的動機。這個融合 DBAE 四大精髓與自然科學的教學活動，無疑地啟發和滿足了黨群期兒童的求知慾，在創作／鑑賞、自然／人文間，取得了一個新的平衡。

事實上，即使是一件極為普通的美術材料，在老師優異的教學引導下，亦能激發學生的創作迴響。譬如，一張簡單的紙張，亦蘊含著豐富的可能性。老師可以詢問學生：「紙有哪些用途？它的觸感怎樣？是平滑還是粗糙的？它可以用來摺疊嗎？當它被揉成一團時，外觀看起來如何？請注意我們撕它的感覺……，有沒有辦法讓它變得更堅固？你能用轉折的方式讓它看起來像是比較快樂嗎？你能讓它顯露出哀傷的表情嗎？你想做怎麼樣的一張臉？」（圖 5-26）。以上所列的種種問題，是美勞教師在指導學生以「紙」創作時，可以討論的內容。許

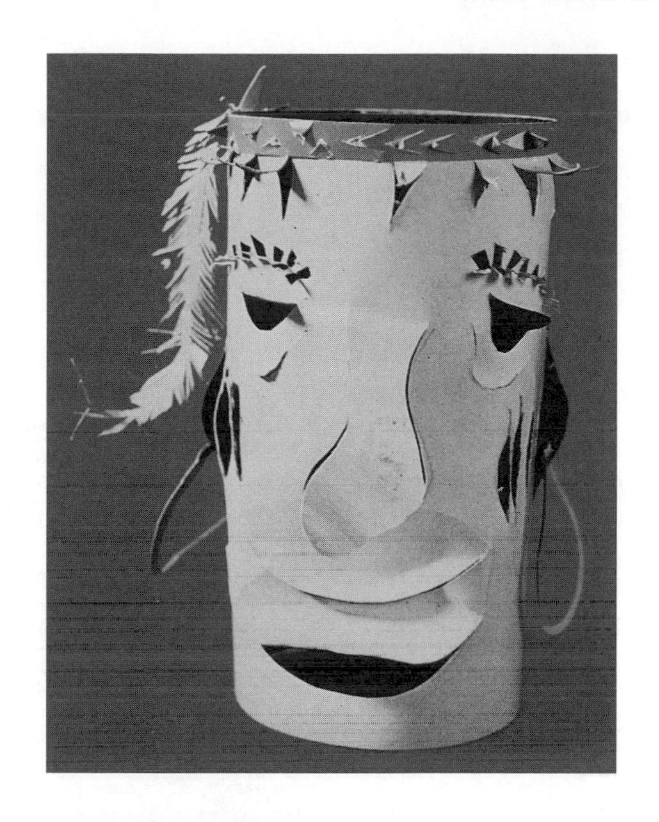

圖 5-26　卡紙立體紙雕人物
引自吳仁芳著，色彩教育叢書，中華色研出版社。

多其他的素材，可以用類似的啟發法激發兒童去探索和操作它們，但並不強調他們必須完成一件既好看又完整的作品。在電腦科技已逐漸取代人工製造的現代，創意的啟發、對主題的深度探索及對自我的了解和創作本身同樣重要。當然，我們並不限制兒童只利用一些他們熟悉的材料來做美勞。任何的素材，即便是以傳統工藝的形式來呈現，都能配合適當的主題來傳遞深刻的情感和意念，黨群期的孩子，尤其是男生，可能會對「木工」（圖 5-27）產生極大的興趣。這種極需耗費體力去敲打、拉鋸木頭的工藝活動，對於本階段孩子能量的發洩有很大的幫助。至於「女紅」的引介，亦讓孩子從製作布偶、香包等活動中，獲得極大的滿足（圖 5-28）。

當然，在講求兩性平權的年代，以上所例舉的活動都不是男生或女生的專利，老師在上男女合班教學的美勞課時，不妨統一某單元中所應用到的技法和媒材，或以開放（open-ended）的方式，如以木工或紙黏土製作可吊掛或擺置的「我的幸運物」，在表現的主題上保留較有彈性的空間，減少因特定的主題或技法所產生的限制。當然，課程的設計必須以學生均熟悉這些創作的技巧為前提。

圖 5-27　餐巾紙架
引自國小美勞五上，P.40，康和出版社。

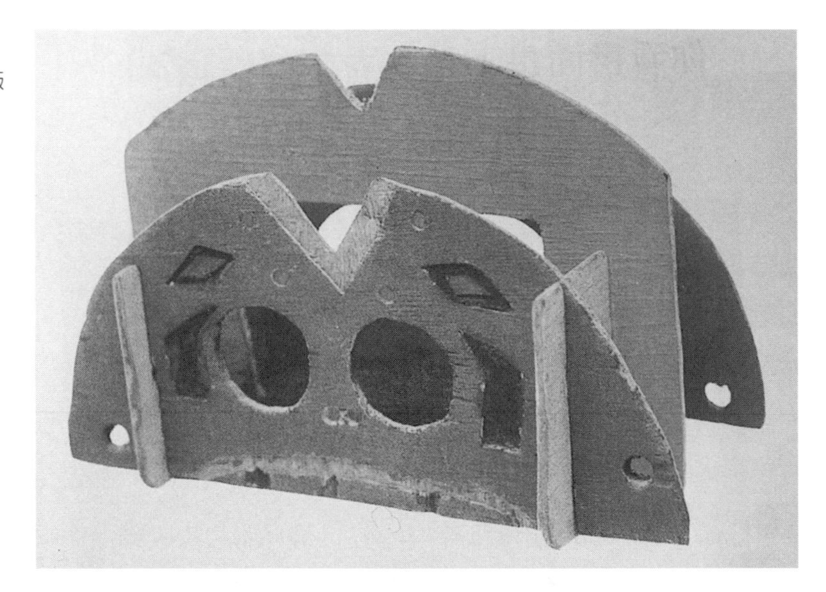

圖 5-28　美麗的針插
引自國小美勞五上，P.23，康和出版社。

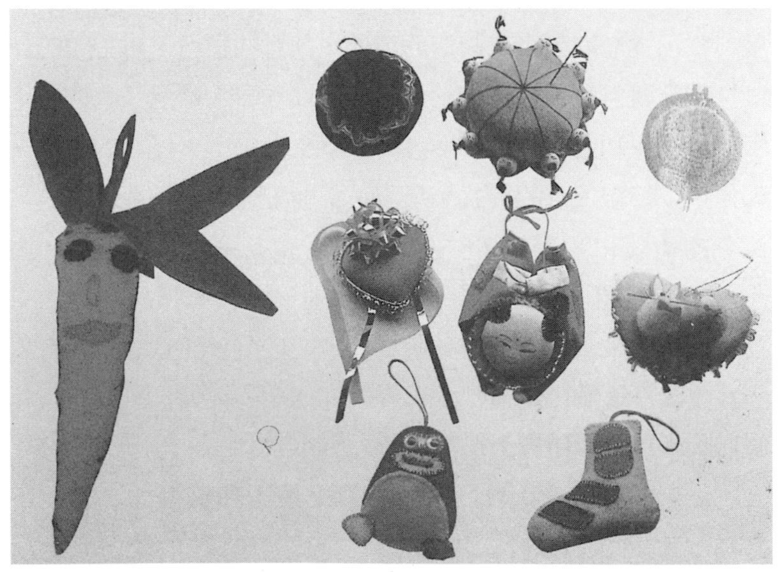

現階段台灣的國小美勞教學，常有老師指定全班學生統一購買整個學期所需的美勞教材。這些教材不但規格統一、花樣類似，作法亦大同小異。學生的主要任務，是在將所有的部分依照指示圖拼湊或組合起來，做成一個成品，可個別發揮的空間有限。這種教學方式對老師而言，誠然可教得輕鬆愉快，無須為孩子忘了帶素材和工具而煩惱，且對學生家長比較好「交代」，但可能會抹殺兒童的創造力和好奇心。當然，老師若能彈性地利用現成的材料包來做鼓勵學生表達和展現創意的教學設計，則為兩全其美的方法。本階段的兒童已無須過於加強手眼協調和大小肌肉的運作能力，或藉由這樣的活動方法來考驗他們的現實感。美勞教學在此階段，除了著重兒童的自我表現、群性的培養以外，美感認知的提升亦是重要的課題。藝術史的發展、藝術欣賞與評鑑、藝術家的小故事等較具認知性的藝術領域，亦可以較簡潔、平易近人的方式，成為教學單元的一部分。對較年長的孩子而言，美術知識和審美能力的提升，對創作表現的品質有絕對的助益。

五、總結

藝術表現反映出各個時期的兒童發展情況，而知覺能力或創造力的發展，截至目前的研究均顯示無捷徑和例外。兒童的一切發展均是由簡而繁、按部就班、循序漸進的。兒童的個別差異雖然很大，但其作品可視為其個人發展的一個指標。藝術表現反映兒童的身心發展，也反映其美感覺知，任何標準的設定，均應考慮兒童的個別因素。家長和老師均應尊重孩子的自發性與原創性，提供自由創作、討論和發表的空間，為培育獨立思考的國民鋪路。黨群期兒童的最大需求，即是在發現自己、肯定自己，並發展個人與黨群的關係。同時，也去發現自己和周遭事物之間最真實的聯繫。

在樣式化階段初期，兒童有不自主地將相同的象徵符號反覆重現的本能。但這種現象在兒童進入黨群期之後，便會逐漸地消失，代之以非反覆性地使用新的造形符號的模式。因此在本階段，使用任何一種不曾嘗試過的媒材，對他們的繪畫表現均有所助益。使用拼貼畫（collage）的兒童能夠意識到不同材料的肌理和造形特質，並將此種經驗轉移到繪畫的表現上。當然，對於個人的表現和創意，老師莫忘記了要隨時給予支持和鼓勵。

在我們了解黨群期的兒童發展之後，可以更加深刻地體會到美勞教育在此時期的重要性。藝術活動除了提供了自我探索、自我表現的機會和情緒淨化的管道之外，適當的活動設計和鼓勵，亦能促進孩子身體機能的發展和人際關係方面的成長。

參考文獻

中文部分

王德育（譯）（1991）。**創造與心智的成長**。台北：三友。

台灣藝術治療學會（2015）。**台灣藝術治療學會十周年專刊——遊藝十年，療育百年**。台灣藝術治療學會發行。

吳佩諭（2012）。**藝術治療團體活動運用於國小身心障礙兒童自我概念之研究**。國立台中教育大學諮商與應用心理學系碩士論文，未出版，台中市。

林晏如（2008）。**藝術治療對外籍配偶子女學校生活適應的影響——以國小中年級學童為例**。大葉大學造型藝術學系在職專班碩士論文，未出版，彰化縣。

郭修廷（2001）。**發展取向藝術治療對國小學童情緒困擾與自我概念之輔導效果研究**。台南師範學院視覺藝術研究所，未出版，台南市。

陳學添（2001）。**藝術治療介入對受虐兒自我概念之影響**。台北市立師範學院視覺藝術研究所碩士論文，未出版，台北市。

陸雅青（1998，1月）。**兒童畫中用色現象之探討**。論文發表於國立台灣藝術教育館主辦之1998年「色彩與人生」學術研討會。

葉莉瑄（2004）。**藝術治療團體對學習障礙兒童的人際關係與自我概念之影響**。國立屏東教育大學國民教育研究所碩士論文，未出版，屏東市。

劉安容（2010）。**表達性藝術治療團體對父母離異兒童生活適應之效果研究**。國立屏東教育大學教育心理與輔導學系碩士論文，未出版，屏東市。

外文部分

Abraham, A. (1974). De i'incarnation dans les groupes. *Bulletin de Psychologie, 318*, 16-17, 746-758.

Abraham, A. (1983). Le groupe en images-le test: Dessinez un groupe (DAG). *Bulletin de Psychologie, 363*, 177-191.

Abraham, A. (1990). The projection of the inner group in drawing. *Group Analysis, 23*, 391-401.

Boyes, L. C., & Reid, I. (2005). What are the benefits for pupils participating in arts activities? The view from the research literature. *Research in Education, 73*, 1–14.

Brown, E. V. (1979). Sexual self-identification as reflected in children's drawings when asked to "draw-a-person." *Child Development, 49*, 35-38.

Duke, D. L. (1984). *Teaching the imperiled profession*. Albany: State University of New York Press.

Edens, K., & Potter, E. (2007). The relationships of drawings and mathematical problem solving: "Draw for Math" tasks. *Studies in Art Education: A Journal of Issues and Research in Art Education, 48*(3), 282-298.

Freedman, D. C. (1976). Infancy, biology, and culture. In Lipsitt, L. P. (Ed.), *Developmental psychology*. New York: Wiley.

Hallam, J. L., Hewitt, D., & Buxton, S. (2014). An exploration of children's experiences of art in the classroom. *International Journal of Art & Design Education, 33*(2), 195-207.

Haynes, N. M. (1990). Influence on self-concept on school adjustment among middle-school students. *Journal of Social Psychology, 130*(2), 199-207.

Johnson, D. R. (1984). The arts and communities. *Design for Arts and Education, 86*(1), 36-39.

Kaufman, R., Rinehardt, E., Hine H., Wilkinson, B., Tush, P., Mead, B., & Fernandez, F. (2014). The effects of a museum art program on the self-concept of children. Art Therapy, *31*(3), 118-125.

Kutnick, P. (1978). Children's drawings of their classrooms: Development and social maturity. *Child Study Journal, 8*(3), 175-186.

Lowenfeld, V. (1952). *The nature of creative activity*. London: Routledge and Kegan Paul.

Lownfeld, V., & Brittain, W. L. (1987). *Creative and mental growth* (8th ed.). New York: Macmillan.

Lu, L. (2012) Affective Color Symbolism and Markers Cosplay: Standardized procedure for clinical assessment. In D. Kalmanowitz, J. S. Potash, & S. M. Chan (Eds), *Art Therapy in Asia* (pp. 239-252). London, UK, & Philadephia, PA, USA:

Jessica Kingsley.

Majewski, S. M. (1978). *The relationship between the drawing characteristics of children and their sex*. Unpublished doctoral dissertation, Illinois State University.

Newcombe, N. (1989). Development of spatial perspective taking. In H. W. Reese (Ed.), *Advances in child development and behavior* (pp. 203-248). San Diego, California: Academic Press.

Piaget, J., & Inhelder, B. (1948/1967). The child's conception of space (F. J. Langdo & L.L. Lunzer, Trans). New York: Norton.

Presson, C. C. (1982). Strategies in spatial reasoning. *Journal of Experimental Psychology, 8*(3), 243-251.

Read, H. (1958). *Education through art*. London: Faber & Faber.

Regev, D., Green-Orlovich, A., & Snir, S. (2015). Art therapy in schools: The therapist's perspective. *The Arts in Psychotherapy*.

Suk, H. J., & Irtel, H. (2010). Emotional response to color across media. *Color Research & Application, 35*(1), 64-77.

Watson, A. J. (1979). Multiple seriation and learning to read. *The Australian Journal of Education, 23*(2), 171-180.

White, K., & Allen, K. (1971). Art counseling in an educational setting: Self-concept change among pre-adolescent boys. *Journal of School Psychology, 9*(2), 218-225.

第六章

推理階段——擬似寫實期（12～14歲）

一、擬似寫實期的重要性

本時期可說是人的一生中既刺激又具挑戰性的一個時期。對孩子而言，他將面臨生理快速發育、邁向成人階段的轉折期（青春期）。當然，他們雖然不喜歡別人稱呼他們「孩子」，但卻也無法坦然面對「先生」或「小姐」的稱謂。青春期少年無論是在認知、情感、社交的成長或是身體發育的情形上，均有極大的個別差異。在認知方面，抽象思考的能力正迅速發展。由於對社會的期待改變，也因此對於外在世界產生了一種新的體認。青少年開始追求獨立，嚮往自由。青少年在此時期面臨著兩種考驗，一則是被誘導加入黨群或幫派的危機，一則是選擇能控制自己的幻想或退縮到幻想世界中（Harlow, McGaugh, & Thompson, 1971）。

著名的社會心理學者艾利克森認為，青少年這個階段的主要發展職務是角色形成（identity formation），適應良好者能自我肯定，找到自己的定位；反之，則會有角色混淆的現象（Erikson, 1968）。在這過渡階段的初期，青少年往往會感受到多股來自父母、同儕或社群要他們順服某些規範，或對他們有所期待的壓力。這些壓力或許來自周遭重要角色間價值觀上的衝突，或許來自高度結構化下社會的升學主義，也或許來自生理發育與心智成長間的落差。雖然大多數青少年都能安然度過這個時期（Craig, 1996），但逐年增加的中輟比例和少年犯罪率，與逐年下降的犯罪年齡卻是不爭的事實。在這尋求自我角色認同的時期，這群大孩子們需要有一個安全、自由的空間，一個能包容他們的喜怒哀樂、反映青春歲月的空間。

雖說繪畫可以融入其他學科的教學，但在升學主義掛帥的時代，國中「藝術與人文」領域的美術課是少數孩子能自由創作表現的時機。通常教國中的美術老師會發現，我們的國中生可以十分享受創作表現的歷程，而對某些藝術方面的概念亦較能接受。藝術不只意謂著博物館或美術館內所收藏的畫作，或是從事雕塑、繪畫等創作活動；藝術亦可說是一種對人生的態度、處理感情和思緒，並賦予它們表現形式的一種方法。藉由此種形式，我們對於人生經驗的種種感受，將變得更為細膩和深刻。對一些孩子而言，國中的美術教育可能是他們接受正規學校美術教育的最後機會，也因此，他們在此階段所培養對藝術的態度和技巧將會影響其日後對藝術的興趣和想法。可惜的是，在升學主義的前提下，藝能方面的科目常在學校教育中被視為次要的學科。現階段七、八、九年級的「藝術與人文」領域含美術、音樂與表演藝術三科，每週每科分配到一節（45分）的時間。在協同、調課較為不易的情形下，國中美術教師有力不從心的無奈感。

藝術在廣義上，應是內外在兼具的。傳統的美術教育大都傾向於強調藝術完成品的重要性，而忽略藝術態度的發展。當學生被嚴格要求參與一系列的美術活動，並如期交出一定數量的作品時，他們在創作過程中所引發的思考、情感和藝術的知覺也很可能被犧牲或忽略掉。藝術成品誠然給予創作者許多正向的回饋（尤其是社會性的，如老師、家人、朋友的讚美等），創作的過程與藝術態度的形成有莫大的關係，尤其不可忽視。

正如前面所敘述過的，青春期在發展上是介於兒童與成人之間，它是以人體性器官能的改變為開始，通常還伴隨著對身體和心智的較高意識；這種對自我較大的覺察，使得個人對環境產生較有意識的批評。同樣地，在此理智萌芽的階段，青少年對於自己的創作作品也常會感到不滿意。就某些程度而言，青少年的繪畫已由無意識的自我表現轉變到依賴視覺的觀察，此種自然主義的意圖正是一般成人的表現方式。

青少年批評式自覺的成長亦表現在他們對生活的態度上。

這些大孩子變得愈來愈在乎自己的外表和自己的言行舉止，尤其是在乎自己給別人的印象。青春期的孩子也不像較小的兒童，可以在眾人面前發表感想或討論私人的問題。因此，在孩子的青春期，我們的首要教育目標在於如何使得他們有適應青春期轉捩點的準備，如何幫助他們去克服這個轉捩點。

在藝術創作上我們看到兒童具有高度的創造力，而成人則因為他們對想像力產生了批評式的自覺，因此，一般都喪失了原有的創造力。那麼，我們如何使兒童有所準備，不因其批判式自覺能力的成長而影響到其創作活動，能以自己的作品為傲？當兒童度過了黨群階段以後，他的智慧發展便到了幾乎可以解決任何問題的程度，然而在某些反應上，他仍然是兒童。兒童與成人最大之不同，即在於兒童能自由地發揮其想像力，將鉛筆當成娃娃或飛機，自編自導、自得其樂。成人則被要求其言行舉止必須合乎社會禮儀，在公眾場合要能全然地控制自己，並且不輕易流露情感，若有兒童般的想像活動時則會被視為「幼稚」或「神經病」。對此想像活動從無意識的行為到批判式自覺間的轉變，常常會對青春期的孩子造成困擾，尤其是從成人的觀點來看。事實上，許多父母都以為他們個頭長得和成人一般（或更）高大的孩子，其心智的發展亦該如同他們的生理發展般，像個「大人」，因此對這些孩子的要求亦常超乎他所能負荷的界限。再加上升學主義下師長對課業的要求，讓孩子的學校生活往往在小考、大考、模擬考中度過，心理備受煎熬。

在此時期，青少年的注意力首次從製作的過程逐漸轉移到完成的作品上，亦可說藝術成品隨著年齡的增加而愈顯得重要。然而，由於他們批判性自覺能力的增強，而漸有「眼高手低」的感覺，極少願意將自己的藝術成品與他人分享。青少年們以為一張好畫之所以好，不在於創作者對它所下的功夫有多深或對繪畫的熱愛，而在於其外觀是否畫得像，能令視覺產生愉悅之感。一份以美國七、八年級的學生為對象，詢問這些青少年根據哪些觀點他們會滿意自己的作品，調查報告結果顯示：70% 的學生發現他們的作品能如所預期般地完成，或比以前的畫都要好時，他們會滿意自己的創作；而依賴同儕對創作品的認同者占 18%，老師或專家的稱讚會令他滿意自己的作品者則占極少的百分比（Brittain, 1968）。

孩子在畫畫時或許會自問：這樣畫得「像」嗎？別人是否看得出來我在畫些什麼？然而，這種對藝術完成品的看法，與其說他們已有急切地想去學習一些較為「成熟」的美術技巧的意願，不如說已反映出他們具有原始社會的藝術家所具備的創作能力。藝術教育在此階段所扮演的角色是去幫助其個性的發展，提供孩子發展一種能為社會所接受的情緒發洩管道，並讓其藝術表現從兒童期順利地過渡到成人階段。原始社會的藝術家並未接受過類似今日學院式的訓練（色彩學、造形原理、透視學等），但他們卻能發展出種種複雜且獨特的藝術風格。未經專門的美術訓練並不等於沒有藝術性（Lowenfeld & Brittain, 1987）。

二、兩種創造類型的發展——視覺型與觸覺型

大約在 12 歲左右，我們可由孩子創作的風格大約區分兩種表現類型，即視覺型（visual type）和觸覺型（haptic type）的創作。當我們說視覺型傾向或觸覺型傾向時，指的是人們主要依賴視覺或是依賴其他多重感知系統來了解我們所處情境中的空間、觸覺和動覺的元素（Lee, 2010）。在藝術表現上，前者喜愛視覺刺激，關心大氣情況、空間透視和物體在不同的光線照射下所產生的色彩變化及陰影現象；後者則較專注於主觀經驗的闡釋，強調個人對外在世界以及自己身體的感覺。

視覺型傾向的個體是觀察者，通常由物體的外表去認知

它們。與視覺觀察有關的一個因素即是視覺型的個體通常都是先看到物體的整體，然後才慢慢注意到細節。他們能分析形狀和結構的種種特徵，同時能觀察到物體外型受光影、顏色、空氣、距離等因素影響時所產生的變化。因此，物體的外表如何，對此類型的人而言是最重要的，即使與物體有關的觸覺亦轉化成視覺的形式（Arnheim, 1983）。

觸覺型傾向的個體依賴肌肉的感覺和運動的經驗：觸摸、品嚐、嗅覺、重量感覺、溫度等經驗，是此類型的個體與外界建立關係的主要管道。觸覺型傾向的人注重物體的肌理，並由觸摸中得到快感，其藝術表現是主觀的，並無將此肌理感覺化成視覺形象的企圖。在創作時，自己往往成為畫面的一部分，而其價值判斷決定了他的用色、造形、大小比例等表現要素。

理論上假設，視覺型和觸覺型的個體屬於數線上的兩極端，它們意謂著對外在環境的兩種不同的知覺組織法和類化概念的模式。視覺型傾向的個體經由觀察去熟悉環境，像個旁觀者，在畫面中描寫自然；觸覺型傾向的個體則像個實際參與的人，表現主觀的經驗和情感，而一般人的繪畫表現則介於此兩種傾向之間。

這種視覺型及觸覺型的假設最初是羅溫費爾德在與視障者接觸的過程中發現的。羅溫費爾德更在其後續的研究中證實此假設亦適用於一般正常人。在 1128 位參與實驗研究的對象中，47% 的人有明顯的視覺傾向，23% 的人屬於觸覺型，而 30% 的人則介於兩者之間。換言之，大約有一半的人是傾向於視覺型，而觸覺型的人則幾乎占了四分之一（Lowenfeld, 1945）。

半個世紀前，基姆森（Gibson）列出了許多種除了視覺以外的知覺——皮膚可以感覺，觸摸頭髮別有另一番感受，熱和壓力可以感受得到，物體的大小和形狀亦能被了解。因此，即使我們沒有「看」到一件物體，亦能辨識它（Gibson,

1966）。雖然人透過五種感官——視覺、聽覺、味覺、嗅覺和觸覺，來認知所處的世界，但是卻只有透過觸覺，我們可以改變或操縱我們身邊的環境（McLaughlin, Hespanha, & Sukhatme, 2002）；透過觸摸來與環境互動，讓我們對物體與事件有所了解（Minogue & Jones, 2006）。觸知覺的重要性已為相關領域學者所重視，而其與動作經驗的密切關聯形成舞蹈與動作治療的重要理論之一。圖 6-1 為一視障生參與美勞活動的情形。孩子專注地透過觸摸去再現他「心眼」所感知到的事物，在觸摸的歷程中整合他的情感與意念。

圖 6-1 視障的孩子透過觸摸去再現心眼所感知到的世界（和好玩實踐室林思瑜老師提供）

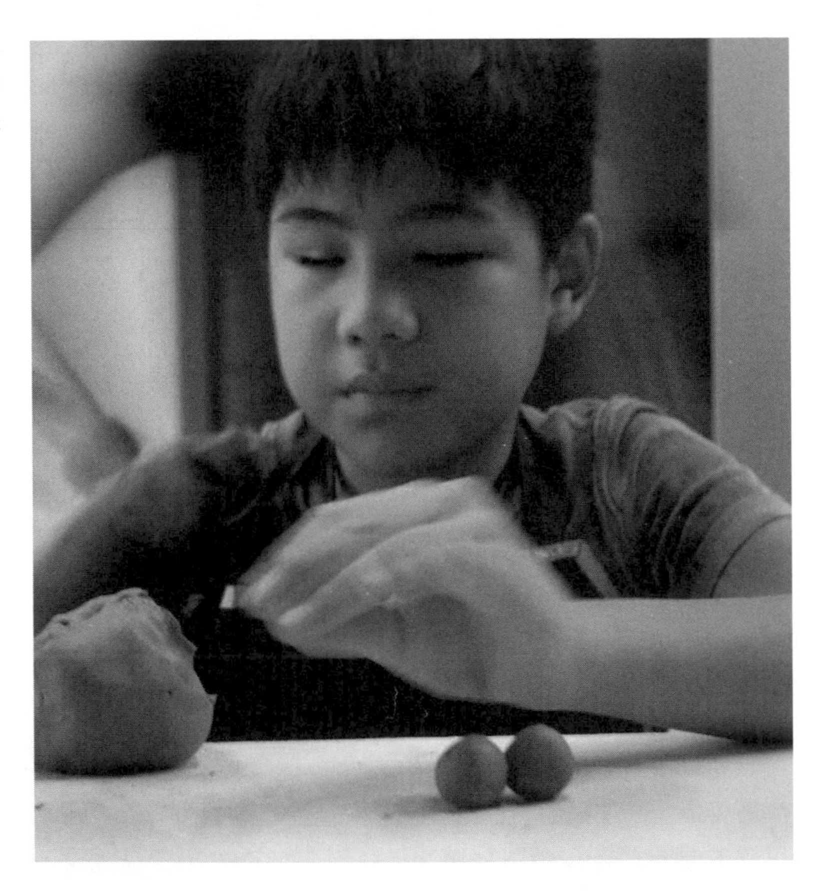

理論上，在一般認知過程的發展中，由具體思考到抽象思考，都會運用到多重官能的學習（Loucks-Horsley et al., 1990），而感覺動作經驗則為形式運作發展的重要基礎（Wadsworth, 1989）。兒童用各種不同的方式去學習，而其本身認知傾向的差異亦會影響到他們的學習。一般我們在教學上普遍以視覺刺激為主要的方法，並不見得足以適用於每個孩子。即便是色彩教學，也無法以純粹視覺現象的觀點來授與。雖然色彩教學從色相、明度、彩度三方面切入，色彩以冷熱、前進、後退、膨脹、收縮等感覺來分類，但一件物體本身即可能因光線、環境的不同而有無數的變化。學生對物體的觀察和反應決定其表現此物體的形式，視覺型和觸覺型者在繪畫上的用色傾向不盡相同，但都應受到同等的尊重。

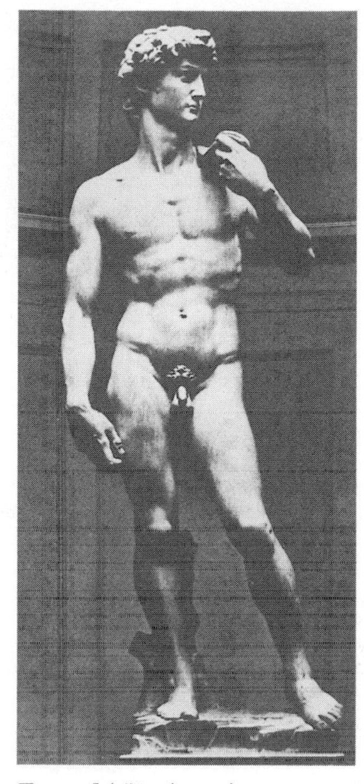

圖 6-2　「大衛」（David）
西元 1501-1504 年，大理石，高 5.4 公尺，現存於佛羅倫斯學院畫廊。

「視覺—觸覺論」對教育與心理領域的獨特貢獻在於協助助人者了解兒童及青少年以及成人認知傾向的差異，在教材教法及助人方式上有所調適。再則，在學校的教學應鼓勵每位學生自由地去表現，無論他用何種形式去呈現。視覺型者並不優於或劣於觸覺型者，只是所表現的形式不同而已。從藝術史的學習中，我們得知米開蘭基羅・波那洛提（Michelangelo Buonarrotti, 1475-1564）的名作「大衛」（David）的寫實逼真（圖 6-2），但也逐漸能欣賞非洲土著雕刻藝術的樸素之美（圖 6-3）；驚嘆克勞德・莫內（Claude Monet, 1840-1926）對水光倒影的詮釋（圖 6-4），卻又不得不震撼於愛德華・孟克（Edvard Munch, 1863-1944）驚悸無助的「吶喊」（The Cry）（圖 6-5）。現代人已逐漸能從欣賞視覺傾向的藝術創作到品味藝術家用「心眼」去呈現意象的作品。近年來藝壇對東方繪畫、原住民藝術、素人畫、兒童畫的重視適可以說明，美有不同的表現形式，唯有因材施教、發揮學生的潛能才可落實學校藝術教育。

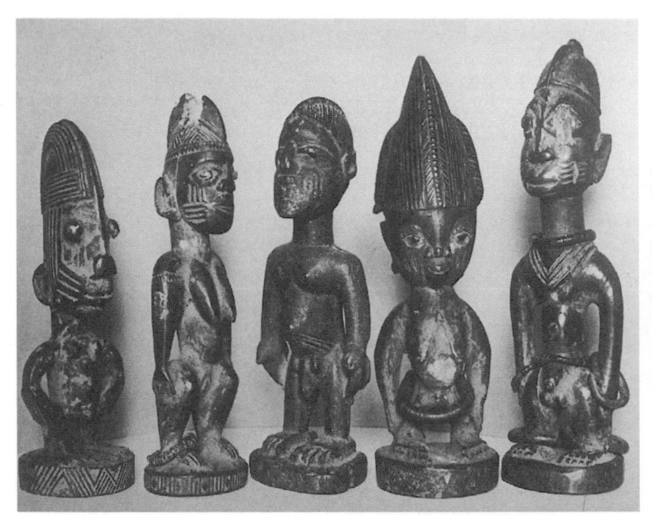

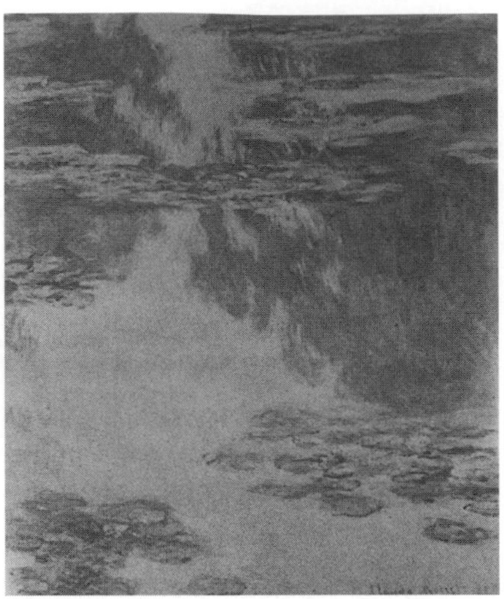

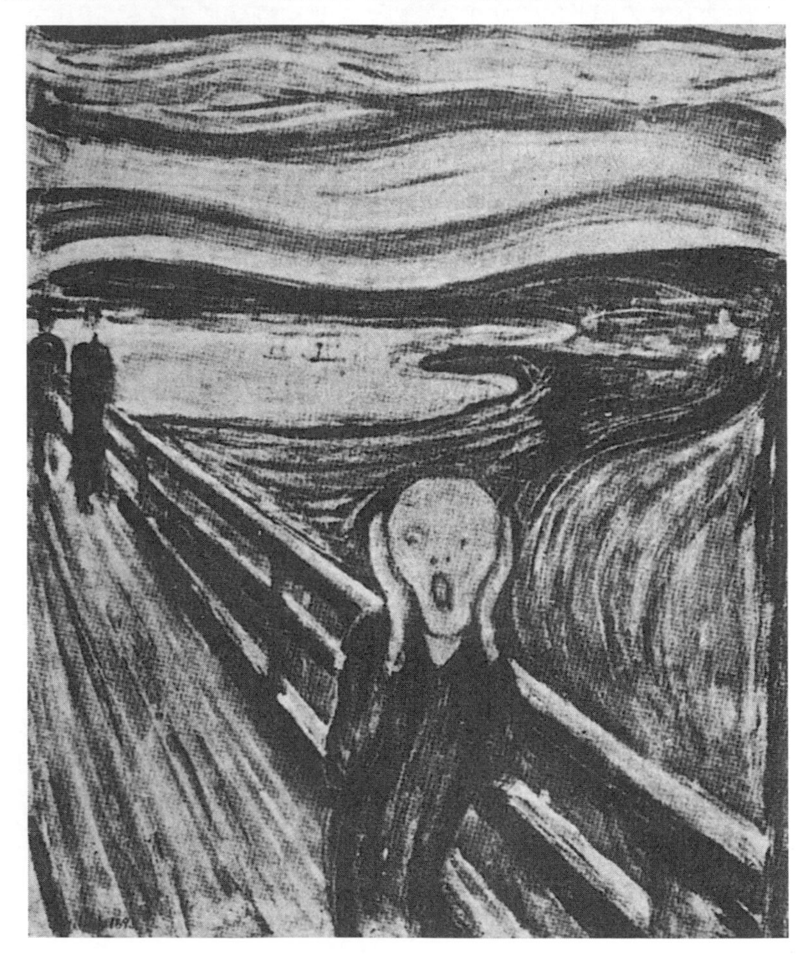

圖 6-3 | 圖 6-4
圖 6-5

圖 6-3 非洲土著雕刻

奈及利亞的優魯巴（Yoruba of Nigeria）出土，現存於倫敦菲利浦高曼博物館（Philip Goldman Collection, London）。

圖 6-4 「睡蓮」

1907 年，畫布油彩，92.7×73.7 公分，紐約私人收藏。

圖 6-5 「吶喊」

1893 年，畫布油彩，91×73.5 公分，現存於奧斯陸國家畫廊。

實驗顯示，小自七個月大的嬰兒便能利用手的接觸來獲得觸感的訊息（Stack & Tsonis, 1999），雖然愈小的孩童愈依賴其觸覺經驗去認知環境，但或由於觸感的連續性、時間性本質，讓九歲以前觸覺型傾向較為強烈孩子的觸感經驗，無法像較大孩子以及成人一樣，能有系統性地被整合，以獲得物體的全貌資訊（Berger & Hatwell, 1995）。由此可推論：(1) 九歲為兒童知覺發展上的關鍵年齡，與其繪畫的表現相呼應；(2) 視覺型和觸覺型傾向，為對外在環境的兩種不同的知覺組織法和類化概念的模式的分類，與智力的優劣無關。

兒童畫因其主要為表現孩子自身對環境的經驗，因此一般而言具有「觸覺」傾向的本質，而隨著年齡的成長，兒童對視覺現象的覺知也逐漸顯現。對觸覺型傾向的個體，要求他忠於視覺現象可能徒增困擾和挫折，視覺型和觸覺型者的創作風格的異性大。至於介於視覺型和觸覺型者之間的未定型者，亦有實證研究來探討其繪畫和人格之間的關係。一個研究 200 位青少年的繪畫的研究，除了區別了視覺型者和觸覺型者的繪畫之外，同時也發現介於此兩型之間的未定型者在創作上缺乏自己的方向，其思想和行為均較受拘束（Gutteter,1976）。在一項以 64 位十一、二歲的英國學生上藝術課的表現所做之研究，發現觸覺型者對於「透視」的學習有明顯的困難，常會去模仿視覺型同學的繪畫，而老師的個別指導並未能發揮太大的作用。這位研究者也發現，那些未定型者大都缺乏自信，且會抄襲別人的創作（Weston, 1984）。此兩項研究均指出未定型者藝術經驗的問題。這也可能是那些未定型、但有較強烈觸覺傾向的孩子，無法聽從老師以視覺刺激為主的教法來學習「透視」，也因此他們會抄襲他人的創作。從心理的觀點而言，視覺型傾向的孩子與內在所欲描寫的客體間能保持一定的「觀察」距離；觸覺型傾向的孩子與內在的客體間有著膠著的情感，外界的指令難以撼動；而中間型的孩子「不知其所以然」

的模仿，或許能更接近對透視真理的追求，但需要教師更多的同理與個別說明。

值得一提的是，在已經發表的實證研究中，並不能完全證明有此二類型的人存在，只在文字與繪畫表現上獲得證實。誠如佛洛伊德對心理結構（如本我、自我、超我、意識、潛意識等）的假設一般，視覺型與觸覺型兩類型的人的假設，雖然純為學理上的推論，但在教育相關研究中有其獨特的貢獻。國中的美術老師將會面對那些拒絕藝術或「放棄」美術的孩子，在國小階段的美術課，他們的信心一再地被打擊，在學習的過程中所遭遇的困擾和挫折，再加上青春期的生理變化，促使這些青少年以全然否認（denial）的態度來上美術課。這些青少年的繪畫大都有強烈的觸覺型傾向，帶有濃厚的情感成分。敏感的國中美術教師或許會發現這一小群學生很不容易教，但所有教學法的運用和為期望學生能發揮他們的表現力所做的努力，是值得被肯定和鼓勵的。

三、創造表現與大腦功能的分化

近年來由於科技及神經科學的發達，人們對於人類大腦的功能亦有了更進一步的了解。科學家發現人類的心智活動並非一概括性的過程，而大腦的每一區域各司掌不同的心智功能。此一發現對於心理學家與教育學者有極大的幫助。羅溫費爾德便是將此理論實際應用於藝術教育的先驅（Lowenfeld, 1945）。

以中風或遭受意外的病人為實驗對象的研究顯示，大腦的各個區域確實司掌不同的功能。科學家發現大腦的左半側主要操控人類的語言功能和其他如辨識臉孔、命名、知覺空間關係、數量邏輯等種種功能。大腦的左半部主宰人體的右半側，而右半部的大腦則操縱人體的左半側，同時與我們的情緒表現、辨識音調、了解空間關係等直覺有密切的關聯（Lusebrink, 2004）。

假若大腦的左半球控制人體右半身的活動，而大部分的人（約90%）均以右手為優勢手，再加上左半腦控制語言，也因此，左半腦可說是較占優勢的部分。對許多人而言，這似乎劃定了兩種極端不同傾向的特質——合理的、言語的，和敏感的、藝術性（或表現性）的。在我們傳統的學校教育中所強調的，亦是左半腦功能的發展。學校課程中的音樂、美術、體育、唱遊、家事、工藝等課程之操作性、表現性和創造性，則與人腦右半球的發展較有關聯。藉由種種活動的過程，正可以讓兩半腦均衡一下，發揮「全腦」的功能。

事實上，如此的二分法——將大腦分為左右兩半球的方式——可能太過於簡化和誇張。這兩半球可各分為四葉，每一葉各司掌不同的功能。從腦傷病患的研究中發現，其某特定功能的喪失或違常亦與某特定的大腦區域有密切的關聯。然而從這些病患的復健過程中亦發現，受傷（中風）部分的腦細胞已無法復原，而其功能的恢復乃是由於某些未受傷部位的腦細胞取代了原細胞的功能。這說明了雖然大腦的每一特定區域各有其習慣性的特殊功能，但在萬不得已的情況下，此功能的運作亦可由其他的腦細胞所取代（胡明霞，2013）。愈高心智機能的運作愈依賴更多大腦區域的合作，而其中有許多重疊的部分。因此許多植基於觸覺、運動感覺和視覺資訊的各種感覺的組合能逐漸化為更高層次的知覺（perception）（Ayres, 2005）。諸多研究顯示：人的大腦不只在初生幾年有很大的成長，透過經驗的學習，終其一生也有極高的可塑性（Kandell, 1998）。大腦結構提供視覺、感覺和動作訊息以及記憶傳達和運作的替代管道（Fuster, 2003）；而藝術治療中利用多種媒材的特質正具備去啟用這些替代管道的優勢（Lusebrink, 2004; Perry, 2008），而其在治療師陪伴下的同理性想像，即在藝術創作歷程中誘發新的學習、產生洞察，讓大腦經常處於合適的狀態，自然有益身心健康（Kapitan, 2016）。

我們的學校教育課程雖不全然以左半腦為整個教育的重點，但無可否認的，語言能力的增強、邏輯思考的運作，即所謂的左半腦的功能，是人類有別於其他動物成為「萬物之靈」的主要原因之一。大腦左半球司掌語言區域的部位較大腦右半球之相對位置的部分大了一些（人腦為對稱性的結構），此一現象在胚胎期即已形成。兩歲以前的幼兒其大腦的運作有非常清楚的半腦獨斷性，而語言功能直至八歲左右才能確定其為人腦的左半球所掌握。一些研究亦指出，人猿和舊石器時代的尼安德塔人（Neanderthal），其左半腦較右半腦略大。在人類進化的過程中，語言的發展成為人類文明最重要的一部分是必然的趨勢（Hall, 2015）。

多項實證性研究的結果均支持「繪畫或其他創造性的活動並不只牽涉到右半腦的運作，而必須經兩半腦的協調合作才能將創造性發揮到極致」的說法（Clare & Suter, 1983; Makuuchi, Kaminaga, & Sugishita, 2003; Young & Bion, 1981）。兩半腦確各有所司，如何積極地將此一發現運用於實際的教學中則為藝術教育努力的方向。正因兩半腦各有其特殊功能，使得藝術教育學者再度為「視覺—觸覺」的理論感到興趣，認為美術教師可依學生不同的認知取向而有不同的教學法（Brog, 1985）。有些學者則認為雖然視覺／觸覺、自發的／刻意的、認知／情感均與左右半腦優勢說的理論有關，但其間截然不同的分野卻仍只是個假設（Wieder, 1984）。最被廣泛地運用以查證兩半腦優勢性的測驗為「兩向聽力測驗」（Dichotic Listening Test）。此測驗的評量方式是右耳所接收到的訊息得自於左半腦，反之，左耳為右半腦。受試者卻幾乎只記得某一耳所接收的訊息（如右耳），則可以推論其為相對的半腦所掌握（如左半腦）。利用此測驗工具，Gowan（1981）得到的結論是觸覺傾向與右半腦的優勢性有關。一些學者亦藉由此測驗工具獲知右半腦與擴散性思考（divergent thinking）有絕對正向的關係（Tegano, Fu, & Moran, 1983），有研究有部分肯定但未全面支持的結果（Konstantin, Denzler, & Forster, 2010），但亦有研究持懷疑的態度（Arden, Chavez, Grazioplene, & Jung, 2010）。以腦波檢查（EEG）和核磁共振掃描（MRI）來測量實驗對象解決視覺空間的創意問題之研究發現：即便在需要運用到右半腦運作的活動中，左半腦亦支持創造性的運作（Aziz-Zadeh, Liew, & Dandekar, 2013; Razumnikova, 2005）。

學生生理或心理上的差異，不若其人種、長相和其家庭背景的差異般，那麼容易就一目了然，而所有的個別差異性，包括智商，均會影響到他的學習。左右半腦優勢說的理論，能幫助美術教師了解學生在藝術方面的學習有不同的傾向，且這些不同的表現形式有其生理上的因素，並不是能輕意地被改變的。不只是那些被歸類為「觸覺型」的學生可能在學業上有挫折感，那些抱怨自己沒有藝術細胞的學生，對其他需要視覺記憶的學科亦會感到學習困難。在美術課中，我們可提供學生用不同形式去表現主題的機會，這種表現或許會讓許多人批評為「不符合視覺原則」，但其所蘊含的情感張力往往會震撼人心，予人無限的衝擊。

四、擬似寫實期之繪畫表現特徵

(一) 造形

隨著推理能力的增加，青春期的孩子嘗試去追求事物的真理，亦即開始以審慎的態度來觀察環境，以忠實於自然、再現自然為繪畫表現的最高準則。青少年以「像」或「不像」作為評價藝術作品的標準，由於眼高手低，許多孩子開始不滿意自己「幼稚」、「不像」的畫作，批判性自覺能力的增強，使得青少年努力地去「寫實」物體，但卻常全然否定自己的作品。

在人物造形方面，誇張的性別特徵反映出青少年對於自己身體發育情形的不安、焦慮和期待（圖 6-6）。由於在本階段女孩較同齡的男孩早熟，因此，大多數青春期的少女對人像或人體畫有著濃厚的興趣，在筆記本、計算紙、書皮封面、廁所門牆上常能發現一些信手拈來的塗鴉。青少女對於人像畫的認同，從幼兒園和國小低年級階段的「櫻桃小丸子」和「蠟筆小新」，到樣式化和黨群期的「珍珠美人魚」、「美少女戰士」到本時期「城市獵人」中的健美女郎。此種對所喜愛的人物造形的變化，從人物衣著和人頭與身長的比例來看更為明顯。當然，青少女所認同的娃娃年紀與創造者本身的年齡通常是一致的，她們已不再認同「可愛型」的女娃娃，轉而喜歡較為「寫實」的造形，或者以一般社會大眾所認同的美女造形——「瘦高健美」為模仿的對象。此種現象在媒體充斥著商業化的廣告、強調「塑身」才符合視覺美感的原則之下，國中期的少女們開始注意自己的身材，也颳起了一陣減肥風。當然，上述所舉各時期孩子所認同、模擬的漫畫人物並非絕對的，我們也不

圖6-6　女，十二歲，27×39公分，自由畫

誇張的性別特徵反映出青少女對於自己身體發育情形的不安焦慮和期待。

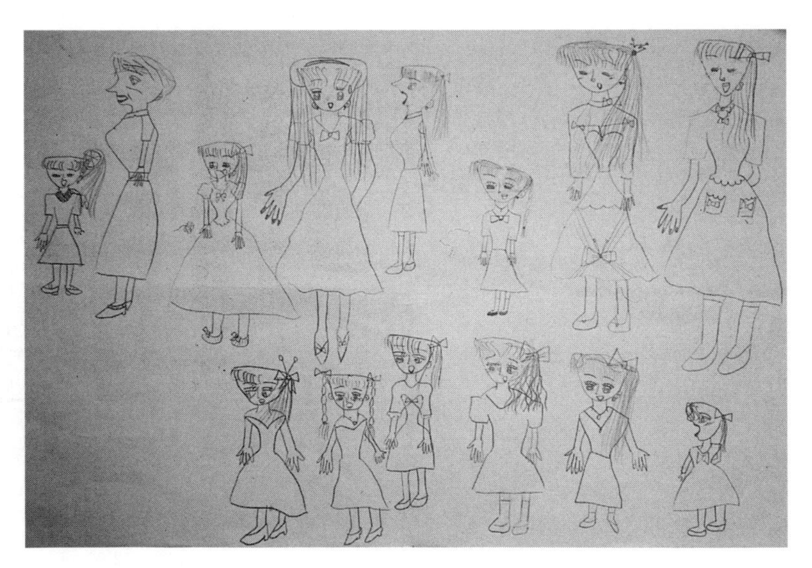

難發現崇拜皮卡丘、海綿寶寶、Hello Kitty 或櫻桃小丸子的漫畫迷。無庸置疑地，孩子漫畫式的人物造形與流行趨勢息息相關。

青少年所畫的男孩亦反映其生理的變化和理想的自我形象。在他們所畫的人像畫中，男性角色大都肌肉突出，身材呈現倒三角形，與他們所認同的偶像，如具強健體魄的動作派明星十分類似（圖 6-7、6-8）。

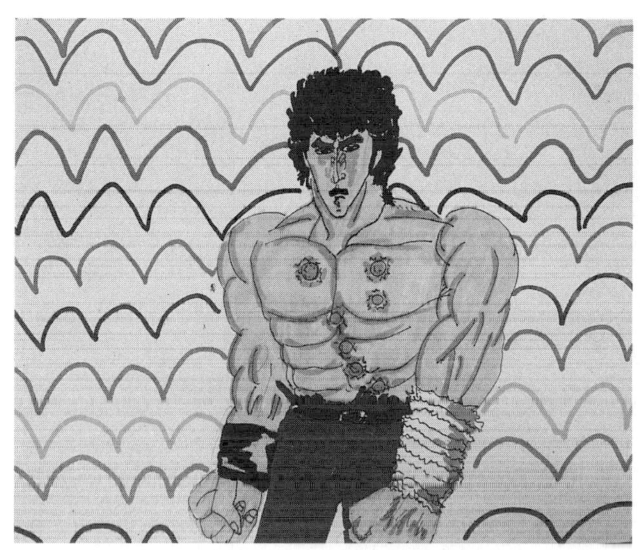

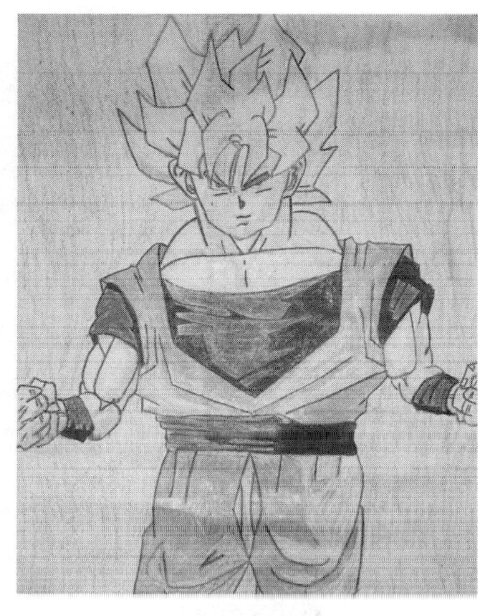

圖 6-7 | 圖 6-8

圖 6-7　男，十歲二個月，27×39 公分，自由畫
誇張的肌肉和勇士般的身材，反映出青少年追求男性之力與美的心態。

圖 6-8　男，十三歲，27×39公分，自由畫
青少年所畫的超人型勇士像，反映具生理的變化和理想的自我形象。

至於其他物體的造形，則盡量忠實於視覺現象，以寫實為原則。青少年對於物體的結構和空間的關係有進一步的體認，並掌握在二度平面上表現三度空間的能力。圖 6-9 是一位八年級男生的鉛筆靜物寫生，在此圖中，作者不只努力地表現桌面上的每一樣靜物，務求形體上的真實逼真，亦強調物與物之空間關係。物體由於透視的運用及陰影明暗的描寫而在畫面的空間內成為具有體積、重量、可以觸摸、知覺的實體。雖然如此，畫面上仍有少部分物體的透視（如盤底的幅度）不甚正確。這說明了此時期的青少年雖然在視覺上具強烈的批判能力，亦嘗試做「自然主義」似的描繪，然而「寫實」能力卻有

圖6-9 男，十四歲，39×54公分，鉛筆靜物畫

畫面中的物體由於透視法的運用及陰影明暗的描寫，而在畫面的空間內成為具有體積、重量、可以觸摸、知覺的實體。

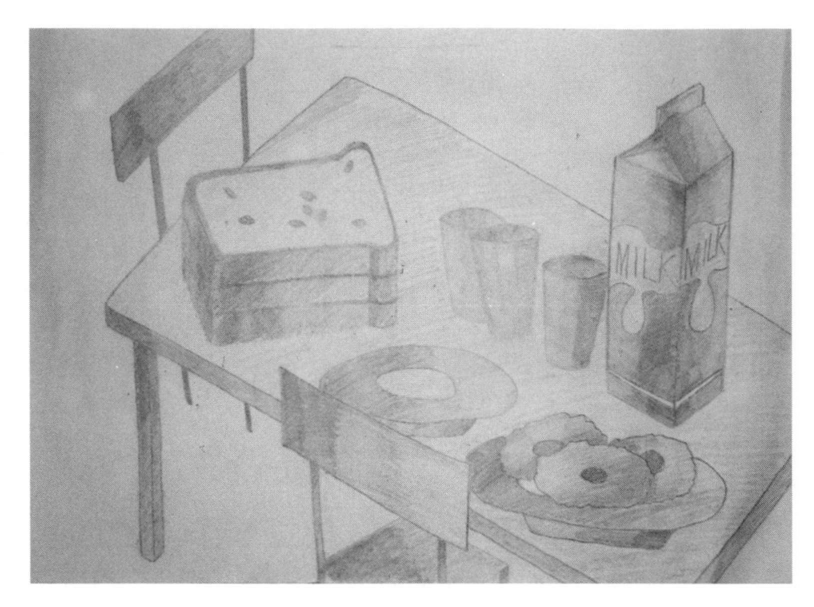

待更進一步的練習和觀察才能進步。也因此在國中、高中階段的藝術教育將「實物寫生」列為重要的課程活動設計之一，常人若無再接受專門的美術訓練，則其寫實的技巧就將停留在擬似寫實階段。

(二) 空間表現

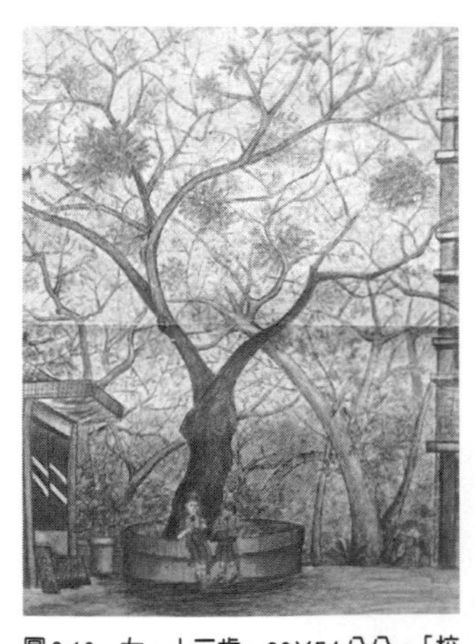

圖6-10 女，十三歲，39×54公分，「校園寫生」

作者以仰視的觀點來描寫校園風景，尤其強調其第三面的描寫。

如同青少年對一般物體之寫實傾向，這些大孩子們，尤其是屬於視覺型者，通常能以較理性、客觀的態度來處理畫面上物體間的空間關係。事實上無論視覺型、觸覺型傾向或介於此兩傾向之間的青少年，均有以「透視」的視覺現象來處理畫面之空間的意圖，其間之區別只是在其表現之正確性（是否符合一點透視原則）而已。圖 6-10 為一位七年級女同學的風景寫生作品。此一視覺傾向較為強烈的女孩將校園內的一景以十分符合視覺現象的方式呈現——林內的樹木以重疊的方式交代其空間關係，而建築物部分則以透視的方法表現出來，尤其強調其第三面的描寫（作者以仰角的觀點來處理建築物）。圖 6-11 則為一位七年級男生所畫的校園一景，此張畫構圖大膽，雖仍以透視的觀點來詮釋畫面的空間，但主觀的成分極大，透視線以畫面中心為基點，成放射狀向四周延伸，令人聯想到樣式化時期兒童的「摺疊」式空間表現法。此位「觸覺」傾向強烈的男孩透過自己的心眼來描寫校園一景。在其他同學描繪校園內的樹木枝葉茂密的同時，這位個性內向的男孩卻專注於枯枝與落葉的描繪，為此張名為「校園寫生」的素描、水彩畫增添了不少心象表現的意味（請比較原景與畫作，圖 6-11、6-12，彩圖第　頁）。

在青少年能以透視法來處理空間時，其抽象思考能力亦與成人的思維模式相差無幾，也因此，其創作的內容、形式均較兒童時期更為豐富。無論是想像畫、寫生畫或設計，其處理畫面空間的方式會依其特有的理念來呈現。亦即，這些大孩子能有效地處理空間問題，以符合其所期望達到的空間效果。

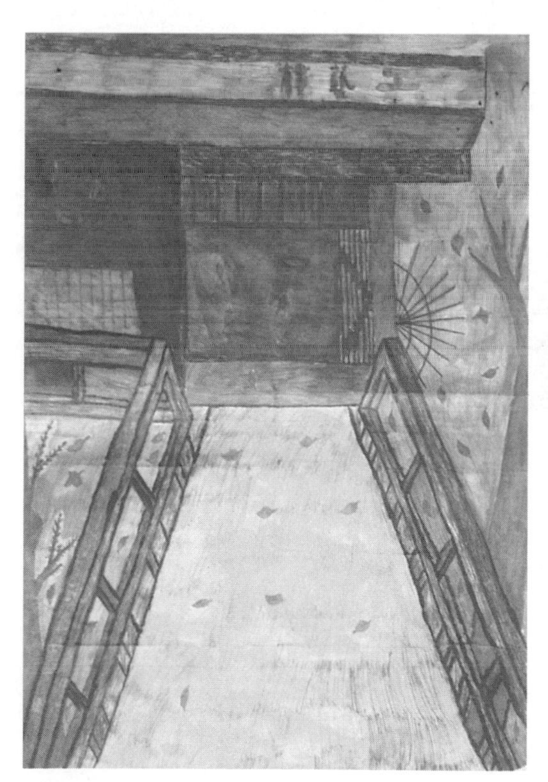

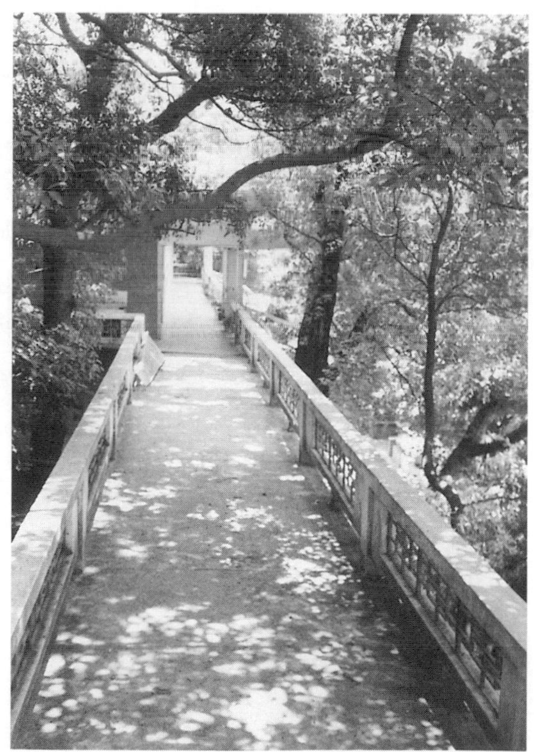

圖 6-11 | 圖 6-12

圖6-11　男，十三歲，39×54公分，校園寫生

觸覺型男孩的寫生畫，重心象而輕視覺寫實。（彩圖第 14 頁）

圖 6-12　圖 6-11 之校園實景

（彩圖第 14 頁）

圖 6-13 為八年級女生的素描作品。畫中的每件物體雖都以寫實的形式呈現，其構圖卻帶有濃厚的想像組合意味。整張畫以「鳥瞰」的觀點來描繪，透過重疊法的運用和陰影的描寫，物與物交疊所產生的空間感便清晰地呈現。

(三) 用色

國中階段的孩子具有十分敏銳的知覺能力。在一般的生活情境中，視覺型傾向者已能察覺到物體並不具有固定的色彩，其顏色會因所處之位置及光線的變化而有所不同。青綠的草原在晴朗的上午呈現綠油油的景象，在夕陽西下的黃昏添加一片橙黃的光暈，而在天空陰霾的時光感染一層落寞的灰。視覺型傾向的孩子觀察物體和環境的關係，嘗試將其所意識到的視覺現象，盡量客觀地再現在繪畫上。物體與光線的關係之發現使得孩子在繪畫時刻意表現物體的受光面（陽）、背光面（陰）和陰影。如此一來，由於陰影的描寫，暗示了物體的空間位置和實體感。圖 6-14 為一視覺型七年級男孩的校園水彩寫生畫。雖然該生尚未具十分純熟的水彩畫技巧，從畫面上之物體光影的描繪，我們可以得知他對光影的覺知和掌握使其寫實的能力更上一層樓。無庸置疑地，對於視覺傾向極端強烈的孩子而言，色彩學、色環等相關理論的引介將使其有茅塞頓開的喜悅感。從科學、理性的角度來分析，詮釋色彩的種種現象，十分符合其追求客觀寫實的本質。視覺型傾向的青少年對周遭環境的變化非常敏銳，知其所以然而後繪之，適可以滿足其求真求美的慾望。

色彩心理學和色彩對情緒的影響，長久以來即被不少學者探討過。大體而言，常人對色彩的反應，有大半成分取決於生理、文化和個人的過去經驗等因素，亦即常人對色彩的反應同時兼具普遍性（如受人體光學和文化特質的影響）和個別性（主觀經驗）（陸雅青，1998；Lowenfeld & Brittain, 1987; Lu

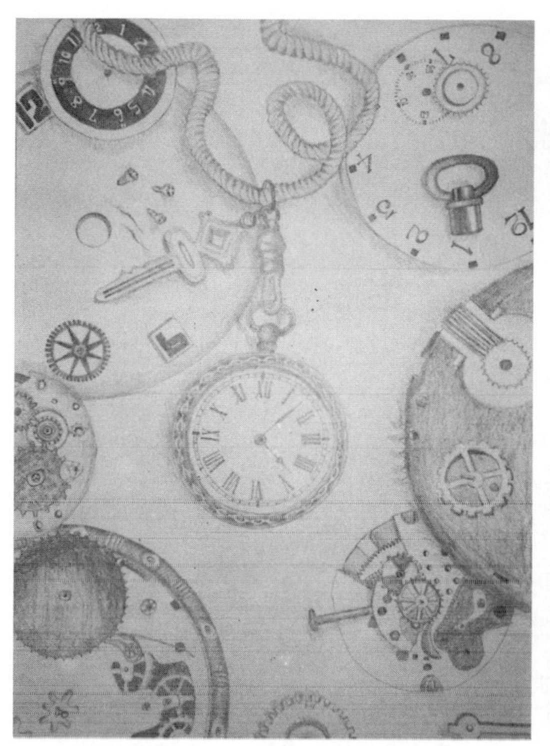

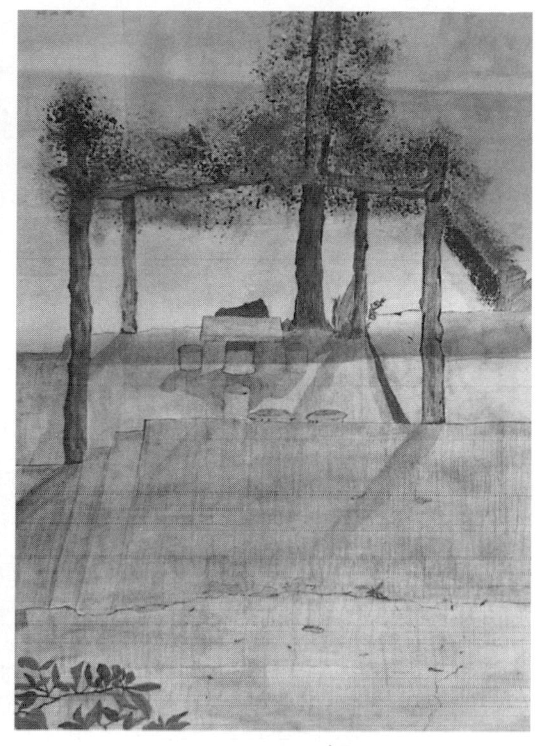

圖 6-13 ｜圖 6-14

圖6-13　女，14歲，39×54公分，鉛筆素描

作者以寫實的手法來描繪圖中的每一件物體，然後自由地加以組合，創造出一個似是而非的想像空間。

圖6-14　男，13歲，39×54公分，校園寫生

視覺型七年級男生的原子筆淡彩畫，光影的描繪顯然是作者的寫生重點。

2012）。如黃色予人愉悅之感，令人聯想到光、檸檬、香蕉、黃金、蛋黃等實物，也讓人產生光明、希望、積極、明朗、快活等抽象的聯想（吳仁芳，1993）。大多數的人對標準黃色（hanza yellow）有上述種種感覺和聯想。然而任何一色都可能與個人過去的特殊經驗有所關聯，黃色也因此可能象徵某人走失多年的孩子、拋夫棄子的母親、對童年的懷念等。色彩對觸覺型傾向及所有面臨壓力、感受到負向情緒的孩子而言，尤其是表現其感情經驗的重要媒介。繪畫的主體常依其主觀的經驗而賦予色彩，背景、物體與環境的關係則往往被忽視。圖 6-11 的校園寫生畫，在與實景（圖 6-12）比較之後，我們不難發現此圖的作者不只在物體的造形上予以變形，綠樹成蔭的校景為枯木落葉所取代，原本為灰色的建築物也換上了鮮豔的色彩。整張畫面為黃與藍紫色調的組合，強烈對比色彩的運用，或許道出了這位極度內向、家教異常嚴格的孩子，其內心的焦慮、不安與衝突。

五、擬似寫實期的繪畫反映 12 ～ 14 歲青少年的成長

小學高年級到中學，孩子開始追求寫實的表現。他們的情感與對世界的認知清楚地反映在其作品上。誠如在智慧發展、身體發育、性別上的差異般，其作品的差異性甚至比前幾個發展期來得大。繪畫作品的差異性明顯地隨年級的增加而擴大。不只如此，每位孩子也發展出獨特的美感鑑賞取向，有欣賞不同風格、不同題材藝術作品的趨勢。

對青少年而言，無論是在他們自身，或是他們與同儕和成人之間的關係，都有不少的變化。不管男孩或女孩，開始感受到父母的關愛有時是種牽絆和限制；對成人，尤其是具有權威的人士（如教師）產生敵對的心態。他們十分在意自己的外表，在家中，每天占用浴室照鏡子的時間變長了，在學校，則常因服裝儀容的問題與訓導老師玩捉迷藏的遊戲。當然，在此青春歲月中，每個孩子都懷有不少對成人社會的憧憬，但也對

圖6-15　男，十三歲，29.3×27.2公分，自由畫「籃球比賽」
球場中的看板及座位上比中指加油的觀眾，傳遞了作者的憤怒情緒。

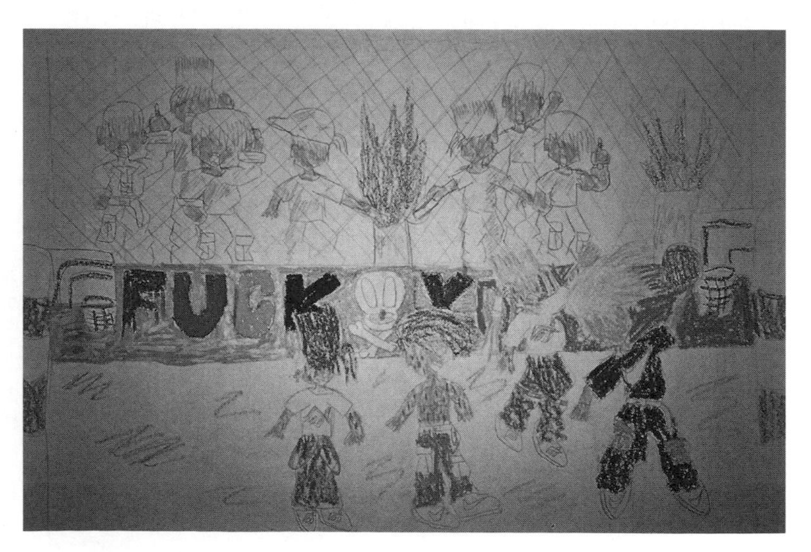

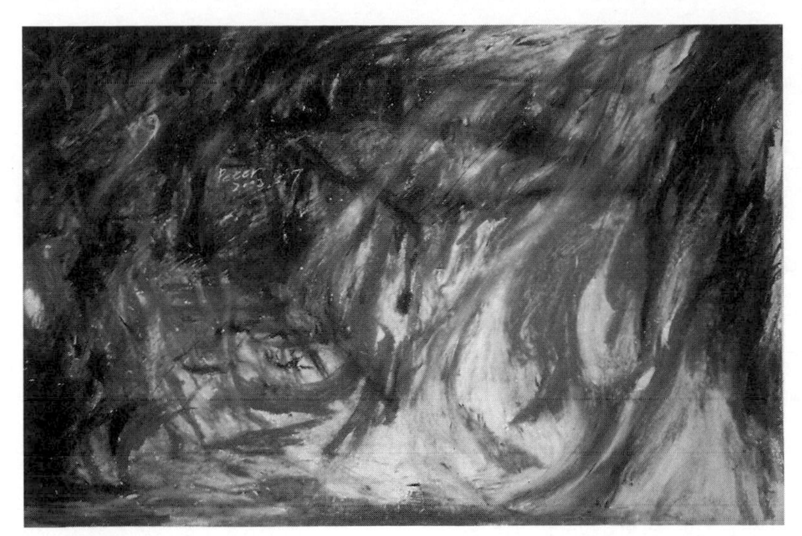

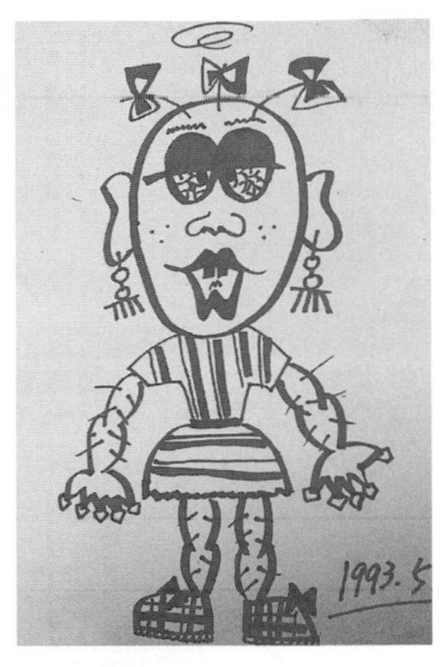

圖 6-16 | 圖 6-17

圖6-16　男，十四歲，29.3×27.2公分，自由畫「煩」
（彩圖第 15 頁）

圖 6-17　女，十四歲，39×54 公分，自由畫
青少年憤世嫉俗、反抗權威的心態可由其塗鴉看出端倪。

即將逝去的童年感到惶恐。女孩不再對男孩發動戰爭，但會公開地崇拜某少年歌手或暗自迷戀某籃球校隊隊員。男孩雖不否認他們對於異性的好奇，卻花費較多的時間在運動上，或與一群志同道合的朋友交往密切。

然而，在升學主義掛帥的台灣社會，直至目前為止，雖然孩子升學的管道變多了，但其身心的發展都遭受到相當程度的扭曲、變形。考試與成績成了此階段的生活重心，人成了為考試而活的機器，而自由繪畫則成為他們宣洩不滿的途徑（圖 6-15、6-16）。前面所提及的種種現象，大都是所謂「後段班」或與「功課好」絕緣的學生專利。來自父母的期望、課業或同儕的壓力、社會的誘惑等因素促使孩子開始學會抽菸，以滿足其想要馬上變為「成人」的幻想；或是吸毒，以逃避現實生活的壓力，沉溺於藥物所產生的幻象中。再則，由於社會型態的變遷、家庭結構的改變，亦使得近年來少年犯罪年齡下降，少年犯罪率明顯上升。攻擊性、叛逆心態、性慾望、曖昧的價值觀亦都反映於其塗鴉作品中（圖 6-17 ～ 6-19）。

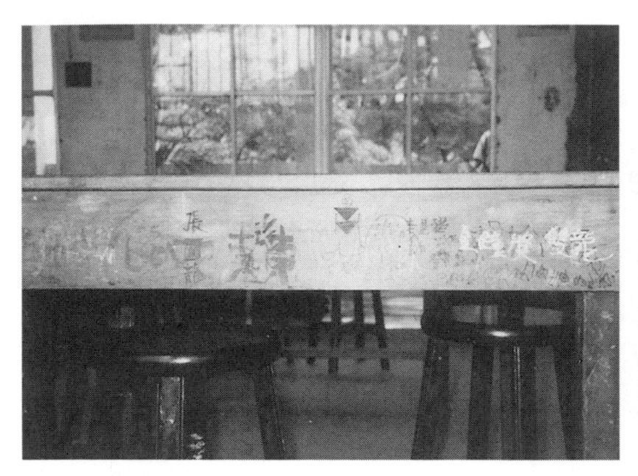

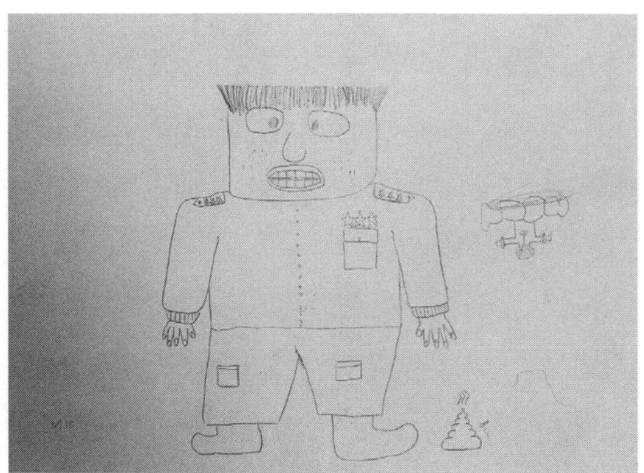

圖 6-18 | 圖 6-19

圖 6-18 課桌椅側面的塗鴉
在公共物品上塗鴉常伴有莫名的快感。

圖6-19 男，十三歲，39×54公分，自由畫
自我解嘲似的幽默感亦是本時期塗鴉畫中常見到的主題之一。

六、國中階段的美術指導

(一) 藝術動機之誘發

擬似寫實期可說是真正審美意識覺醒的時期。大多數的青少年達到所謂「多愁善感」的年齡，對美的感受性會有進展，尋求藝術的心情也逐漸萌芽。在青春期的危機中，個人的身體與心智密切地關聯著，且相互影響。在美術教學上，我們關心心理的作用及它們如何對人的行為造成影響。換言之，我們期望創作活動能成為個人自然表現的宣洩方法。一項以「藝術的目的為何？」為主題的跨文化研究，以開放式的問法針對加拿大、法國及台灣不同年齡層共 700 位對象，詢問藝術的目的時，「藝術能表達情感」及「藝術能溝通理念」兩種答案為跨文化及年齡層共通的選擇，且分屬第一及第二高位。其中 13 ～ 17 歲組的受訪者選擇此兩項答案的比例尤其偏高（Kindler, Darras, & Kuo, 1997）。此一研究的結果證實以藝術作為自我表達媒介的重要性。因此，若我們能在教學上顧及視覺型及觸覺型者的個別需要，發展適合於他們的教材教法，並且讓他們心存自信，接受「藝術是基於個人需要的自我表現」

的觀念，使藝術成為人類一種普遍的表現方式，便是此階段美術教育的重點。

「認同」（identity）可說是每一位青少年最急切尋求的目標，無論是個人血緣、姓氏、性別、文化、種族、黨派、國家等。圖 6-20 為一位自幼在北美洲成長，而後隨父母返台定居、就讀雙語中學七年級孩子的自畫像，對文化、族群、國家的認同反映在其自畫像皮膚的上色中。此階段的孩子自我概念強烈、思考模式複雜化，除非他們十分「認同」上課的老師，否則再多的要求與指導也不能引發他們創作的動機。放棄美術、應付老師、不珍視自己的作品乃是國中美術常見的現象。如何在學期之初即建立互相信賴的良好師生關係，可說是未來教學是否能順利的關鍵所在。事實上，美術老師較其他一般學科的教師有更佳的機會與學生建立良好的關係。青少年和權威者挑戰的本能常因教師的權威心態而更趨強烈，對立的狀態也絕少因記過懲罰而獲得有效的改善。美術老師若能以較民主、尊重學生、同理其心理需求的態度來教學，便會贏得學生的認同感，且讓他們感受到上美術課是件愉快的事。

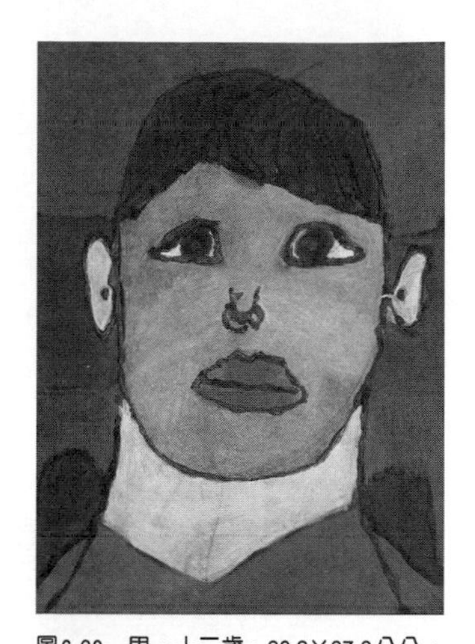

圖6-20　男，十三歲，29.3×27.2公分，自畫像

臉部與耳朵、脖子的膚色不同，暗示作者在認同上的衝突。（見彩圖 15 頁）

青少年的自我概念受同儕的影響很深，因此在課程活動的空間設計上，校方若無專用美術教室的設置，則可提供學生以幾人一組共圍一個大桌子來上美術課。無論是以個別或團體操作的形式進行，讓學生有分享創作理念和成品的機會，便可促使其相互刺激、共同成長（圖 6-21）。當然，在操作的同時，若有學生期望有各自的創作空間，在教室空間安排許可的原則下，應該也要獲得尊重。今日的國中教育並非軍事化統一管理的教育，學生提出異於他人的要求自有其考量，也大都有特殊的心理需求，教師不只要尊重其要求，更應隨即予以開導。無論該生離群獨坐的原始動機為何，如情緒不佳或希望引起老師或同學的注意，老師可以傳達全班每一位同學都是被重視的訊息，美術課所意謂的是人性化、民主、創造、相互尊重

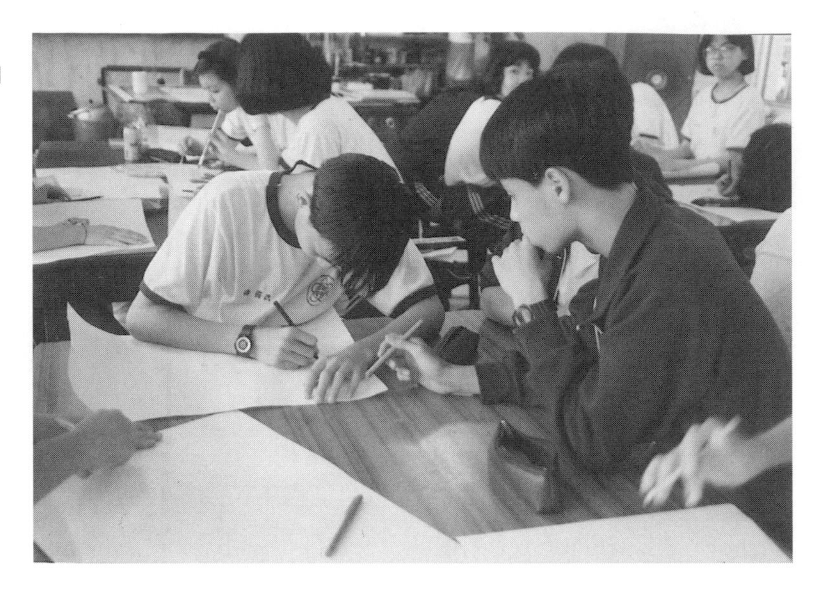

圖 6-21 分組創作
此一活動形式能促使同儕間相互刺激，共同成長。

的時空。集體創作亦是可以利用的創作形式，在此活動中，學生不只可以考驗自己解決視覺問題的能力，更可以在討論和動手操作的過程中，體會民主的真諦。

如同時下國小階段一些不斷更換藝術媒材來引發學生創作興趣的課程般，在國中階段以此種方式來教學的課程設計亦是不適當的。學生需要熟悉每項材料的特性，並掌握一定的技法，才能自在地表現。視覺型的青少年現在開始追求學院式意味的寫實，教師可協助他們熟悉每種材料的特質，使他們確實學得寫實的基本繪畫技術，自由表現光影明暗的變化。對觸覺型的學生而言，提供練習媒材的機會，使其體會色彩濃淡變化與情感的關聯，則有利於自在地表現自己的主觀情感，幫助其意識自己深層的內在，達到情緒淨化和昇華的效果。

由於此階段的孩子擅於思考，因此任何藝術活動的設計均應強調創造思考的過程。創作品的好壞常被視為藝術活動成敗的唯一要素，教師不妨在言行舉止中肯定創意表現的重要性，強調創作的過程和結果同等重要，忠實於自己情感意念的作品便是難得的佳作。引發學生有「為自己而創作」的動機是很重要的，無論其成品的結果如何。教師或許會發現，國中男女生在美術創作的動機程度上有明顯的差異，男孩對美術課比較不感興趣，除非該次的活動單元是三度空間造形，或需要高度思考歷程、較富挑戰性的活動。類似的單元亦可說是擴展藝術形式領域的重要媒介，學生由此得以窺見藝術殿堂之廣博奧妙。

藝術史、藝術批評和美學原理在此階段可列為課程單元的項目。藝術史的教學有助於學生了解藝術創作和特定時空的關係。藝術家、不同藝術流派的介紹和鑑賞批評可擴展學生的藝術品味，提高其對自我創作表現的興趣和信心。美學屬於哲學的範疇，對較大的孩子而言，美的沉思能助其釐清物我的關係，提高審美的層次。當然或許在其他學科的疲勞轟炸下，學生較在意有動手表現的機會，但若能與其他學科協同，亦是能整合學生學習經驗的好方法。圖 6-22 為一位八年級生在國文老師與美術老師協同教學下的扇面創作。美術教師在學生上完

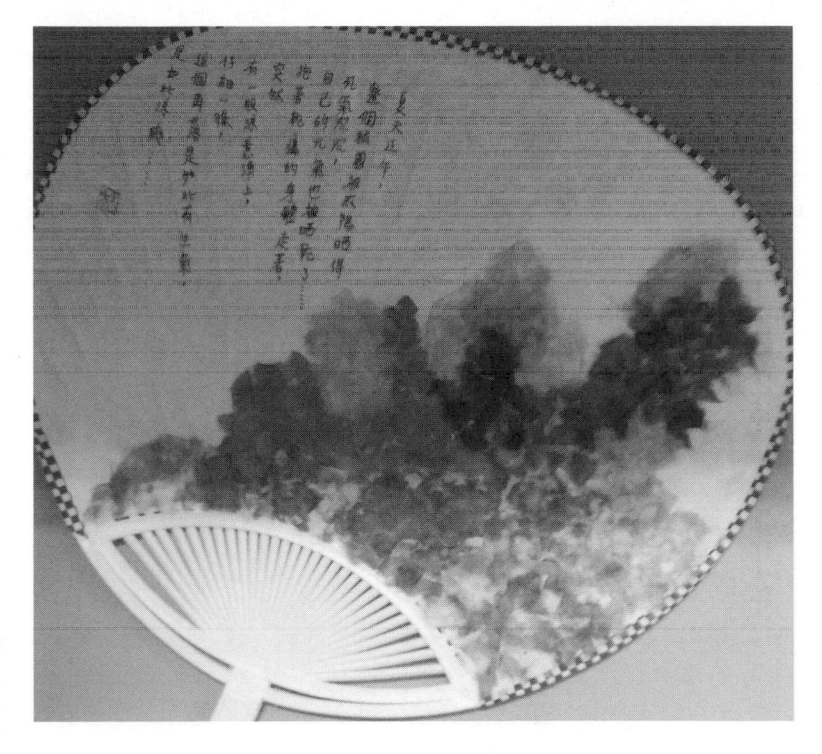

圖 6-22　八年級生圖文並茂的扇面創作（景興國中任永新老師提供）

印象派單元後，與國文老師新詩教學的單元協同，以棉紙撕貼的方法來裝飾此一圖文並茂的扇面。

美術課提供國中生一合理、安全且自由的空間，有利於這群情緒發展尚未臻穩定的孩子，發洩其現實生活中的不滿。與宗教、人生觀、情感相關的題材，無論是以具象、抽象或象徵的形式來表現，均可鼓勵孩子全然地投入。在繪畫的表現上，由於強烈情感的介入，往往促使學生不自覺地誇張或扭曲某一特定部位，以諷刺、嘲弄的筆調來描繪（如圖 6-23、6-24）或情感化地用色。教師發現這樣的作品時，則勿以「客觀寫實」的原則來指導學生，相反地，應予以鼓勵和支持，使藝術表現成為合理化防衛機制（rationalization defense mechanism）最佳的呈現管道，從創作中昇華情感。

引發青少年參與美術活動動機的方法雖然很多，但絕非為變化而變化，而是考慮到教室情境、學生的興趣、老師的教學目標和學校所能提供的資源等因素。假若教學的單元目標是在於引發學生的情緒表現，則其引發動機的方式將與設計方面的單元有顯著的不同。圖 6-25 與圖 6-26 為兩位七年級女生的音感作畫，其刺激音樂分別為舒曼（Schumann, 1810-1856）的《夢幻曲》（Traumerei）和布拉姆斯（Brahms, 1833-1897）的《搖籃曲》（Wiegenlied）。該單元的教學目標在於音樂與

圖 6-23 | 圖 6-24

圖6-23 男，13 歲，39×54公分，諷刺畫

圖6-24 男，14 歲，39×54公分，自由畫「雙面人」
作者本人內心之矛盾與衝突感，藉此有創意的塗鴉而獲得昇華。

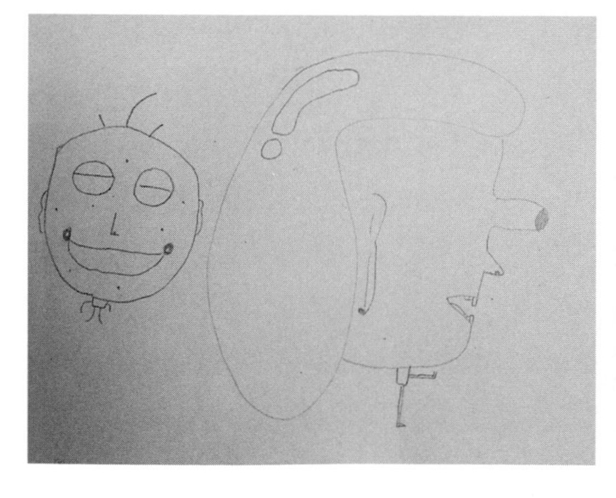

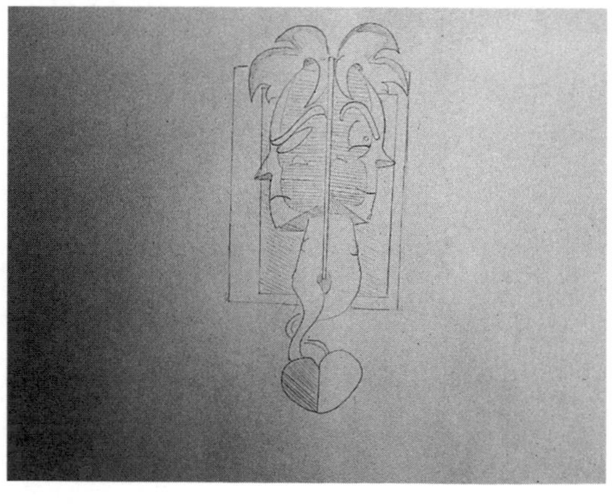

繪畫之間的感通，期望學生能將聽音樂的感覺以二度空間的視覺方式呈現。從這兩張半抽象的作品中，作者直覺地表現出因音樂所產生的聯想，並成功地營造出浪漫唯美的氣氛。當然在上此單元之前，教師已提供他們探索藝術媒材（如紙、流質顏料）和練習技法的機會。只有當學生能完全掌握表現的材料和技法時，其情感和理念方能自由地表達出來。

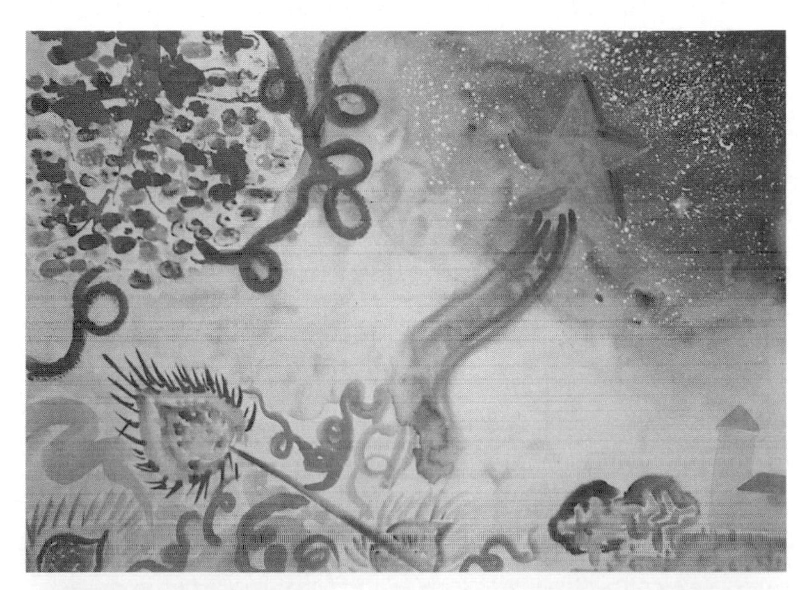

圖6-25　女，13歲，39×54公分，音感作畫「夢幻曲」（舒曼）

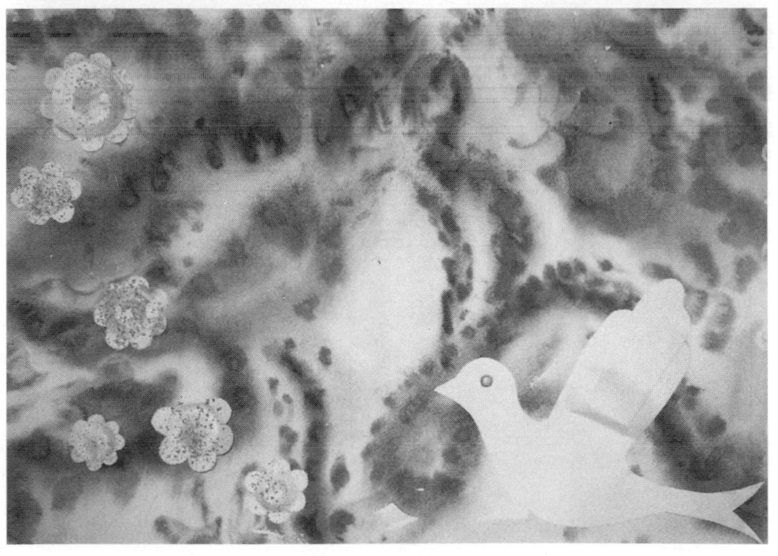

圖6-26　女，13歲，39×54公分，音感作畫「搖籃曲」（布拉姆斯）
聽音樂的感受（或音樂欣賞者情感之投射）能藉由繪畫的形式，使之更具體化地呈現。

美感成長愈來愈成為創造性成長的一部分，批判式自覺能力的增加亦使得孩子愈能識別「設計」的品質。將康定斯基（W. Kandinskie, 1866-1944）「即興第 26 號」（Improvisation No. 26）（圖 6-27）倒著讓國中孩子們欣賞，他們亦能除卻內容上的先見，以探討色彩、造形等純粹抽象表現的方式進行。令人感覺愉悅輕快的作品顯然與感覺悲哀沉重的作品在形式組合上有所差異。用另一個角度或觀點來欣賞名作，不失為使學生的美感知覺更為敏銳的好方法。即使是出一個簡單的題材，如「寶特瓶廢物利用——花器的設計與製作」，只要用以引導的問題恰當，也常會引發學生的創作動機。「花器的用途為何？」「寶特瓶的材料特性如何？透明的？遇高熱是否會產生變化？」「用什麼技法可以改變寶特瓶的原有造形？剪、割、撕、扭轉、擠壓、拍擊？」「對於原是透明的物體，我們是否也可以噴漆或上色？」「如何善加利用寶特瓶的透明特質？」「你所設計的花器將擺設於何種空間或場合？西餐廳的餐桌、

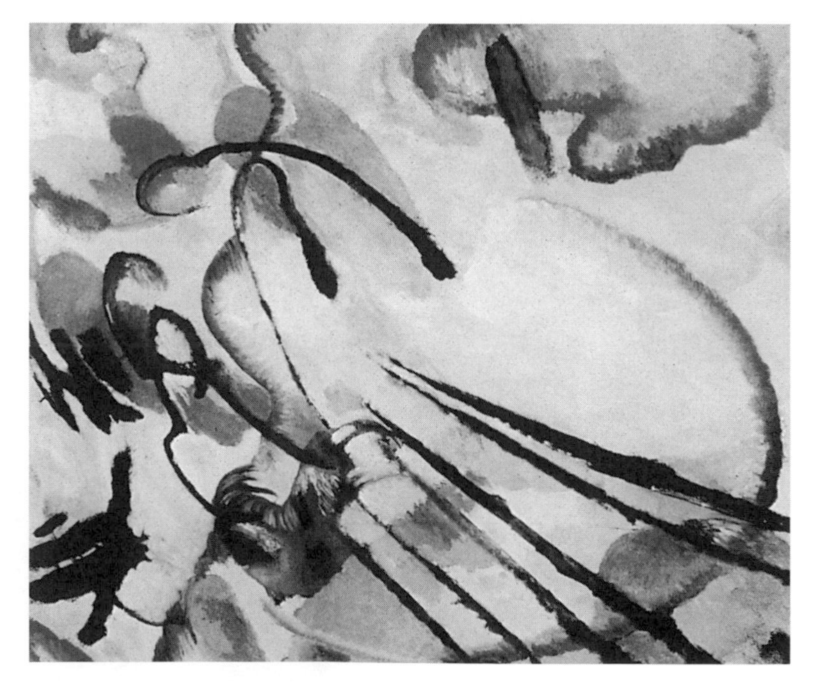

圖 6-27 「即興第 26 號」
1912 年，畫布油畫，97×107.5 公分，慕尼黑市立美術館藏。

教室的講桌、家裡的書桌、餐桌或客廳的茶几上？」「你所設計的花器容量如何？最適合插哪一種（類）的植物？」提出這些問題的主要用意是在刺激學生去思考材料與表現之間的關係，並察覺環境中的設計要素，明瞭所設計的產品在現實生活中的應用。光用指導式的口吻讓學生依照所規定的要項來執行，往往會抹殺學生的創意，教師應提供學生發展「藝術原是人生不可或缺的一部分」之理念和機會，並讓其享受設計活動執行中創意和創造的喜悅。

對於原本就喜歡美術的青少年而言，引發其創作的動機不是件困難的事，然而對於那些把「我不會畫」、「我不會做」當口頭禪的孩子來說，老師可就需多費心了。對於這樣沒有自信的學生，我們可以運用一些特殊的技巧來引發他們對學習美術的興趣。其一是改變創作的媒材，提供他一些感覺上不那麼「幼稚」或太像「畫畫」的材料，如黏土、木塊或任何利於立體表現的材質。此一方法易於改變孩子對於「美術」原存有的刻板概念，除卻其心理的防衛。圖 6-28 為 14 歲男孩的黑色鋁片刮畫——「時光」，孩子能從視覺上高反差的形式中專注地投入創作，在刮除的行動中以即將被鍬形蟲吞噬的金龜子為隱喻來表達，宣洩考試將近的焦慮情緒。此外，如讓學生從舊報紙或雜誌中，以剪、割或撕的方式，自由地選擇他看得「順眼」的圖片或文字標題，然後再拼貼成畫。應用此一活動可將學生的困擾，藉由圖像的組合呈現出來，亦提供教師了解其問題所在的機會。

不管是從與小組成員的互動中獲得回饋，或是在私下與老師討論時獲得支持與鼓勵，剪、割、撕等技法的運用讓膽小、沒有自信或有情緒困擾的孩子得以享受「破壞」的快感，而在構圖時將破壞性的精力導入建設性的架構中。這些孩子的情緒不但獲得抒解，也可能從此活動的操作過程中自省到更深層的內在。值得注意的是，圖像並非教師去質疑他們的依據，以尊

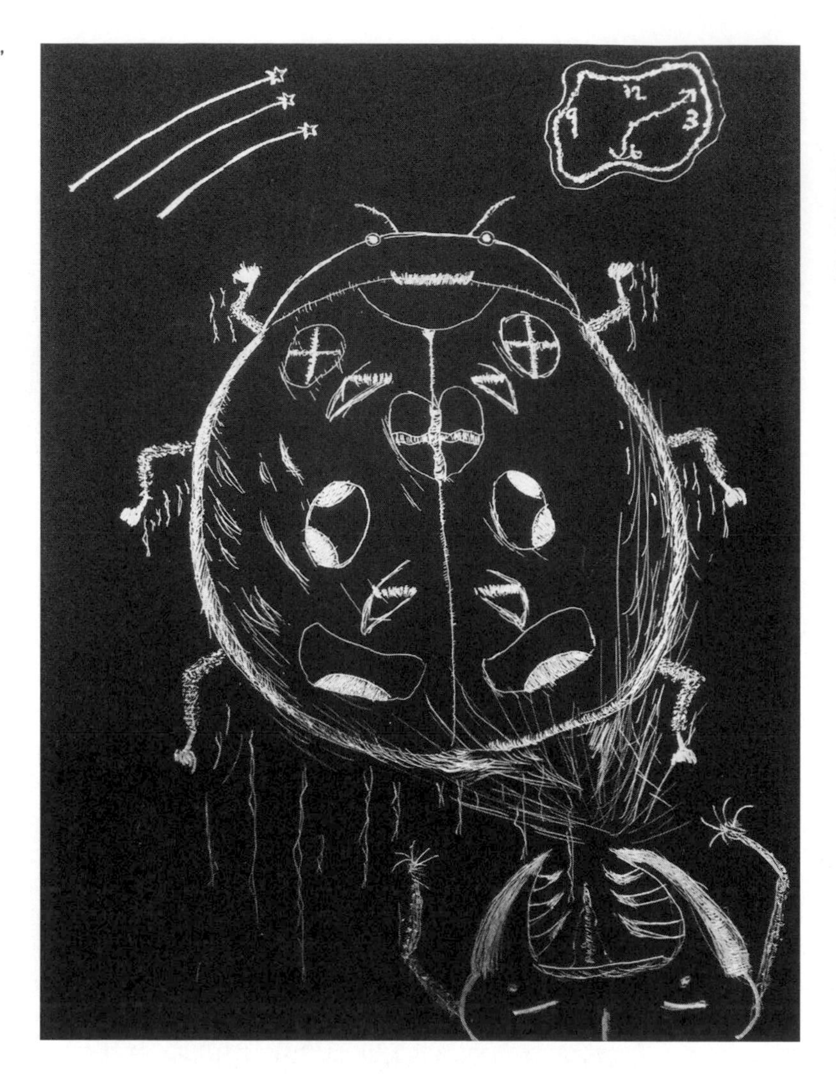

圖6-28　男，14歲，21×29.7公分，黑鋁片自由刮畫「時光」

重、不批判的態度教學，才能與青春期的孩子建立良好的信任關係。誘發學生的創作動機並非是向學生不合作的態度妥協，或以分數來要脅，或要求學生就這麼一次給老師「面子」，或找一些與美術無關的工作讓他「有得忙」，藝術動機的誘導應以個別學生或班級的需要，因人、因群、因狀況而異。

(二) 美術活動的主題

不像其他學科如數學、國文、英文、史地、理化等有嚴格的課程進度的限制，美術雖然亦有程序化、組織化的課程活動設計，但在活動的主題和內容上，學生顯然可以有許多參與決定的空間。因此讓孩子在成長為一獨立個體的過程中，發展出自己獨特的品味和獨立思考及創作的能力是必要的。學生的參與程度愈高，創造屬於他們自己的作品的動機也愈強。國中生已自認為有出點子來創造的能力（Brittain, 1968），因此，國中的美術教師不妨有時在課堂上扮演著「傾聽者」的角色，聽聽孩子的想法和意見，在自由民主的教學情境中，學生往往有出人意料之外的創見。

博物館、美術館的導賞活動可擴展學生的視野，統整其在課堂中所習得的表現技法和藝術資訊。讓學生帶著簡單的速寫工具，記錄下觀賞心得或描繪一件最令他難忘的作品，而後在課堂上發表、交換心得，此將強化導賞活動的功能，加深學生對藝術品的印象和了解。當然，教師必先做好導賞前的準備工作，告知學生導賞的內容和提供相關的資訊。

校園或校外寫生活動亦能滿足此階段孩子對「寫實」的需求。寬廣的視野和遠觀的建築物很容易引發孩子對「透視」的興趣和探索。雖然對空間表現的困擾自兒童時期即已存在，然而在擬似寫實的階段，孩子才真正獲得解決此項困擾的能力（蔡金柱、李叡明，1993）。圖 6-29 為一利用既完成的寫生作品再「變奏」的一幅圖畫。這位八年級的女學生在老師要求將前一次的寫生作品仿一位名家的技法再現時，她選擇了用蠟筆來表現梵谷（Vincent Van Gogh, 1853-1890）作品中那種厚重、扭曲、躍動得令人不安的風格。為了了解梵谷之畫風，這位學生閱讀了梵谷的相關資料和畫冊，在繪此圖之前即做了一番準備。此課程單元的指導老師不只將此一單元與前一單元（校園寫生）做了有效的連結，亦提供學生自由選擇名家畫風，將美術史與藝術創作統整為一的機會，不失為一有創意的教學設計。

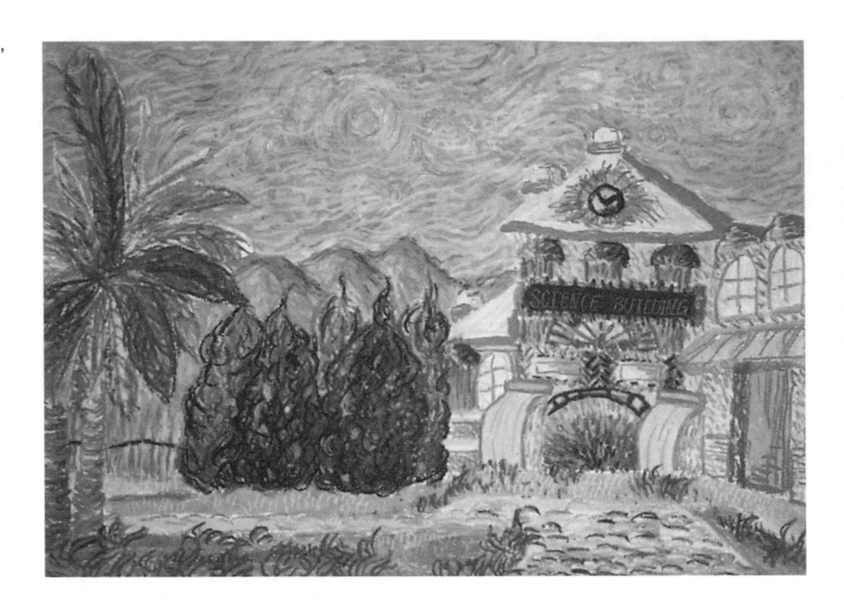

圖6-29 女，十四歲，39×54公分，「校園寫生變奏」
仿梵谷畫風的風景畫（蠟筆畫）。

一些應節、配合生活情境的主題，亦可作為藝術教師課程設計的參考。青少年的自主性強，對於具有設計意味和實用取向的主題特別感興趣。讓全班學生共同參與歡送畢業生茶會的情境布置、設計學校運動會的海報和邀請函等活動，不僅將藝術自然地融入實際生活的範疇之中，亦可強化學生創作的動機。藝術並非是填充教學中空白時間的手段，或是高不可攀，只有在藝術館等特定的場所才能接觸到的主題，它亦能具有實用目的，不全然只是自我表現和情緒宣洩的方法而已。

在一配合學校校慶的美術單元中，全校七年級學生以美術材料包中的透明片（29.3×27.2 公分）以及黑色不透明、彩色透明卡點西德貼紙來創作「學校最美的風景」。這個單元的正向思考特質，促發這群在心理發展上已以學校為主體的孩子去思考自己與學校的連結。無論表現的手法是具象或抽象、描寫校園一景或是抽象情感，這個素材的透光本質與剪影效果，提供容易成功的創作經驗。這個集結所有「學校最美的風景」掛在走廊的裝置藝術，隨風起舞、隨光線閃爍，成就了校園中一個最美的人文風景（圖 6-30、6-31）。另一個配合九年級畢業

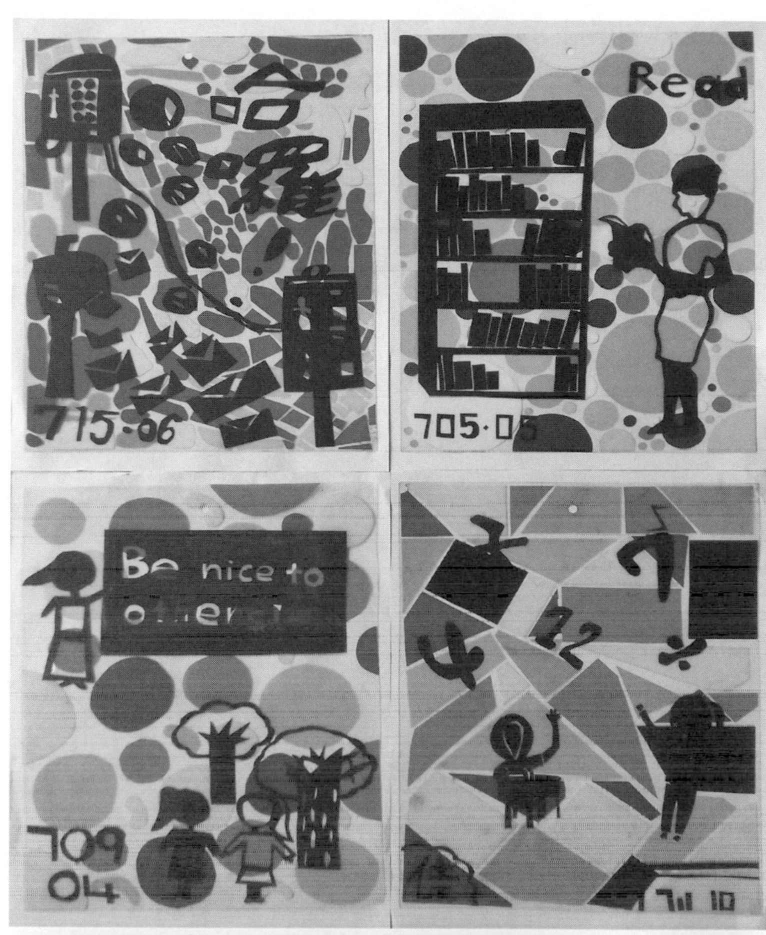

圖 6-30　四位七年級生的卡點西德剪貼畫，「學校最美的風景」（景興國中任永新老師提供）

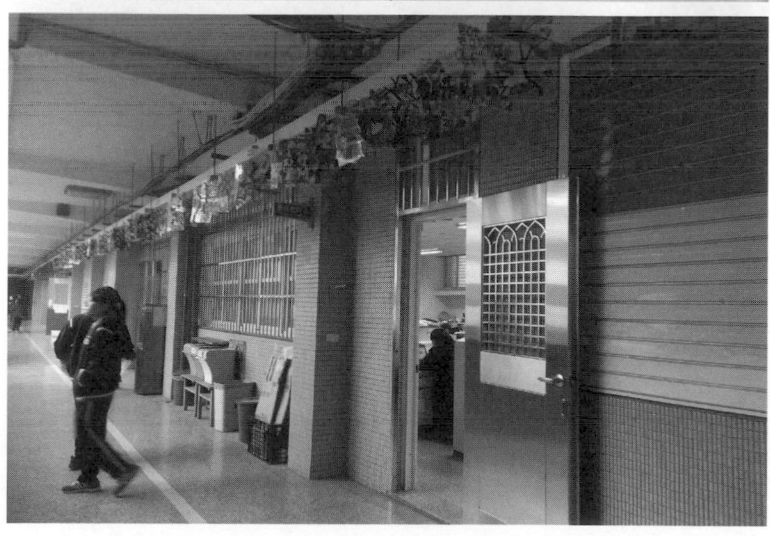

圖 6-31　「學校最美的風景」集體裝置掛飾（景興國中任永新老師提供）

班最後一個美術單元「給畢業前的我『一個字』」的「立體」創作中，學生可以使用任何媒材來表現。圖 6-32 為一位平日即笑咪咪的男學生以牙籤為素材的「善」字創作。我們不難體會到孩子將牙籤平整地鋸斷，順著事先擬好的字跡，築高架橋似地細膩黏貼過程中的善念——「善」字在那一刻或許已不只是過往給自己的評價，也成為對自己一生的期許。畢業典禮當天，畢業生的「一個字」創作沿著進校門後的牆面一路裝飾到典禮會場（圖 6-33）。無論是「願」、「書」、「守」、

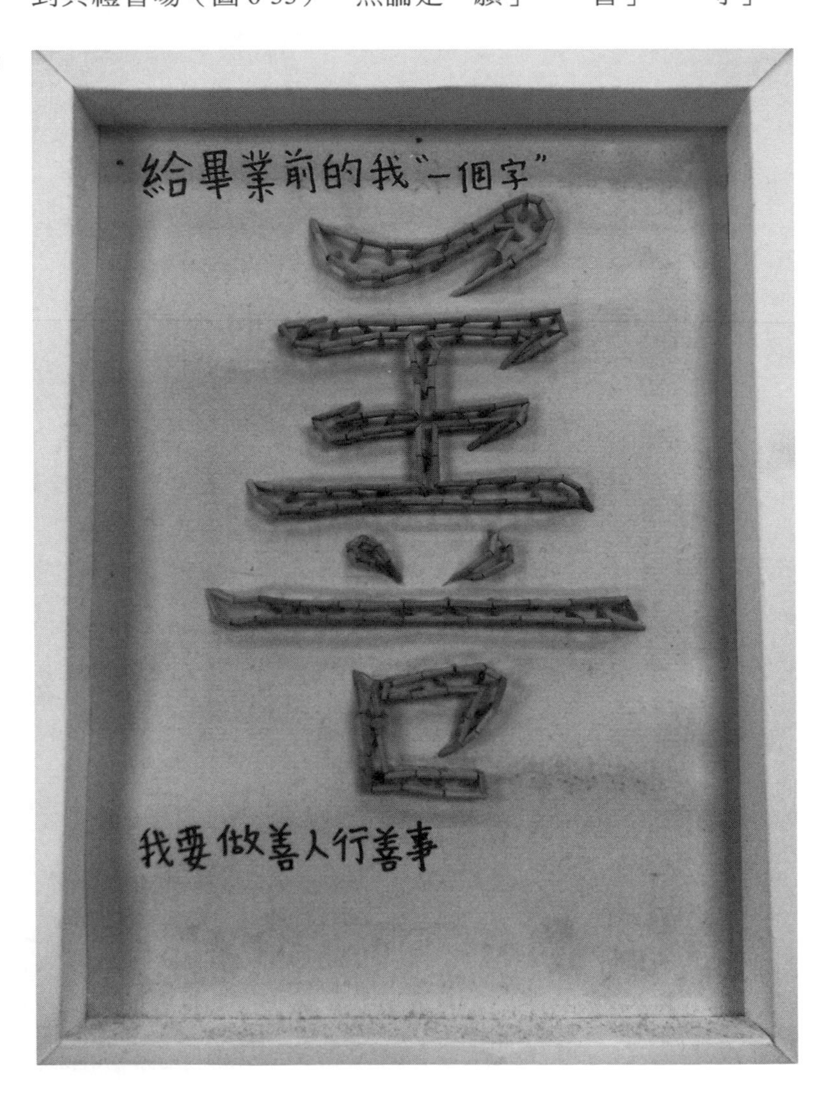

圖6-32 男，十四歲，21×29.7公分，「給畢業前的我『一個字』」（景興國中任永新老師提供）

（彩圖第 15 頁）

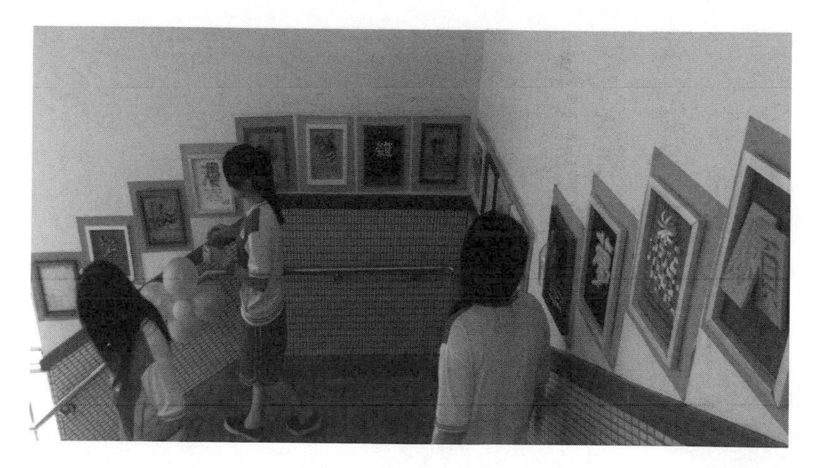

圖 6-33　畢業典禮當天畢業生「一個字」創作沿著牆面裝飾至禮堂（景興國中任永新老師提供）

「善」、「屌」、「空」、「散」等字面意義、學生平日在校的表現為何，每位孩子在這個單元中的投入令人感動。在此重要的人生階段，這件作品不只具體地為「回顧過去」與「展望未來」做了見證，也串起了學生與學校間的溫馨連結。

事實上，沒有任何主題是絕對必要的。以下所做的一些建議，亦只是期望能透過類似的考量，幫助學生去探索自由表現的可能性，鼓勵其主動參與、體會藝術創作的喜悅，並從中獲得有意義的經驗。

1. 情感和情緒

在學的青少年少有發洩情緒的機會。在面臨升學壓力的環境中，一些不安的情緒可能被壓抑下來，只表現在家庭生活中或在自我（ego）失控時爆發出來，並可能影響到其在校的學習。顧及到情緒困擾的不同成因和學生的個別差異性，相關的主題應具有彈性，讓學生能針對個人的需要來創作，如「最醜惡的一個人物」提供學生發洩對某一特定對象不滿的機會，從「醜化」人物中獲得補償和快感；「自處的時候」讓學生去感受或再現孤獨、恐懼、焦慮的內在情感；「最愉快的一個假期」能使孩子重溫愉悅的感受，整理一段美好的回憶；「我的陰影」、「喜歡的我與討厭的我」或以前述寶特瓶創意教學

（第 244 頁）為基礎，再加上紙黏土、顏料、布塊、毛根、包裝紙等綜合媒材的單元——「自我的塑像」，則提供一自我表白的機會，讓潛藏於內心的憤怒得以表現出來，獲得情緒上的平衡（圖 6-34）。憤怒、沮喪、仇恨、愛等情緒或情感亦能藉由一有創意的主題而展現。不論是平面創作或立體造形、具象或抽象的形式均能表現感情的內容，當然，創作後的小組分享或師生間的互動則能提升學生對自我的了解、洞察自己的感情和想法。在此，小組分享意謂著小組一起欣賞和口語分享組內成員的作品，但成員有不說話的自由。老師可視班級的班風和時間因素給予小組分享的架構。

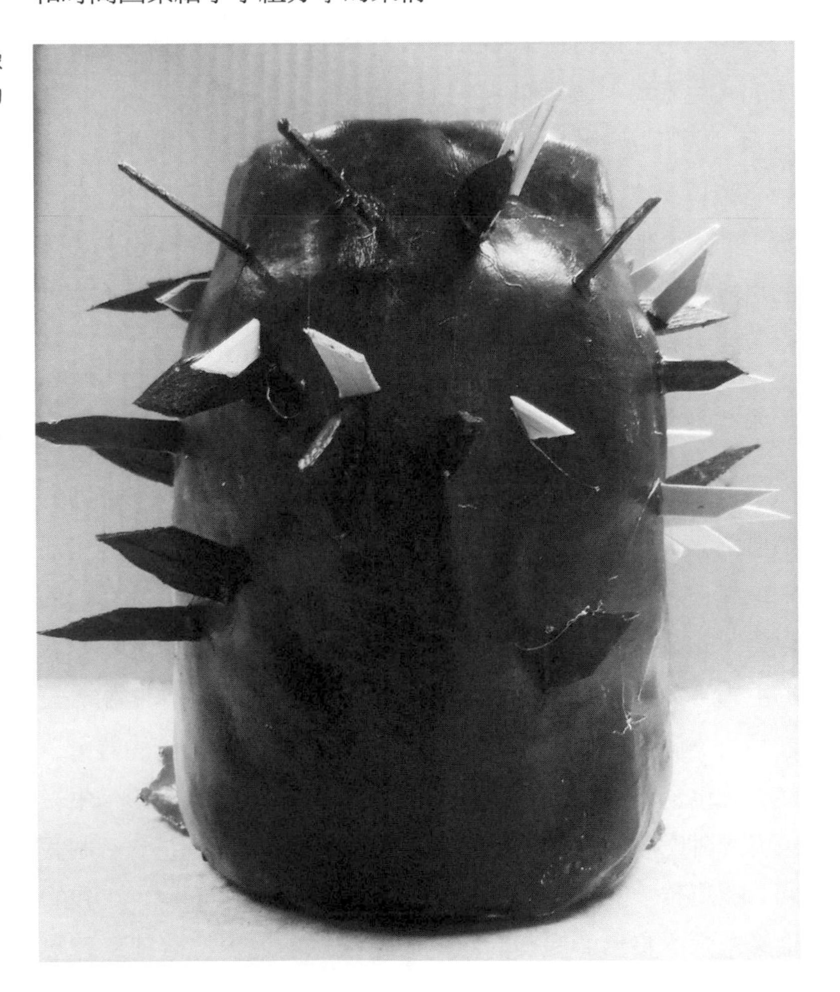

圖 6-34　男，十五歲，自我的塑像（玻璃瓶、紙黏土、木棒、壓克力顏料）

（彩圖第 16 頁）

2. 自己和他人

青春期的孩子十分在意自己身體的發育情形，同時也對異性產生好奇，不少自由畫的作品透露著對性之好奇（圖 6-35）和對自己身材的在意（圖 6-36）。因此，人物的寫生往往能符合該階段學生的學習興趣和需要。從描繪或用黏土雕塑，模特兒所擺的姿勢應該是學生所熟悉的，不自然和做作的姿態不易引起學生的共鳴。學生的視覺或觸覺傾向也應被考慮到，「模特兒」只是引發學習動機的一件刺激品，學生無論是以忠實於視覺經驗的寫實精神，或是以表現自己對物象所產生的感受，均應是被鼓勵且允許的。畫或雕塑模特兒的教學重點並不只是在於教導人體的比例、光影明暗的描寫、平衡感或人體解剖學，同時也是傳達「每個人都有其獨特性」的理念。如此可促使學生從這項活動中去同理模特兒的「缺陷」，進而提升對自我的概念，坦然地接受自己的外形和長相。

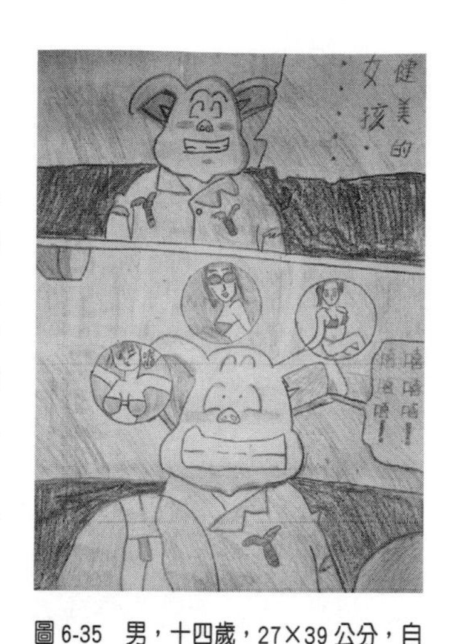

圖 6-35　男，十四歲，27×39 公分，自由畫
作者在此塗鴉作品中表達了他對「性」的好奇。

以人物為主的題材很多，也一直是兒童畫的主要內容，再加上不同藝術媒材的運用，學生能自由地表現其對人物（本人或他人）的特殊情感。比如讓學生照著鏡子畫自畫像、兩人對畫或畫模特兒，可使學生更用心地觀察人物，進而表現情感（圖 6-37）。以色紙作為「剪影」的素材來剪人物的側臉，可訓練學生將所觀察到的客觀意象精簡化，捕捉物象的特質而以剪的方式將之呈現。除了強調學生對人物外在的觀察和描寫之外，探索人物內在思想和情感的題材亦可刺激學生抽象思考的能力，並往往促使他們從中提升對人物和對周遭環境的洞察力。圖 6-38 為一青少年的作品「自我的象徵」，在此圖中，這位 15 歲的少年以狼紳士、超人和蟲蛹為自我的象徵物，右方的狼紳士象徵其處事矯捷的一面，中間的超人則代表其講義氣、濟弱扶傾的人格特質，而左方的蟲蛹則象徵其人格的陰暗面。此張以彩色筆為主、黑色粉彩為輔所完成的作品，不只在

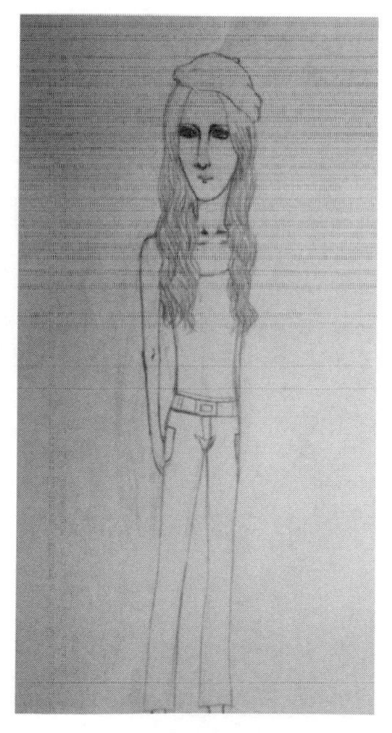
圖 6-36　女，十四歲，21×29.7 公分，像模特兒一樣瘦的女人

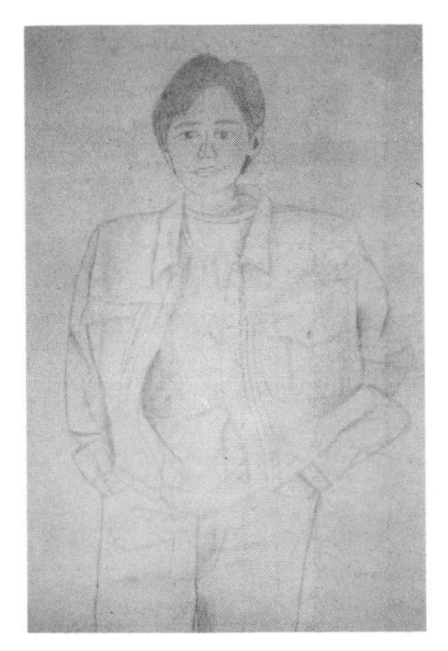

圖 6-37　男，十四歲，39×54 公分，鉛筆素描「同學的畫像」

內容上頗具巧思，也反映出作者對自我的一些洞察力。在創作後的小組分享中，由同學的質疑、聯想和肯定中更加深了他對自我的了解。

3. 校園生活

校園生活中有許多事件亦是良好的創作題材，如繪製午休時間輕音樂欣賞的海報、布置教室和公布欄、參與活動室的粉刷或校園內的綠化工作、繪製優良學生的競選海報和宣傳品等。對於一些與社會公益有關、不帶有營利色彩的活動，亦應鼓勵學生參與，讓學校教育與社會的需求和潮流相結合，如繪製「禁菸」、「向毒品說不」、「響應資源回收、垃圾分類處理」的宣傳海報，參與「端午節香包義賣、香包製作」和「關懷身心障礙人士，學生陶藝作品義賣」等活動。

對大多數的孩子而言，學校是一個要求遵守許多規則且「正經」的地方，因此美術課適可扮演一調適的角色，鼓勵學生表達自己的情緒和情感、幫助他們認同學校和適應國中的生活。學生的負面情感、向權威挑戰的心態若無適當且「合法」

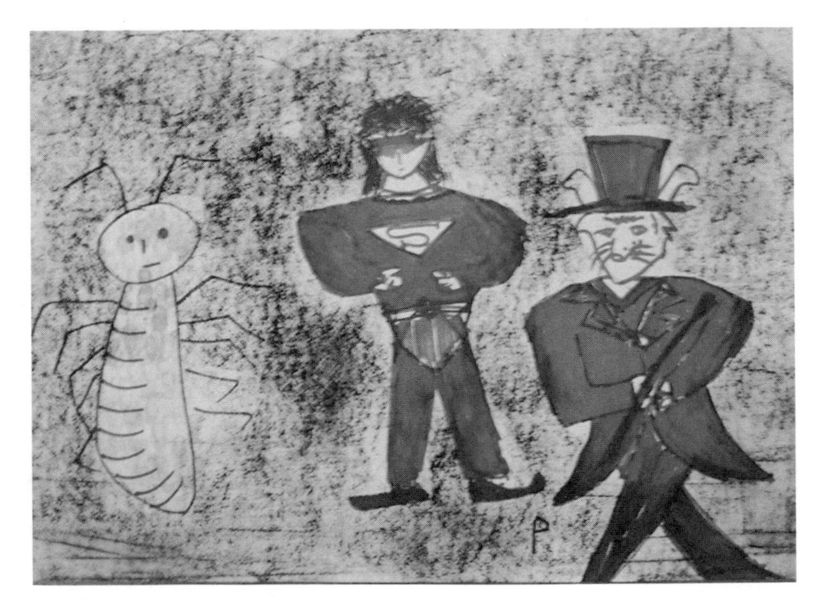

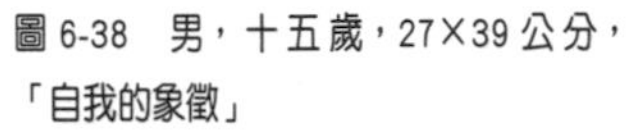

圖 6-38　男，十五歲，27×39 公分，「自我的象徵」

此張畫以彩色筆和粉彩完成，不只在內容上頗具巧思，亦反映出作者對自我的一些洞察力。（彩圖第 16 頁）

的發洩管道，則常以破壞公物的方式來表達內心的不滿。教室的課桌椅、牆壁、廁所的門牆和學生的書包上，往往可發現塗鴉的蹤跡。

塗鴉的重要性在於它是一個協調個人與社會議題的心理工具。那些不成文的字句片斷和塗鴉，可以說是在個體認同形成過程中的部分，也可以說是已協商過的、外化的、以藝術形式表現出來的自我（Hanauer, 2004）。校園中的公物上所見到的塗鴉，雖未必是美術資賦優異者的佳作，但它們或許可稱得上是有創意的作品。在一項以大學生為對象的研究中，依他們在中學時代有無在學校公物上塗鴉的經驗分為兩組，在比較兩組的創意分數時發現，有塗鴉經驗的那組學生創意測驗的成就高於比較組的學生（Schwartz & Dovidio, 1984）。由此可知，塗鴉並非放牛班學生的專利，在此研究中，中學時代有過塗鴉經驗者顯然順利成為多人羨慕的大學生。塗鴉讓孩子在遊戲中釋放被囚困的自我，對小孩如此，對大孩子亦是如此。

1960 年代以後，塗鴉被定義為一種特殊的溝通行為，它提供不同的次文化團體在公共的場域中傳遞個別的訊息（Alonso, 1999; Hanauer, 1998）。這樣的定義賦予塗鴉一種社交互動的角色。塗鴉具備三項功能：(1) 讓那些被大眾傳播媒體邊緣化的體材得以公開；(2) 提供個人可以在公共的場合中表達不同的想法；(3) 提供社會的邊緣團體公開表達他們自己的可能性（Hanauer, 1998）。合法架構下的公共塗鴉被認為是重返社區的方式，對年輕的孩子有諸多啟發（Eldridge, 2013）。大都會周邊「合法」規劃的塗鴉區域提供年輕孩子展現自我的空間，成為少年到成人社會強而有力的過渡（圖 6-39、6-40）。

學校的美術課亦可提供大孩子們在課堂上塗鴉的機會。圖 6-41 與圖 6-42 為一美術教師請兩位自願者在黑板上塗鴉的情形。其中的女同學以十分「忘我」和「自由」的態度，用漫

圖 6-39 & 6-40　景美橋下塗鴉區的塗鴉

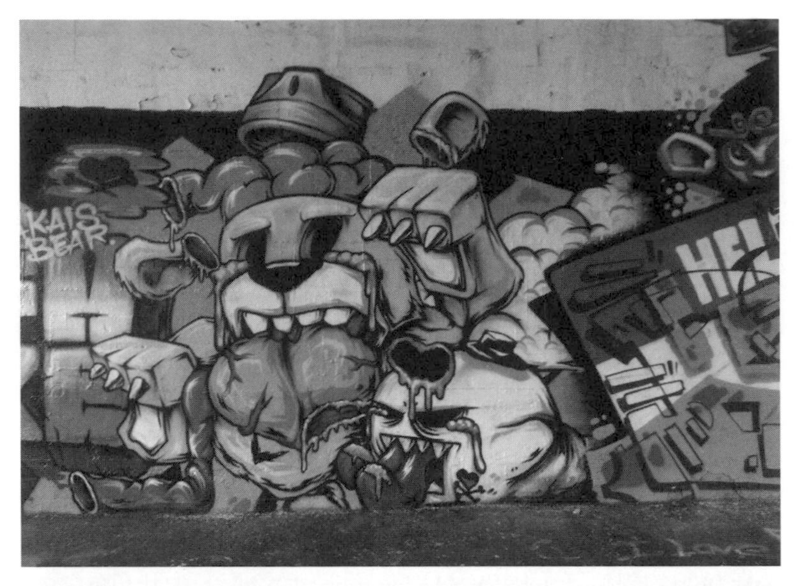

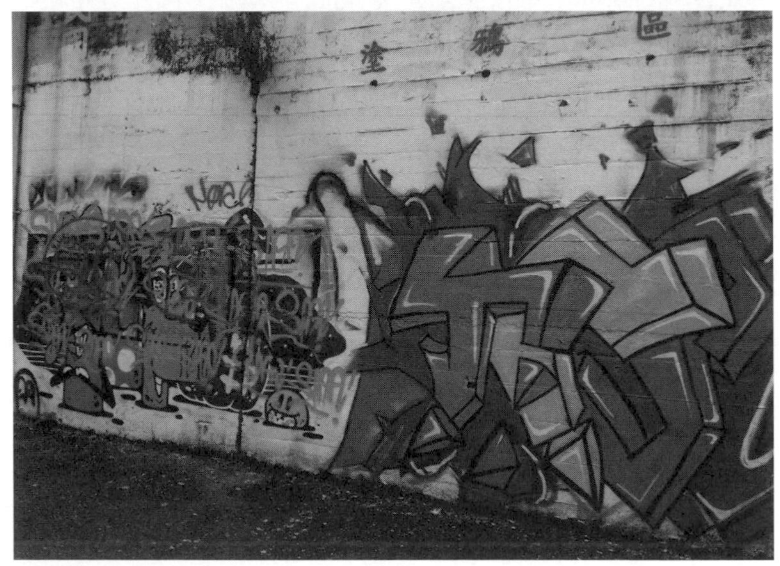

畫的形式畫了「小天使的墮落」一圖。這個「合法化」的塗鴉故事畫反映出環境對於此位成長於風化區中的女孩之影響。畫中邪惡的美人正以輕佻的口吻誘惑著小天使。美人魚天使頭頂上的兩隻角可視為「邪惡」的象徵，而人物間的對白則具強烈的性暗示。這位平日作風大膽、素有大姊派頭的女孩不疾不徐

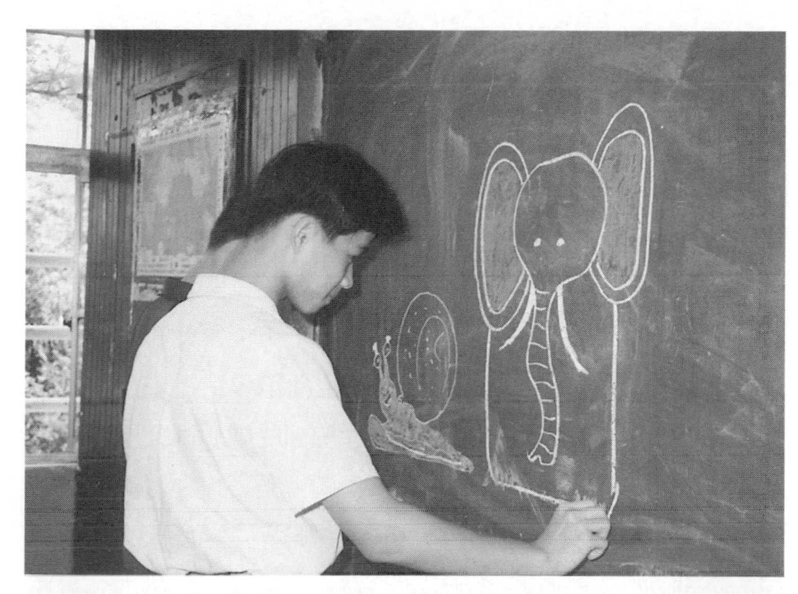

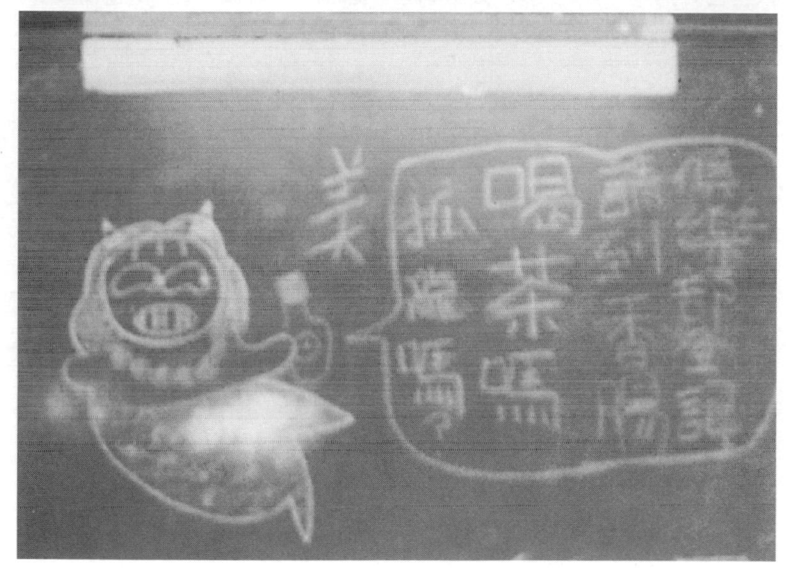

圖 6-41 & 6-42　美術課堂上帶有性暗示的粉筆塗鴉

地在全班同學的注目下和歡笑聲中完成且分享了她的大作。在此，美術教育的意義在於提供學生一安全且自由的空間，讓學生潛意識的素材能自然地浮現於意識的範疇中，無論是美人魚或天使均帶有作者本人心理的投射，對性的好奇和迷惑藉此「公開」的形式得以明朗化。其他同學對此塗鴉故事畫的反應亦可視為他們價值觀的呈現。優秀的美術教師當會利用此機會來澄清學生模糊不清的價值觀念，引導他們以較健康的態度來面對周遭的事物。當然，此一塗鴉作品的呈現必定給予父母與師長極大的衝擊，在無被處罰的恐懼下，塗鴉不失為引領我們進入青少年內心世界且不傷害到他們必要的防衛機轉的管道。與其讓那些曖昧的事物在孩子腦海裡醞釀、擴張，不如鼓勵他表現出來。唯有將問題攤在陽光下省視，方能幫助青春期的孩子健康地成長。圖 6-43 ～ 6-45 為三位九年級生在學校塗鴉牆上以粉筆創作萬聖節塗鴉的情景。大塊面的塗鴉涉及全身感覺動作的投入，集體創作除了主題、構圖、需要事先規劃協調，創作過程可以培養學生的群性外，在升學主義濃厚的都會學校，塗鴉牆的設置無疑成為學生合法地「吶喊」出壓力、昇華情感的管道。

4. 設計

設計的運用範圍極廣，對於愛美和好裝飾的青春期孩子而言，設計活動往往能投其所好。自然界中的許多物體，如貝類、花草、鳥獸、岩石、樹皮等，其造形都具有美的特質，能刺激學生的視覺經驗，引導其設計創作。從自然物中去擷取設計的形式，或發現其中所蘊含的美學原則，常常是振奮人心的事。一些存在的、但往往被忽略的視覺現象，因人的關心和投注而有了嶄新的意義（圖 6-46）。清晨荷葉上的露珠、黃昏不斷變化的彩霞、古厝彩漆斑駁的木門，甚至公路旁層層相疊的貨櫃……均可成為美的焦點。藉由相機等輔助器材，以放大物體的方式去觀察美的造形與特質，也常能幫助學生洞察自然物中美感的存在。

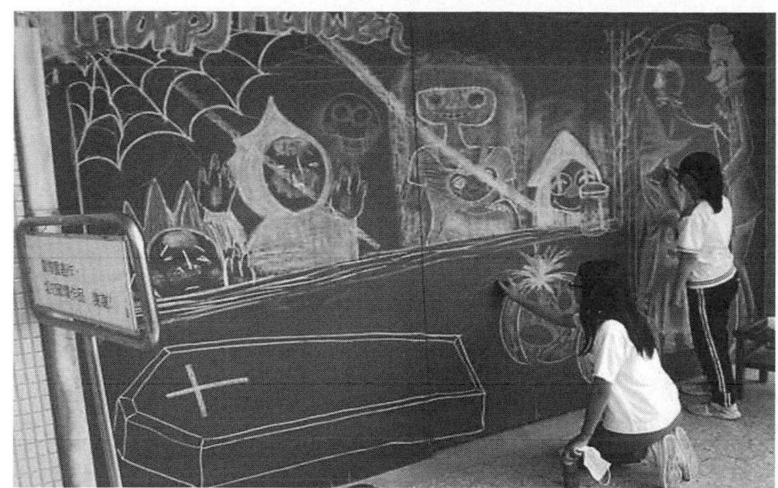

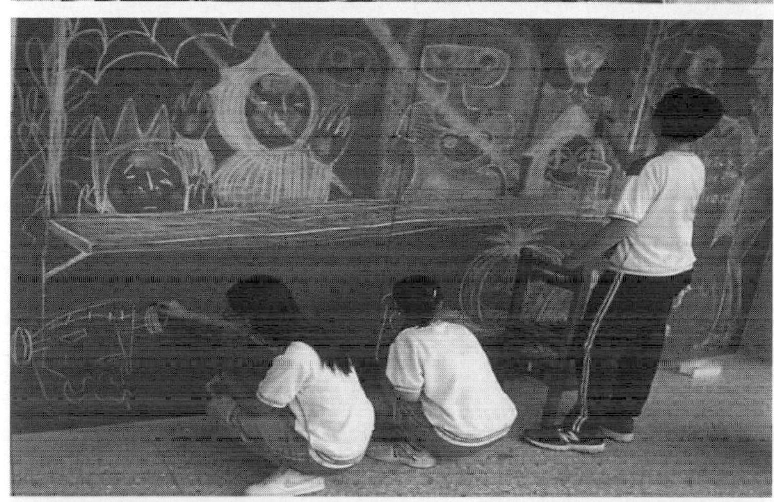

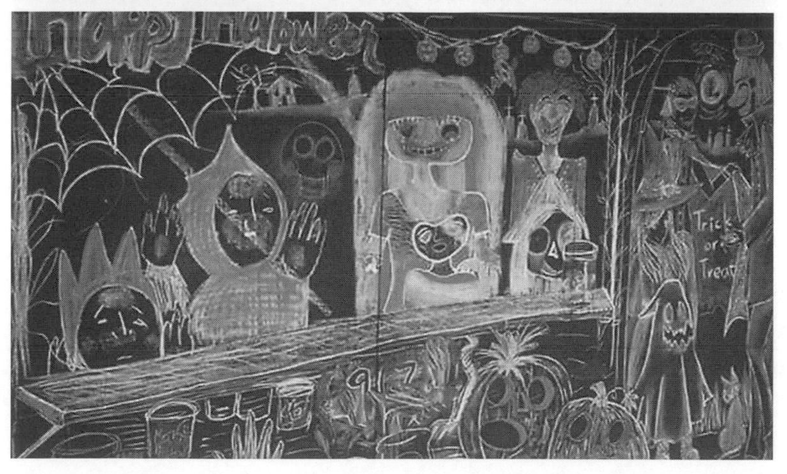

圖 6-43 ～ 6-45　粉筆團體塗鴉「萬聖節」（景興國中王彩妙老師提供）

（彩圖第 16 頁）

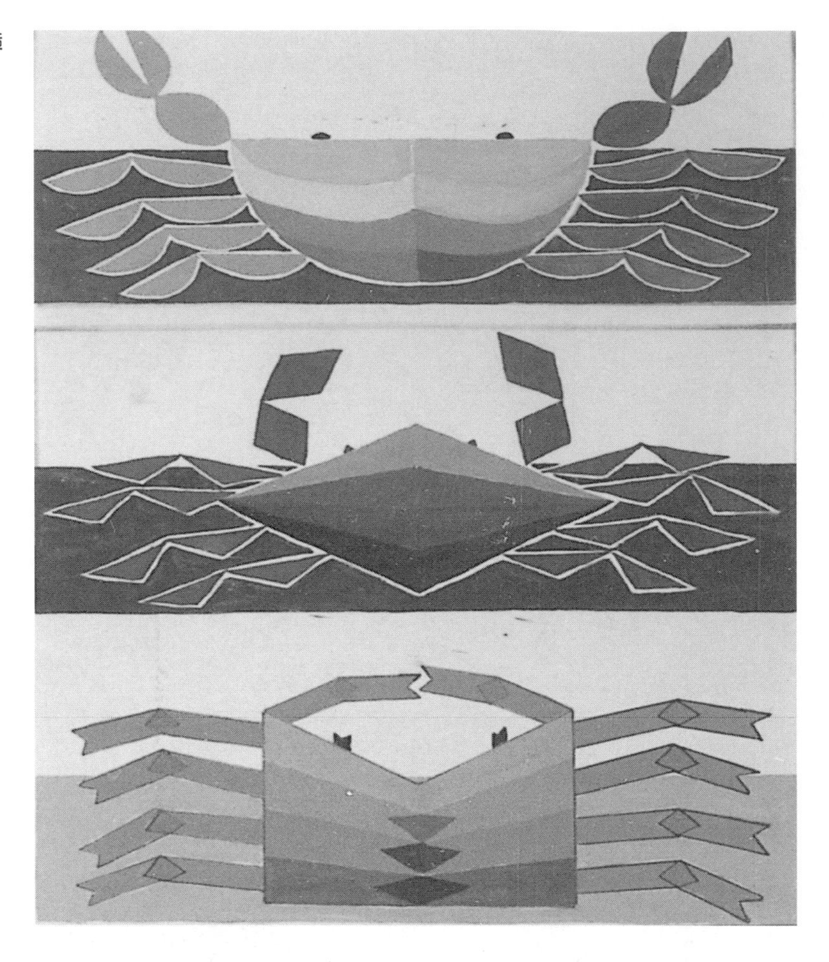

圖 6-46　女，十四歲，自然物的造形設計

大自然中可找到的種種小東西，如貝殼、羽毛等，和個人所蒐集的廢棄物品，如斷了手柄的梳子、舊衣物、眼鏡、紙盒、塑膠罐、鉛罐、鈕釦、彈珠等，均是貼畫或立體造形的好材料，甚至以象徵的手法加以組合，來傳達作者獨特的理念，或在某一特定的時空裡以裝置藝術的形式來展現（圖 6-47、6-48），均是提升學生美感表現的好方法。自然是創作的泉源，無論其靈感是來自於對實物的模仿（寫生），或是間接地成為創作者移情的素材（寫意），對於視覺傾向較為強烈的孩子來說，光影的變化是研究的好題材，而對於觸覺型者而言，自然界的節奏和律動與個人內在的情感，有密不可分的關係。

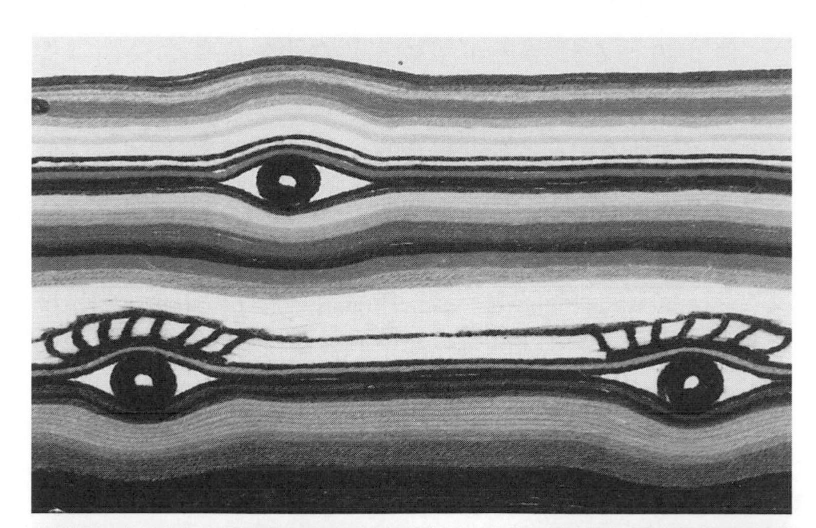

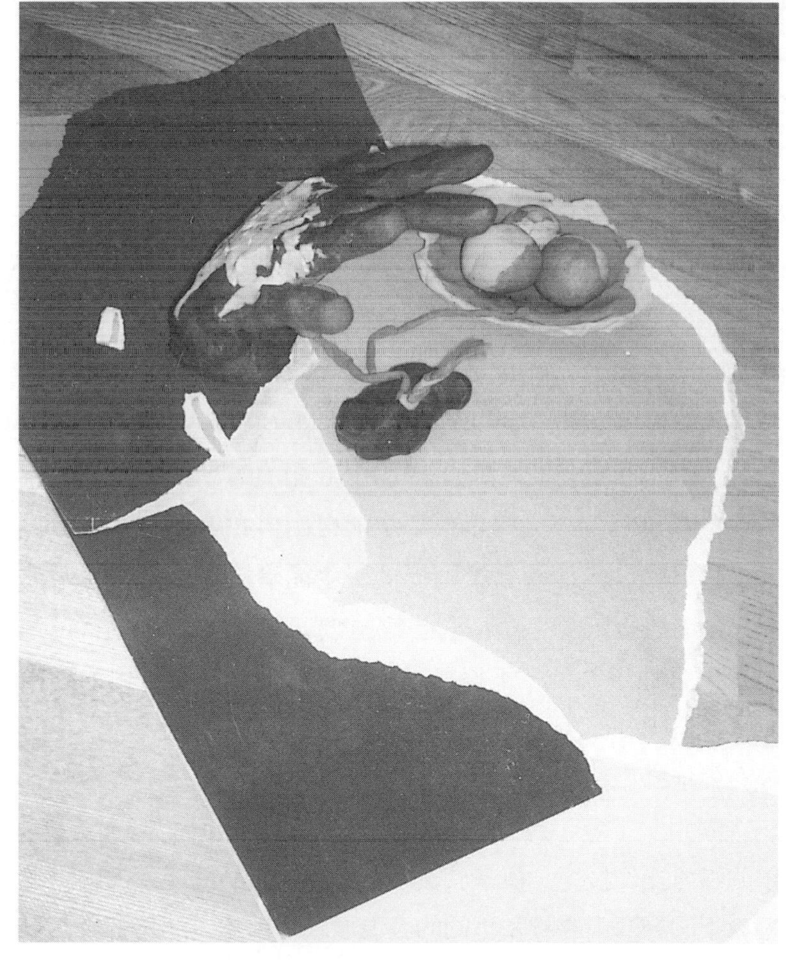

圖6-47 & 6-48

使用混合媒材，以象徵的形式加以組合，可傳達作者的獨特理念。

圖 6-49 ～ 6-51 為矯正學校三位青少年同學的美術課作品。該班的美術老師以 POP 字體設計為單元的題材，在課堂上介紹美國地鐵和其他公共場合的塗鴉牆，並鼓勵學生在這個設計單元中展現自我。作品中的字意、畫面的組合與繪畫技巧，不但暗示此階段孩子認知、生理與繪畫發展上的成熟，也反映孩子當下的心理狀況。這些作品的完整性相當高，也呈現了個人的風格，更重要的是，孩子們透過這個創作活動，記錄並反思了個人追尋認同的歷程。

（三）藝術媒材與活動

不管在哪個階段，藝術媒材在課程的設計中，均扮演著輔助的角色。媒材之選擇以能幫助該階段的孩子思想和情感的傳達及表現為依歸。在擬似寫實期，青少年幾乎有能力使用各種媒材來創作表現，雖然他們在使用流質性的材料時偶爾會有失控的情況發生，但大體而言，學生將因不斷的練習而獲得更精湛的技巧。

老師在課程的設計上，最好能讓學生有一種十分「特別」的感覺。八開紙、鉛筆、蠟筆和彩色筆等藝術媒材已經難以滿足青少年的需求。在此階段提供大張紙（對開 55×76 公分和全開 76×110 公分）或小張紙（如 16 開 19×27.5 公分）各有不同的教學目的。大張紙使學生能自由自在地揮灑、擴展胸襟、抒解情緒，而小張紙則提供學生從事精細藝術創作的機會，兩者各有不同的情趣。能充分控制顏料是本時期的特色，以水墨畫教學為例，不論是臨摹、寫生（沒骨寫意和工筆寫生）或自由創作，只要課程安排能由淺入深循序漸進，學生便能有效地學習技法，進而以水墨來創作。

國中「工藝」課程的增設，乃由於青少年已具備日趨完善的媒材操作技術。植基於實用本質的工藝品創作，提供學生體會不同的藝術經驗和不同的表現形式的機會。無論是具實用

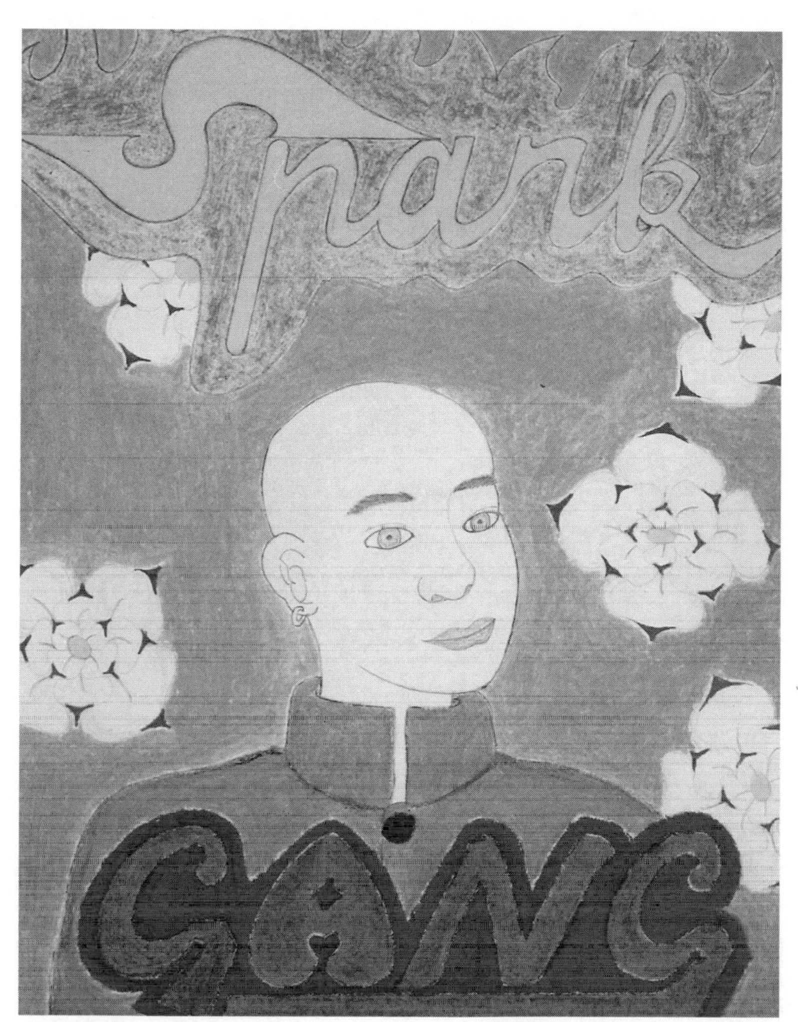

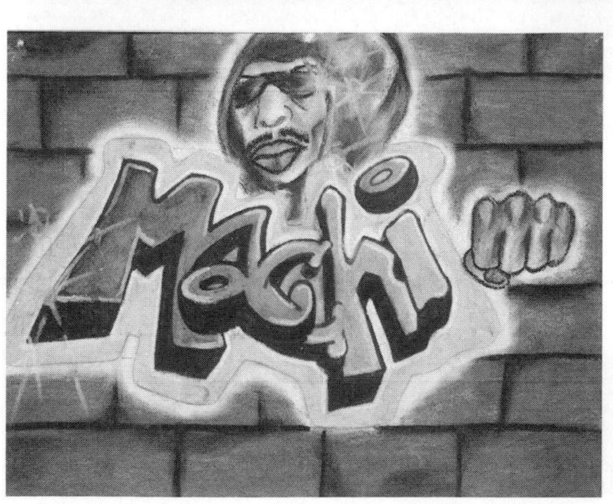

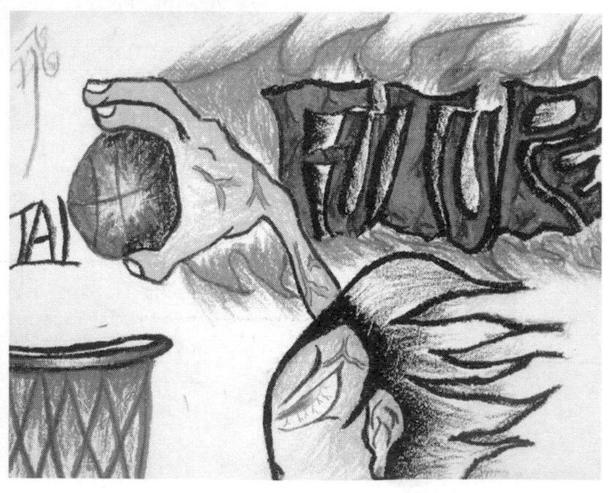

圖 6-49 ～ 6-51　POP 字體設計
作者們透過字意與畫面傳達個人當下的內心寫照。

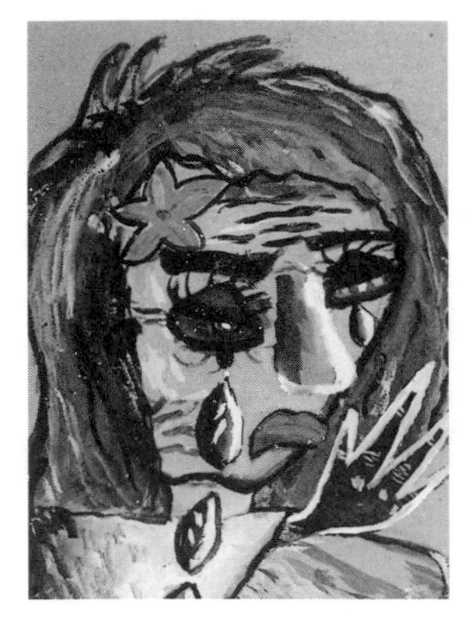

圖 6-52　女，十三歲，「心象的表現」
作者嘗試尋求具有最大情感張力的人像造形。

價值的工藝品（如信插、書架），或是具有民俗色彩的工藝品（如燈籠、香包），均應提供學生使用不同材質的機會，以擴展學生藝術表現的經驗和興趣。當然，這並不意謂著學生只能專注於某一特定材質的學習，假若學生只使用某一特定材質，久而久之便因為過於熟悉而變得機械化，作品也將因而失去創意，成為只具實用性的成品而已，談不上創作表現。

加強作品表現深度的方法有許多，其中之一便是不同的主題以某一特定的材質來表現，如前面談到的水墨畫教學。另一種方法則是以不同的媒材來探討同一主題，如以「人物」為主題的素描、速寫、貼畫、版畫、彩繪、雕塑、具象、抽象或立體構成（圖 6-52 ～ 6-54）。流質性顏料，如水彩、壓克力顏料和水墨畫顏料尤其適合本階段的孩子來表達情感和思想，或再現所觀察到的視覺現象（光彩的變化）。

許多之前階段不適用的媒材，在國中階段均可以讓學生嘗試。雖然水彩等流質性顏料為國小高年級以來最被普遍使用的媒材，其他流質如繪製蠟染、馬賽克的材料，繪製於布上的染料和硬質顏料，亦可讓學生練習使用。值得一提者，有許多新材料的使用具危險性，必須特別提醒學生注意安全，以免被燙傷（如以熨斗壓燙布料以固著染料）、灼傷（如製作蝕刻版畫所用到的硫酸），或因長期暴露或過量使用某一材料而危害到身體的健康。

長期以來，黏土可以說是孩子最常用來表現立體造形的材料。在此階段，陶藝的製作不只是以堆土條的技法來完成，青少年更可以開始學習拉胚、上釉、煉燒的技巧。拉胚的技法需要時間的練習，舉凡輪軸的轉速、黏土的黏稠度、用力的大小均可決定拉胚的成功與否。因此，老師應提供學生充分練習的機會，允許學生有嘗試錯誤的空間，從反覆操作的過程中去體會成功的秘訣。陶土、紙黏土、黏土亦可以是純粹立體表現的素材。用不同的素材如樹脂、石膏等來翻鑄灌模或自由塑型，

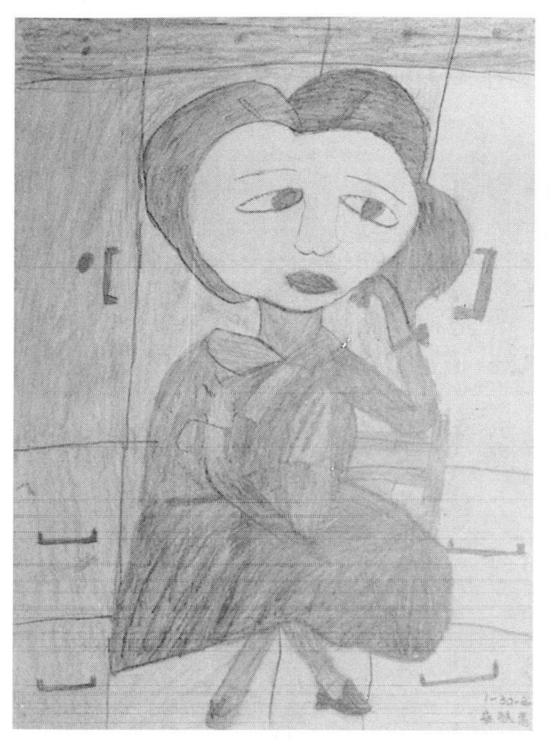

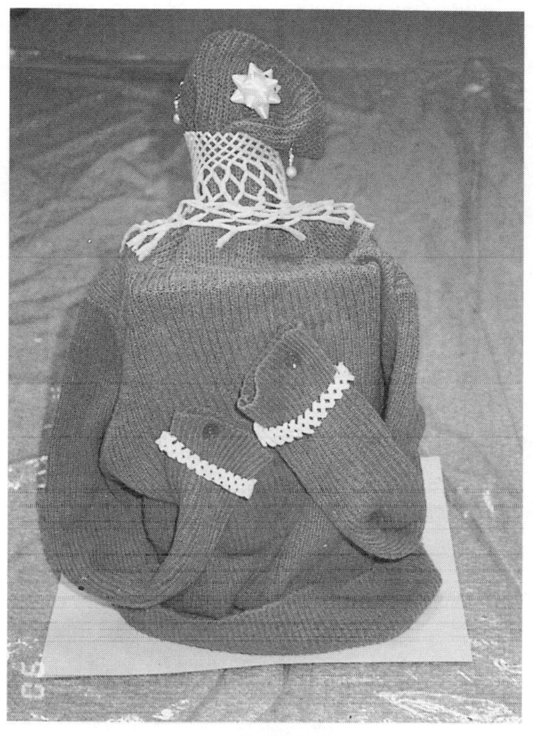

圖 6-53｜圖 6-54

圖 6-53　女，十三歲，鉛筆素描「自我的畫像」
觸覺型少女的自畫像，具有強烈的表現性。

圖 6-54　立體造形「自我的塑像」
以廢棄物品裝置而成的「我」，素材的顏色、質感和造形均有其象徵意義。

和在成品上噴漆或上彩，亦是令人振奮的學習經驗。圖 6-55 為一位九年級原住民學生利用玻璃罐、紙黏土、南寶樹脂、壓克力顏料、塑膠蚱蜢模型、油性筆等媒材所做的立體造型——「自我的塑像」。在以黏土來包覆玻璃罐的立體塑成中經歷了以下極度內省的歷程——兩手黏黏的土一股腦地往玻璃瓶堆砌、一次次地改變外形……；心疼自己作品晾乾以後的龜裂，認真、溫柔地以白膠修補……；驚訝於修復後透明、仍看得見的裂痕，一次次地以不同的色彩塗抹、覆蓋、淋、滴；將昆蟲的腳一段段截肢……，但最後又小心翼翼地以熱熔槍連接，並以油性筆裝飾，寫下了自己原住民語的名字。這個例子說明了藝術創作如何在歷程中與我們的內在產生連結，進而自我引導。

許多以往常使用的材料在本階段亦可以使用。我們所要強調的是，只要能幫助表現的媒材均可利用，更何況在專業的藝

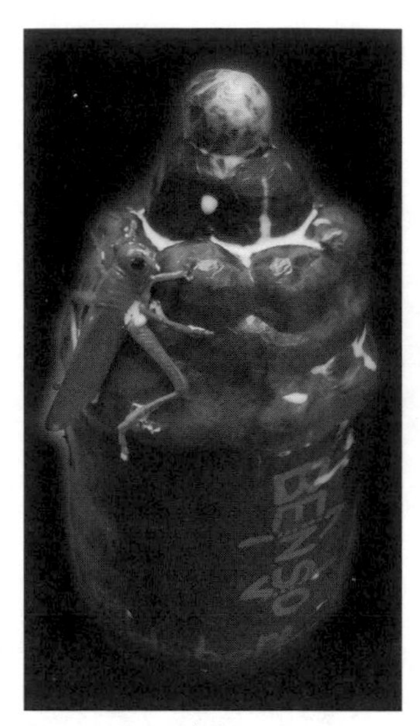

圖 6-55　男，14 歲

由玻璃瓶、紙黏土、壓克力顏料、昆蟲模型、油性筆等為素材的立體創作「自我的塑像」。（彩圖第 16 頁）

術領域中，表現媒材並無高級或低級之分。我們要幫助學生去理解使用某種媒材並不幼稚，因為有許多專業藝術家也慣用該項媒材來創作表現。以紙漿來製作面具，鐵絲造形再上石膏的立體創作，無論以再現實物為主題，或鼓勵他們去想像一種奇怪的機器、人物或動物，都能刺激其創作的慾望，得到相當程度的成就感。

（四）電腦繪圖教學

在此資訊科學發達，手機、平板電腦普及的 e 世代，電腦繪圖（computer graphic），或稱數位藝術（digital art）也是自我表現的方式之一。電腦繪圖軟體推陳出新，小型電腦繪圖教學讓學生在極短的時間內，嘗試用各種不同的方式來解決一個視覺問題，從中判斷孰優孰劣，且作品的完整性高，對許多寫實慾望強烈的國中生有著無比的吸引力。

大多數的電腦繪圖軟體提供不同粗細、不同材質、不同顏色、變大、縮小、轉移、刪去、曲線變直或畫一個圓等選擇。塗鴉期和前樣式化期的幼兒雖然會用滑鼠（mouse）來塗，但電腦繪圖對他們真正的吸引力，在於探索每個按鍵的功能，而非繪圖本身。更何況幼兒的生理發育未臻成熟，近距離地直視螢幕容易對眼睛造成無法彌補的傷害。電腦的聲光刺激對他們而言，是致命的吸引力，一旦有機會去接觸電腦，往往會沉迷其中而無法自拔，喪失了在該階段中主要運用自己的身體動作和感覺去經驗事物的機會。因此，幼兒階段的電腦繪圖教學，可謂弊多於利。

國小階段的孩子具有相當不錯的手眼協調和小肌肉的運作能力，且大多數的兒童都相當熱衷於打電動玩具和觀賞動畫卡通，按理說，他們亦具備學習電腦繪圖的條件。然而，美勞教師在提供此一教學時，首先應考慮到的是：電腦教學是否在某一特定目標的達成上較其他傳統的教學活動更有利？電腦繪畫教學以視覺刺激為主，聽覺為輔，如此的教學條件是否能吻合國小各階段兒童的能力發展和學習需要？

小學高年級以上的孩子則在身心發展上具備運用電腦來繪圖、設計的能力。數位藝術尤其對「試驗」一些想法特別有助益，孩子在簡單的實驗中展現自由去創造、發明（Vaidyanathan, 2012）。雖然每種繪圖軟體在功能上或多或少都有些限制，有些軟體所繪製成的圖畫就像機械畫似的，不若手工直接繪成的圖畫自然，但或許這正是電腦繪圖吸引青少年之處（圖 6-56、6-57）。利用攝入實物影像再輸入繪製的圖畫則具備照相般寫實的品質（圖 6-58），有些軟體繪製成的圖畫則具三度空間的立體感（圖 6-59），有的甚至能製成動畫影帶。如此寫實的功能適可以滿足視覺型青少年追求「寫實」、「再現自然」的需求。

對於那些膽小、缺乏自信或排斥繪畫的青少年來說，利用電腦繪圖軟體來教學，往往能令他們更投入於藝術創作。當學生完成一件不甚滿意的作品時，或許可以歸咎於不熟悉電腦操作或印表機出問題；而以按鍵或移動滑鼠的方式來作畫亦不像用手直接來創作那麼地具威脅感。再則，電腦繪圖教學能在短時間內，提供種種不同視覺現象的可能性，也增加了學生鑑賞判斷的能力和機會，對於美感的培養有極大的助益。

當學生熟悉以電腦來繪圖及處理文書之後，一些與美術課有關的事，如海報邀請函和卡片的製作、班刊的編印等工作均能利用電腦來完成。如此的工作對國中生而言，可能是令人振奮的經驗，也一掃常人對國中學生設計作品「粗糙」、「不像成品」的印象。學生利用電腦來完成設計工作時，能將注意力放在字體、造形和用色的選擇上，並考慮其空間表現的方式和所傳達的內容，而不必太操心如用手工完成時所需要的技巧。換言之，電腦繪圖可以減低青少年面對一心象或影像而無能力將之再現出來時的焦慮。

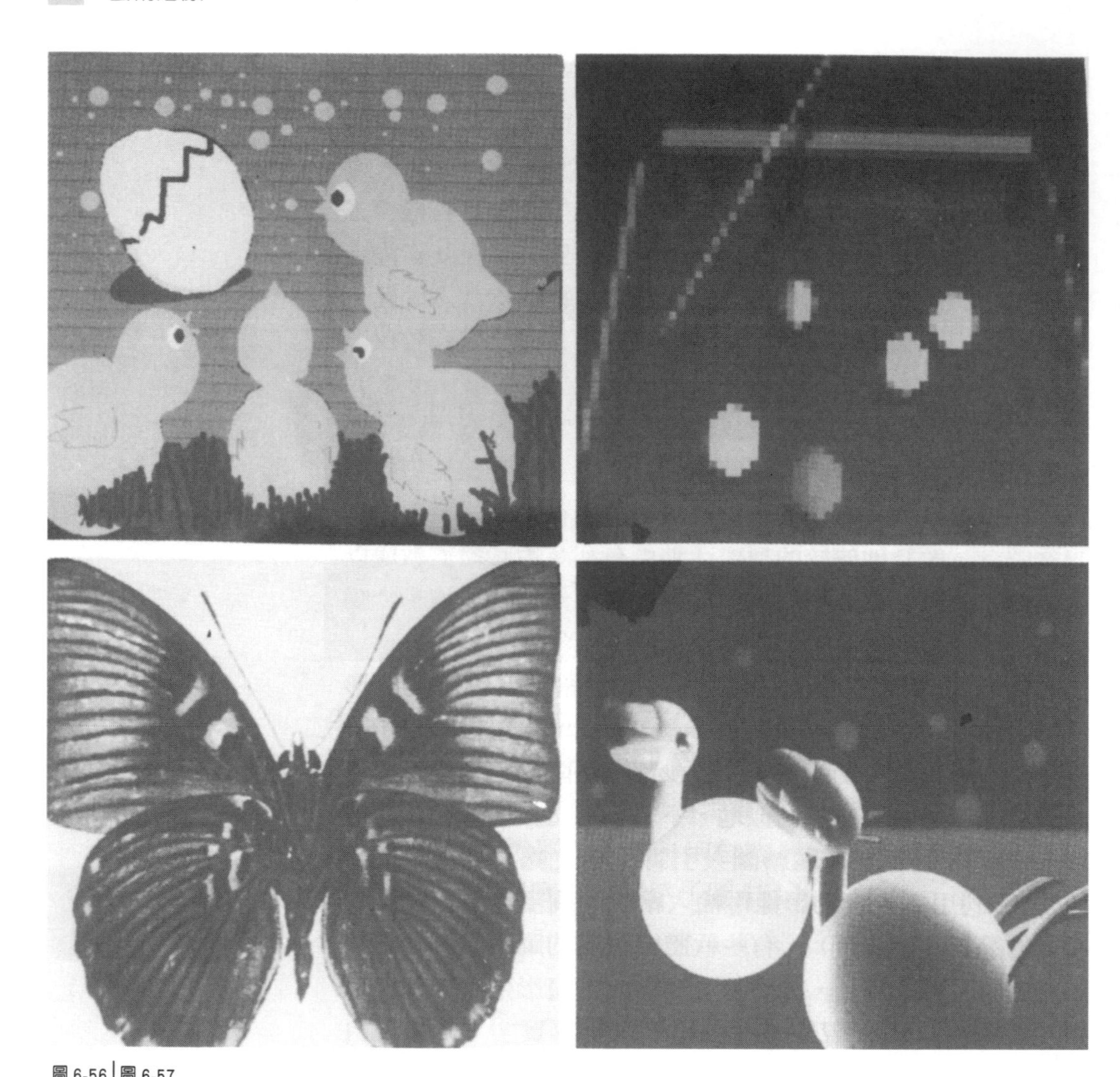

圖 6-56 | 圖 6-57
圖 6-58 | 圖 6-59

圖 6-56～6-59　電腦繪圖作品

利用電腦來從事藝術創作是近幾十年來才漸流行的趨勢。有些軟體可以用來製作雕像或在現成的器皿上作畫，有些更可與聲、光、電相結合，成就出本世紀最具特色的現代藝術。當然，亦有一些軟體設計在於幫助學生學習一些美術上的概念。布朗（Brown）大學發展了一套「色彩學」的美術教學軟體。在操作此軟體時，學生可以學習到顏色彼此間的關係，比起傳統的色彩學作業練習既省事且更有效率（Meier, 1985）。在數位化的時代影像的製作與取得變得很容易。利用投影機，將影像或 Youtube 的影片投影片螢幕，可以反覆和暫緩來觀察重要的部分或用暫停來觀察細節。

隨著科技的進步，美術教學的過程和方式亦有些變化。版畫教學反覆印製的功能，已可用影印機來取代。廣告字體書寫，二方連續、四方連續的設計練習亦可輕易地在 e 化產品如數位相機的輔助下以電腦來完成，省卻了不少練習的時間，讓學生得以將精力投注在一些較具創意和表現性的活動上。

雖然電腦確實對完成日常生活中的一些工作有不少幫助，但它卻也可能成為孩子想像力發展的一種障礙。這點對於較年幼的孩子而言尤其真切。兒童從塗鴉、繪畫、手腦並用及其他各種感覺並用中，去認知其所處的環境，而電腦的影像卻可能阻礙孩子這樣的發展。一張紙和一枝筆即可以創造出一個想像的空間；在握推蠟筆、顏料滴流四濺，或粉筆因用力不當而斷碎之時，孩子或許因而有所思、有所感，而這往往不是電腦螢幕所能提供的刺激。因此，或許在小學高年級以後，孩子心智的運作才能有效地轉移到螢幕上。雖然不同的象徵符號顯現在電腦螢幕上可任由轉換、移位、變大或縮小，也可以預期其結果如何，甚至可複製，但在過程中卻似乎缺少了一些活力。對較小的兒童而言，電腦繪圖與其說是「創作」的一種形式，或許不如說是「操作」的所得來得恰當。

七、總結

在青春期階段孩子的身心發展十分迅速，且其變化常會讓周遭熟悉他們的人感到驚訝。女孩愈來愈注重自己的服裝儀容，而男孩子們則努力使自己更男性化。這些青少年開始尋求認同、崇拜偶像，哪怕是著名的歌手、演員或職棒球員，對他們而言，這些偶像遠比他們在便利商店中所見到的店員來得真實。青春期的孩子不只希望自己能為其群體所接納，也期望能受到成人的關注和尊重。批判性態度的形成使他們更能注意到周遭一些細微的事物，有時甚至意識到某種殘酷的事實。在繪畫表現上開始追求自然寫實，在前幾階段中所見到的樣式如今已不復存在。對一些學生來說，學習更寫實的繪畫技巧可說是一項挑戰，但少數觸覺傾向較強烈的孩子卻可能需要師長更多的鼓勵和支持來創作表現。

孩子在藝術創作上容易產生眼高手低的毛病，來自成人或同儕的壓力可能會阻礙其創造力的成長，因此，藝術課程的設計更應考慮到其本身創造力的發展。國中美術教師無論在學生個人繪畫表現、對藝術領域是否產生濃厚的興趣，以及在藉藝術創作來表現個人的思想和情感上，均有舉足輕重的影響地位。美術老師在課堂上提供一個自由輕鬆的學習環境，讓學生能自在地實驗、創造和表現，無論其創作風格為何，對學生創作皆採取鼓勵和支持的態度。在此特定的空間和時間裡，學生能自由地討論、創作和分享經驗與心得，而不受外界價值觀念的影響。

美術課在此階段不只具有培養美感、教導藝術創作、藝術鑑賞與批評的功能而已，同時也是學生能澄清問題、分享經驗和抒解情緒的時候。美術教師對於學生創作的職責，在於引導學生將其所思所感，透過視覺藝術的形式具體地呈現出來，並能洞察與作品之物我關係。學生漫不經心、樣式化或抄襲模擬的作品為藝術教育失敗的警訊。鼓勵青少年去思索和探討問題，並深入地去表現自己的作品，比起一些製作得精美，卻顯不出個人情意的作品有意義多了。美術並不只是一門學科而已，它亦是一全人的表現。也因此，隨著兒童的成長，藝術課程也隨時要有變化，以適應各個階段孩子的身心需求。

無可否認地，目前台灣的中學美術教育因升學主義及社會普遍充斥著的功利主義心態而未能發揮其應有的功能，青少年在國中美術課中所發展而成的態度，將會影響到其日後對藝術的興趣和對藝術活動的參與程度，而家長對學校藝術教育支持與否也是影響學生是否重視美術的關鍵所在。如果家長們較重視學校在社會和經濟上的功用，則我們不難了解何以美術這種沒有直接幫助的科目會不受重視了。1968 年，美國的藝術教育家 E. W. Eisner 為了評估教師和家長的態度設計了一項問卷，詢問他們對科學、外語、社會、美術和音樂五個科目的看法。這個問卷的統計結果顯示，教師和家長對各科的評價大致相同：教師和家長均認為科學最重要，社會次之，美術和音樂分別為第三、四名，外語第五。然而，當問及「各種科目對美好生活之貢獻」、「兒童最喜愛的科目」或是「對休閒生活有價值的科目」時，美術和音樂都排在前兩名，科學、社會和外語分別是第三、四、五名（陳武鎮譯，1990）。由此可知，老師和家長均認為美術對美滿而有意義的生活貢獻良多。雖然這個研究中的學科與現階段台灣教育體制下的學習領域未必完全相符，但對於長久以來華人社會重視實用性學科的價值取向相去不遠。在日益趨近的高齡化社會，如何在義務教育階段為每位國民扎下美感陶冶的根以滋養靈性的成長，或許是藝術教育的終極目的。人生因藝術而尊貴，事業也因藝術而生輝；人類對於能夠引發美感作用的藝術活動的需求，乃是人類高層次的成長需求（Maslow, 2013）。

正因兒童繪畫能力的發展在青春期達到最高峰，在個體的生理和心理均漸趨成熟之後，繪畫表現即邁入所謂的「決定期」（14 ～ 17 歲）（Lowenfeld & Brittain, 1987）。當然，這並非意謂著兒童畫不是「成熟」的作品，成人的繪畫才具有藝術的價值。筆者以為，兒童在各個發展階段均可能有成熟的作品，作品的好壞在於其表現性與和諧性，與個體繪畫能力的精熟程度則未必有關。成人與兒童藝術表現最大的不同，在於前者獲有較大掌握藝術創作媒材的能力，而後者則依各個不同發展階段，在有限的能力範圍內求取最大的表現。米羅（Joan Miro, 1893-1983）、克利（Paul Klee, 1879-1940）、畢卡索（Pablo Picasso, 1881-1973）等畫家在從事藝術創作時，往往將其心態還原至孩子似的單純，也因此他們的繪畫表現出類似兒童畫般純真的氣質（圖 6-60 ～ 6-62）。成人藝術家以意志和熟練的表現技法在無涯的創作空間裡徘徊遊走，而在創作的原點發現了動力的泉源。換言之，兒童所特具的純樸使其在藝術創作上表現了高度的情感特質，而這往往非表現相當現實感的成人藝術創作所能比擬的。

成長是一不斷漸進的過程，除非死亡，否則無人能拒絕成長。繪畫表現能力隨著年齡的增長而愈趨成熟，繪畫表現的內容與風格亦隨著個體經驗生命的不同而更趨多樣化。國中的美術教師扮演著幫助孩子統整其藝術經驗與能力的角色，與這些學生未來是否能體認藝術為生活不可缺的一部分有密切的關係。無論是藝術工作者或是藝術欣賞者，在創作或欣賞的過程中，得以超越自我、洞悉生命的本質，並使種種負向的情感得以淨化、昇華。藝術誠然不是生命存在的必要條件，但卻能豐富生命的本質，讓成長的過程更順利、多采。藝術為靈魂的語言，能反映真實且獨特的自我，肯定個體存在的意義與價值。

圖 6-60　壁畫（mural painting）
米羅作品。1961 年，畫布油畫，115 ×364 公分。麻薩諸塞州，劍橋。約瑟・哈易絲・塞爾特氏收藏。

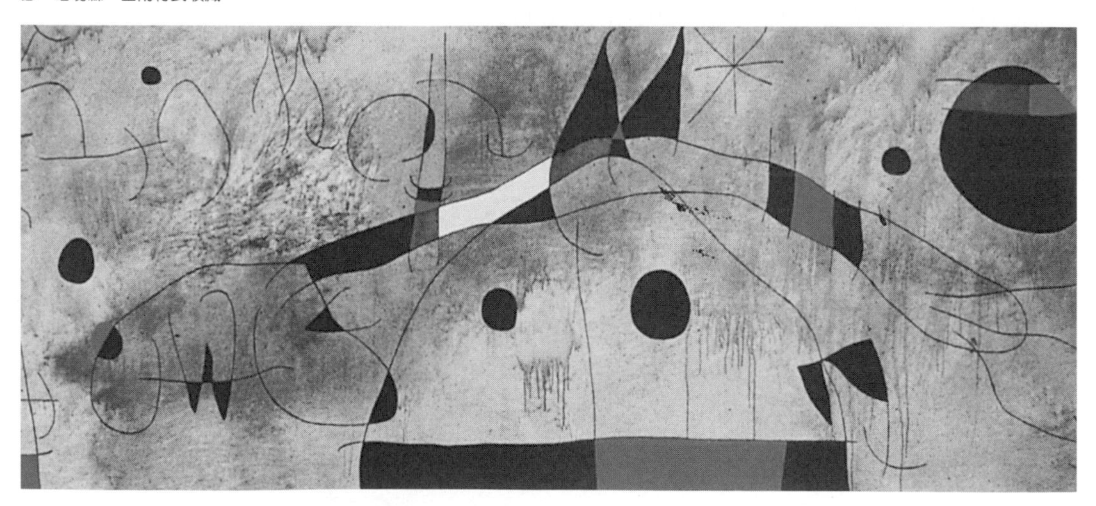

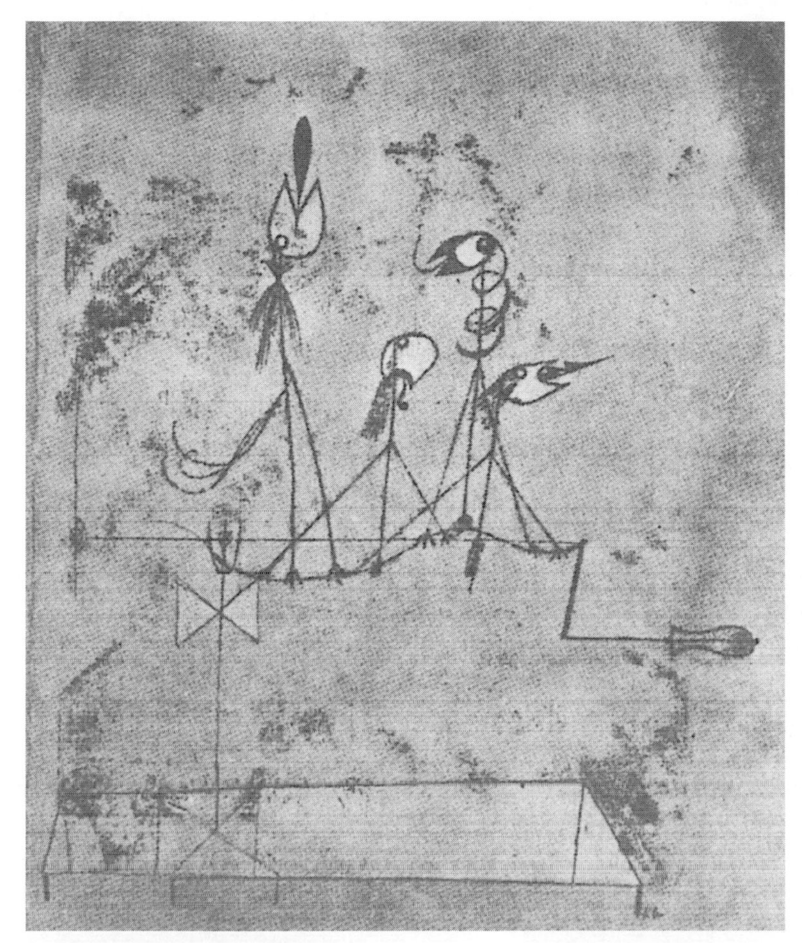

圖 6-61　「婉轉而啼的機器」
克利作品。1922年，水彩墨水，41.3×30.5公分，現存紐約現代藝術館。

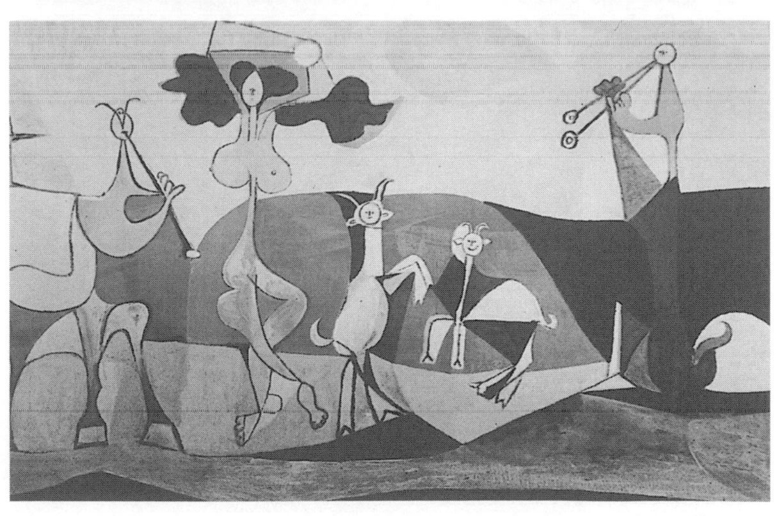

圖 6-62　「生之喜悅」
畢卡索作品。1946年，畫布油畫，120×250公分，現存於法國安提貝斯及馬第博物館。

國中階段藝術教育的種子若已生根發芽，藝術將成為一個人往後人生歲月中最真誠的支持（圖 6-63、6-64）。我們期望美術教育在中學階段能受到應有的重視，甚至能成為社會教育的重要部分，以提升國民對美的覺知，來實現未來富而好禮尚美的社會藍圖。

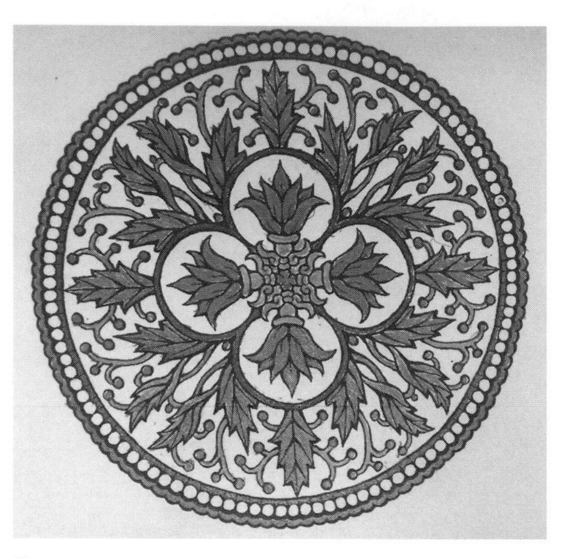

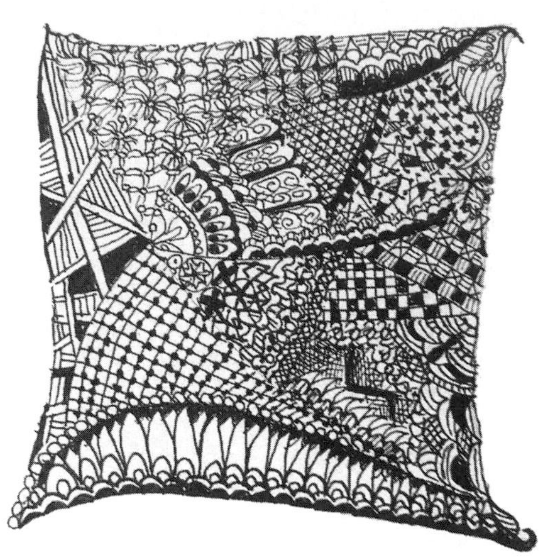

圖 6-63 & 6-64
時下流行的成人繪畫活動——曼陀羅著色畫（彩圖第 16 頁）以及禪繞畫。

參考文獻

中文部分

吳仁芳（1993）。**色彩的理論與實際**。台北：中華色研。

胡名霞（2013）。**動作控制與動作學習**。台北：金名。

陳武鎮（譯）（1990）。**兒童知覺的發展與美術教育**。台北：世界文物。

陸雅青（1998，1 月）。**兒童畫中用色現象之探討**。論文發表於國立台灣藝術教育館主辦之 1998 年「色彩與人生」學術研討會。
蔡金柱、李叡明（1993）。**兒童畫的心理與教育**。台北：世界文物。

外文部分

Alonso, A. A. (1999). *Territoriality among African-American street gangs in Los Angeles*. Unpublished Master's Thesis. University of Southern California.
Arden, R., Chavez, R., Grazioplene, R., & Jung, R. E. (2010). Neuroimaging creativity: A psychometric view. *Behavioural Brain Research, 214*(2), 143-156.
Arnheim, R. (1983). Victor Lowenfeld and tactility. *Journal of Aesthetic Education, 17*(2), 19-29.
Ayres, J. (2005). *Sensory integration and the child: 25th anniversary edition*. CA: Western Psychological Services.
Aziz-Zadeh, L., Liew, S. L., & Dandekar, F. (2013). Exploring the neural correlates of visual creativity. *Social Cognitive and Affective Neuroscience, 8*(4), 475-480.
Berger, C., & Hatwell, Y. (1995). Development of analytic vs. global processing in haptics: The perceptual and decisional determinants of classification skills. *British Journal of Developmental Psychology, 13*, 143-162.
Brittain, W. L. (1968). *An investigation into the character and expressive qualities of early adolescent art*. Unpublished report, Cooperative Research Project No. 6-8416, Office of Education, U. S. Department of Health, Education, and Welfare.
Brog, M. (1985). Hemisphericity, locus of control, and grade point average among middle and high school boys and girls.

Perceptual and Motor Skills, 60, 39-45.

Clare, S., & Suter, S. (1983). Drawing and the cerebral hemispheres: Bilateral EEG alpha. *Biological Psychology, 16*, 15-27.

Concannon, J. (1970). Review of research on haptic perception. *Journal of Educational Research, 63*(6), 250-252.

Craig, G. J. (1996). *Human development* (7th ed.). NJ: Prentice Hall.

Eldridge, L. (2013). An unselfish act: Graffiti in art education. *Art Education, 66*(5), 21-27.

Erikson, E. H. (1968). *Identity, youth, and crisis*. New York: Norton.

Fuster, J. M. (2003). *Cortex and mind: Unifying cognition*. New York: Oxford University Press.

Geschwind, N. (1979). Specializations of the human brain. *Scientific American, 241*(3),180-199.

Gibson, J. J. (1966). *The senses considered as perceptual system*. Boston: Houghton Mifflin.

Gliner, C. R., Pick, A. D., Pick, H. L., & Hales, J. A. (1969). A developmental investigation of visual and haptic preferences for shape and texture. *Monographs of Society for Research in Child Development, 34*(6).

Gowan, J. C. (1981). Art and music as stimulants to right hemisphere imagery and creativity. In J. C. Gowan, J. Khatena, & E. P. Torrance, *Creativity: Its educational implication*. Dubuque, IA: Kendall/Hunt.

Gutteter, L. J. (1976). The psychological functioning of early adolescents who have failed to develop a precise drawing style. *Studies in Art Education, 18*(1), 50-60.

Hall, J. E. (2015). *Guyton and Hall textbook of medical physiology* (13th ed.). Elsevier Inc.

Hanauer, D. (1998). A genre approach to graffiti at the site of Prime Minister Rabin's assassination. In D. Zissenzwein & D. Schers (Eds.), *Present and future: Jewish culture, identity and language*. Tel-Aviv University Press.

Harlow, H. F., McGaugh, J. L., & Thompson, R. F. (1971). *Psychology*. San Francisco: Albion.

Hanauer, D. I. (2004). Silence, voice and erasure: Psychological embodiment in graffiti at the site of Prime Minister Rabin's assassination. *Arts in Psychotherapy, 31*(1), 30-35.

Heller, M. (1980). Reproduction of tactually perceived forms. *Perceptual and Motor Skills, 50*, 943-946.

Kandell, E. R. (1998). A new intellectual framework for psychiatry. *The American Journal of Psychiatry, 155*(4), 457-469.

Kapitan, L. (2016). The empathic imagination of art therapy: Good for the brain? *Art Therapy: Journal of American Art Therapy Association, 27*(4), 158-159.

Kennedy, J. M. (1982). Haptic pictures. In Schiff, W., & Foulke, E. (Eds), *Tactual perception*. New York: Cambridge University Press.

Kennedy, J. M., & Fox, N. (1977). Pictures to see and pictures to touch. In Perkins, D., & Leondar, B. (Eds.), *The arts and cognition*. Baltimore: Johns Hopkins University Press.

Kindler, A. M., Darras, B., & Kuo, A. C. S. (1997, Nov.). *Rationale for art: A Cross-cultural perspective*. Paper presented at Arts and Cultural Identity: An International Symposium in Art Education, Taipei, Taiwan, R. O. C.

Konstantin, M. M., Denzler, M., & Forster, J. (2010). Hemispheric specialization and creative thinking: A meta-analytic review of lateralization of creativity. *Brain and Cognition, 72*(3), 442-448.

Lee, Y. J. (2010). *The roles of haptic perception in visual arts*. Master's paper submitted in the Graduate College of the University of Illinois at Urbana-Champain.

Loucks-Horsley, S., Kapitan, R., Carlson, M., Kuerbis, P., Clark, R., Melle, G., et al. (1990). *Elementary school science for the '90s*. Alexandria, VA: Association for Supervision and Curriculum Development.

Lowenfeld, V. (1945). Tests for visual and haptical aptitudes. *The American Journal of Psychology, 58*(1), 100-111.

Lownfeld, V., & Brittain, W. L. (1987). *Creative and mental growth* (8th ed.). New York: Macmillan.

Lu, L. (2012). Affective color symbolism and markers cosplay: Standardized procedure for clinical assessment. In D. Kalmanowitz, J. S. Potash, & S. M. Chan (Eds.), *Art Therapy in Asia* (pp. 239-252). London, UK, & Philadephia, PA, USA: Jessica Kingsley.

Lusebrink, V. B. (2004). Art therapy and the brain: An attempt to understand the underlying processes of art expression in therapy. *Art Therapy, 21*(3), 125-135.

Makuuchi, M., Kaminaga, T., & Sugishita, M. (2003). Both parietal lobes are involved in drawing: A functional MRI study and implications for constructional apraxia. *Cognitive Brain Research, 16*(3), 338-347.

Maslow, A. (2013). *Toward a psychology of being*. start Publishing LLC.

McLaughlin, M., Hespanha, J., & Sukhatme, G. (2002). *Touch in virtual environments: Haptics and the design of interactive systems*. Upper Saddle River, NJ: Prentice Hall.

Meier, B. (1985). Bucolic: A program for teaching color theory to art students. *Computer Graphics and Applications, 5*(7), 57-65.

Millar, S. (1975). Visual experience or translation rules? Drawing the human figure by blind and sighted children. *Perception, 4*, 363-371.

Minogue, J., & Jones, M. G. (2006). HPTICS IN Education: Exploring an untapped sensory modality. *Review of Educational Research, 76*(3), 317-348.

Perry, B. (2008). *The healing arts: The neuro-developmental impact of art therapies*. Paper presented at the 39th Annual Conference of the American Art Therapy Association, Cleveland, OH.

Razumnikova, O. M. (2005). *Hemispheric activity during creative thinking: Role of gender factor*. In KORUS 2005: Proceedings of the 9th Russian–Korean International Symposium on Science and Technology, 1027–1031. Retrieved from http://www.nstu.ru/en

Regev, D., Green-Orlovich, A., & Snir, S. (2015). Art therapy in schools: The therapist's perspective. *The Arts in Psychotherapy.*

Schwartz, M., & Dovidio, J. (1984). Reading between the lines: Personality correlates of graffiti writing. *Perceptual and Motor Skills, 59*, 395-398.

Simmons, R., & Locher, P. (1979). Haptic perception of nonrepresentational shapes. *Perceptual and Motor Skills, 48*, 987-991.

Springer, S. P., & Deutsch, G. (1985). *Left brain, right brain*. New York: W. H. Freeman and Company.

Stack, D. M., & Tsonis, M. (1999). Infants' haptic perception of texture in the presence and absence of visual cues. *British Journal of Developmental Psychology, 17*, 97-110.

Tegano, D. W., Fu, V. R., & Moran, J. D. III. (1983). Divergent thinking and hemispheric dominance for language function among preschool children. Perceptual and Motor Skills, *56*, 691-698.

Templeman, K. D. (1962). *A study of the relationship between the haptic and visual creative types and reading achievement in the first and sixth grade children*. Unpublished master's thesis, Cornell University.

Vaidyanathan, S. (2012). Fostering creativity and innovation through technology. *Learning and Leading with Technology, 39*(6), 24-27.

Wadsworth, B. (1989). *Piaget's theory of cognitive and affective development*. New York: Longman.

Weston, C. R. (1984). *An investigation into three approaches to teaching art and their effectiveness in motivating creativity in first year pupils identified as haptic, indefinate and visual*. Unpublished Supervised Special Study, Westhill College, University of Birmingham, UK.

Wieder, C. G. (1984). The left-brain/right-brain model of mind: Ancient myth in modern garb. *Visual Arts Research, 10*(2), 66-72.

Young, A. W., & Bion, P. J. (1981). Identification and storage of line drawings presented to the left and right cerebral hemispheres of adults and children. *Cortex, 17*, 459-464.

第七章

藝術教育治療

一、前言

任何一件藝術品均是來自人類活動的過程，亦反映其行為的發展（Chalmers, 1971）。從史前人類便有藝術創作之行為可推論到創作滿足了人類有異於其他物種的需求，而器物的創造不見得有實用的目的，尤其在運用於儀式時，是為了強化彼此共同的連結，用以支持集體的需求（Disaanayake, 1992b）。藝術一直處於社會認同的地位，且是人類心靈最基本的安慰（Johnson, 1984）。英國著名的教育家李德爵士在被視為經典的著作《透過藝術的教育》（*Education through Art*）一書中提到藝術一直與人類的文明與文化共存，是人類生活中不可或缺的一部分，它對人類心智啟迪與淨化心靈的功能應被重視；而教育唯有借助藝術，將全部課程教學藝術化，才能解脫人類心靈所受的壓制，為人類帶來幸福的機運（呂廷和譯，2007）；亦即，藝術應作為所有教育的基礎。

「藝術教育治療」為「Art Education Therapy」的直譯，可以說是「藝術」在「藝術治療」光譜中，與「治療」端相對映，屬於「成長」端價值在學校場域的應用（陸雅青，2014），而「藝術教育治療」這個專有名詞則首見於筆者的一篇於藝術教育研討會中所發表的論文，為結合「藝術教育」、「藝術治療」與「教育治療」理念的教育取向，在教學實行上乃透過藝術教育來回應社會對心理衛生的需求。藝術教育治療除了以提升兒童的美感經驗為宗旨之外，亦旨在透過人本的藝術教學活動統整學生的學習經驗，解除或緩和生理的束縛及情緒的困擾，使兒童發展明朗而積極的自我概念，增進生活適應之能力（陸雅青，1993a）。而今，歷經數十寒暑的推廣與試驗，已朝「透過藝術的教育」的理想邁進。換言之，藝術教育治療可視為「透過藝術的治療取向之教育」，亦即在原有的教育結構中，在一般班級、特殊班級或資源班，以全班學生為對象，運用藝術的手法於各學科教學的教育治療模式。

台灣於 2014 年開始推行「十二年國民基本教育」，其中「提升中小學教育品質、成就每一個孩子、厚植國家競爭力」是教育部對此政策所提出的三大願景（教育部，2014），傳達了「學習者主體生命之開展與完成」為教育的核心價值理念（郭淑惠，2014）。課程的發展當以培養孩子成為一個「人」的角度出發，而此「人」乃是能夠開展自己生命經驗的主體，透過自發性與引導，與周遭他人、環境社會文化互動，進而能達到生命的成長及圓滿（范信賢、尤淑慧，2013）。此現代的教育發展趨勢與藝術教育治療主張以人為本的教學理念不謀而合。

藝術教育治療中的「治療」特質標示此一教育取向與藝術治療的密切關係。藝術治療應較偏藝術或較偏重心理治療，長久以來一直是此專業間爭辯的主題（McNiff, 1997）。此肇因於藝術治療跨學科領域的特質，主張藝術治療應較偏重藝術本質者，認為藝術創作即是治療，創作的過程可以緩和案主情緒上的衝突，並有助於其自我認識與自我成長（陸雅青，1993b，1999a，2000）。主張藝術治療應較偏重心理治療者，則認為藝術只是治療中的媒介，治療師當能掌握案主創作過程中的心理動力，察覺其作品與人之間的關聯。筆者以為將藝術治療定義中兩極化的思考模式應用於國民教育課程時，教師養成背景及相關的在職訓練課程為決定適用領域的關鍵性因素。校園中藝術教育治療的應用，可以與師資培育中的藝術教育、特殊教育、幼兒教育及諮商輔導等相結合。誠如藝術治療師的養成訓練同時含括藝術與心理治療兩領域，在現行的師資培育制度下，理想的藝術教育治療施行者，應至少兼備藝術教育與心理輔導兩種背景。教師根據課程的發展和學生的發展與經驗進行教學上的掌握，透過藝術教育治療進行學科融入的方式來統整學生學習經驗，增進教學效能。藝術教育治療以藝術治療的理論為基礎，透過藝術教育的形式與各學科做整合，來幫助各年齡發展階段的正常或身心障礙者自我探索與成長（郭淑惠，2014），除了可施行於特殊兒童的學校課程外，亦可配合「融合教育」的政策，適用於一般班級的藝術與人文、綜合活動或輔導活動、語文、社會、自然及其他領域的課程。雖然藝術教育治療並不只受限於在藝術教育或人文與藝術類的課程實施，然而學校教育在傳統上認為藝術教育與「透過藝術的治療取向之教育」在形式上最相關，因此本章引用不少來自藝術教育領域方面的文獻支持。

二、藝術教育治療之重要性

雖然藝術教育治療在現有師資培育與實務執行面上均較傳統的教育或輔導耗費更多的心力，但基於下列諸多因素，有推廣之必要。

(一)為順應社會脈動與時代需求的教育／心理專業

近幾十年來由於地球資源過度開發，人類開始面對全球暖化、生態急遽變化的衝擊，氣候極端化，地震、水災、風災、旱災肆虐，即便攸關生存的最基本議題——呼吸（空氣汙染）與進食（食品安全）也遭受前所未有的威脅；區域性的政治、經濟與宗教衝突未曾終止，以至於地球上西線無戰事、人類免於戰爭的威脅成為奢望；科技高度發展、全球化現象、社會變遷、家庭結構改變；貧富不均、階級對立、道德淪喪、暴力頻傳。簡而言之，在世界各國天災人禍頻傳，文明發展 e 化的世代，雖然人與人之間的物理時空變近，但人的存在卻因為諸多外力因素顯得脆弱而渺小。許多創傷和災難的倖存者、目睹者、甚至救援者心理都面臨很大的壓力，若未能正視處理，日後將可能出現「創傷後壓力症候群」（Post-Trauma Stress Disorder，簡稱 PTSD）的症狀；而孩童則是是 PTSD 的高危險族群之一（Sadock & Sadock, 2007）。

如何使特殊兒童自然地融入一般班級的課程教學中，所謂的「融合教育」（inclusive education）政策，為當今教育潮流的趨勢，反映出民主國家以人為本的普世價值。近年來隨著校園霸凌、網路成癮、少年犯罪、毒品氾濫等議題普遍受到重視，即便在經濟不景氣的時代，相關行政部門或民間機構無論是直接或間接都將經費預算補助於「輔導」工作上，「輔導」以及「特教」相關的研習成為幼兒園到高中職教師需求量最大的兩個教師研習選項。然而，一對一的輔導工作費力耗時，藝術教育治療以班級為單位的實施方式更可提高輔導工作的經濟效能。

（二）能發揮藝術的療癒性本質，促進個體的成長

藝術教育治療中的藝術表達具有非語言溝通的特質，兒童可透過藝術創作的過程調和情緒的衝突，將原本模糊的概念加以具象化，促進兒童自我了解與成長，使其人格獲得統整（陸雅青，1993b，1999a，2000，2005；Kramer, 1979; Rubin, 2015; Wadeson, 2010）。藝術涉及到當事人應用其知能與感官，可促進幼兒的感覺統合（陸雅青，1993b，1999a，2000，2005），和全人的發展（Vecchi, 2010）。透過視覺藝術的方式，可促進孩子語言的發展，提升閱讀和書寫的能力（Flood, Heath, & Lapp, 2015; Heath & Wolf, 2005）。藝術教育能增進人類的感受力、想像力、創造力，並能解脫心靈桎梏、淨化人心、昇華慾望，它不僅使人具有人性，並且在整個文化脈絡裡喚醒對不同文化的尊重，強化自己對其他社會價值的肯定，是最自然、最和諧、最統合的教育（王秀雄，1990；王德育譯，1991；黃銘祝，1999；Knight, 2015）。治療為藝術教育的目

的之一，藝術經驗不僅能幫助那些需要接受治療者，對一般大眾亦有同樣的價值和益處（EPC, 1968）。

成功的藝術教育在廣義上能幫助和促進一個健康的個體，使其適應環境，並支持他去克服環境中的負向變數（陸雅青，1993a），國外學者也研究或論述特殊兒童和一般正常兒童一樣，能從藝術教育中得到啟發（Anderson, 2015; Copeland, 1984; Dalke, 1984; Lowenfeld & Brittain, 1987; Troeger, 1992）。當特殊兒童的作品和一般正常兒童的並陳排列時，觀察者難以識別出何者為正常兒童的作品，何者為特殊兒童的作品，亦即，藉由藝術，特殊兒童的障礙能被加以掩飾（Henley, 1992b）。藝術治療應用於學校體系，亦有學者陸續提出探討（Albert, 2010; Bush, 1997; Essex, Frostig, & Hertz, 1996; Hite, 1996; Malchiodi, 1996; Nelson, 2010; Regev, Green-Orlovich, & Snir, 2015）。

(三) 可結合現有教育資源，整合學生學習經驗，提升經濟效益

人本心理學家馬斯洛認為人最初始的發展與其他動物相似，都有一些基本的需求或動機需要被滿足。隨著年齡的增加，較低層級的需求被滿足之後，才發展出人類獨有的、較高層級的需求。他所提出的需求層級論將人的需求依層級高低，由下而上區分成「生理需求」、「安全需求」、「愛與歸屬需求」、「尊重需求」這四種「基本需求」，以及「求知需求」、「審美需求」、「自我實現需求」這三種「成長需求」和最高層級的「超越需求」（Cloninger, 2012）。學校為傳遞知識、滿足學童的求知需求的場域，教學要能考量到學生的需求狀況。藝術教育治療以藝術治療的理論為基礎，創作的歷程可以滿足不同需求狀態的孩子，關注到個體的個別差異性（陸雅青，2012）；課程的設計可結合當時期其他學科的課程進

度，透過藝術的形式，具體地反映出孩子內在世界與外在刺激的調適歷程。級任或科任教師若能接受適當的藝術教育治療研習，了解藝術創作如何表達及整合自我，熟悉各類媒材的運用時機與方式，配合班級經營的理念，將之應用所任教班級的課程中，則能幫助特殊兒童（含有情緒與行為困擾者）及一般兒童在藝術化的課程中共同學習。

三、藝術教育治療之理論基礎

藝術治療、心理治療的理念雖為藝術教育治療的重要基礎，但因以在學中的中小學及幼兒園的學生為對象，強調以班級為實施單位以及融入各學科單元，因此學校教師為此一教學取向的最佳人選。教師雖熟悉兒童發展、班級經營、教育心理等心理相關知能，但並不一定受過完整的心理訓練和藝術術養，因此強調教師須能充分從「做」中去體認藝術創作歷程對自己的影響，進而了解人心之運作機制；亦即，對藝術創作本質的充分認識，進而尊重並善用藝術於所任教的課程單元。藝術治療被認為是一種與腦部發展息息相關的專業（King, 2015），即為對藝術創作歷程的哲學思辨透過新近科學對人腦運作的發現而得來的結論。因此，藝術教育治療以羅溫費爾德的兒童中心（children-centered）取向的藝術教育以及克拉曼「藝術即治療」的理論為核心來發展；在教學態度上，則以人本、存在的精神為依歸。羅氏認為藝術教育對教育系統和社會之所以有所貢獻，在於藝術能和諧地統整個體成長過程中的一切，造就出身心健全的人（郭淑惠，2014），其主張可詳見本書的其他章節，對藝術治療的發展有極大的貢獻。無論是將藝術運用於教育或心理治療現場，藝術的思潮一直與人類文明的發展息息相關，而兩者亦有許多交互的重疊與影響，其中「藝術」與「同理」則是貫穿兩者的思維。再者，由於藝術為介入的手段亦為評估的標的，兒童繪畫發展理論為必要的學習，此部分請詳見本書其他章節，本節不再贅述。

(一) 心理動力與藝術本質

精神分析／心理動力為藝術治療最直接且重要的理論基礎。精神分析之父佛洛伊德以「意識」（conscious）、「前意識」（preconscious）、「潛意識」（unconscious）的概念來詮釋人類的行為。此學派認為人類的心靈就像冰山一樣，意識所知覺到的只是整座冰山的表層，絕大部分的冰山潛藏在水面之下（即潛意識）。換言之，潛意識儲存了個人全部的經驗、記憶與被壓抑的題材。佛洛伊德以為被壓抑的慾念與因為這些慾念所產生的防衛機制不時地在爭戰，形成內化的衝突，而因為解決此衝突以尋求滿足的趨力是如此強烈，所以只有在意識鬆懈時，透過「自由聯想」或解析夢等方式，這些衝突的內容才能表現出來（Rubin, 2015）。

「表達或表現」（expression）是人類的基本需求（Prinzhorn, 1972），在求生存和生活適應的前提下，人會透過種種口語與非口語的形式來傳遞情感與意念。從兒童發展的觀點來看，非口語表達形式，如肢體動作、聲音節奏和塗鴉的發展，均較口語表達發展得更早，也和口語的表達一樣具備溝通的功能。席克森米哈賴（Mihaly Csikszentmihalyi）認為在所有的活動中，藝術最能符合他所謂的「心流」（flow）或最佳之人類經驗的條件，而他所謂的「心流」指的是一種有最佳專注力和投入程度的心理狀態（Csikszentmihalyi, 1990）。諸多創造力相關的實證研究證明「心流」與個體的安適感有關，而協助當事人在創作時能投入、且維持在一個心流的狀態能促進個體的成長（Chilton, 2013）。

哲學家蘭格（Susanne K. Langer, 1895-1985）認為藝術是種情緒的語言，展現了藝術家對情感的認知（Julliard &

Heuvel, 1999/2011）。藝術創作為隱喻式思考的最佳媒介，其形象（image）為人際溝通的核心形式（McNiff, 1997），而創作中的圖像往往蘊含著豐富的情感內容。由於現代藝術治療的發展與19世紀末、20世紀初藝術人文思潮中的「表現主義」以及「超現實主義」的發展息息相關（Rubin, 2004），因此，在自由自發的前提下，人人都可以是「表現主義」和「超現實主義」的實踐者，以心理動力的觀點在藝術史的脈絡下來詮釋「表現主義」以及「超現實主義」的創作理念，則「表現主義」藝術家的創作像是與自我對話的歷程，不僅暗示了創作者當下急切的表達需求，創作亦可能反映了過往深刻的情感經驗；而「超現實主義」藝術家在同一畫布或空間中併置個人不同時空中的生命境遇或所關注的議題，並在創作的歷程中將之整合，雖呈現出超越現實的場景，實際上是最忠於個人主觀現實的呈現（陸雅青，2012）。從藝術即是治療的觀點來看，「表現主義」案主的療癒來自情緒的淨化，而「超現實主義」者則多來自頓時的洞見，兩者均可透過創作而獲得情感的昇華（陸雅青，2012）。依後現代的哲學來思維，藝術的表達不只傳遞了創作者個人的情感與意念，亦暗示著其「生命空間」的存在，呈現一個人的過去、現在、未來；現實與想像；依此時間數線為軸心所延展出的空間；以及在此時空中與他人的互動。

除上述哲學式的思考外，在藝術本質上的探討則因進化論心理學者在環境美學上的一些研究（Kaplan, 1992; Orians & Heerwagen, 1992），以及一些有關藝術創作過程中的神經心理機制的研究（Safar & Press, 2011），而讓我們得以揭開藝術的神秘面紗。汀寧（Tinnin, 1991）由神經心理學的觀點來推論人有單純地透過圖像來認知事物的智慧。人類非語言的記憶在人出生時便早已建立，雖然它的功能與語言的記憶相似，但卻是以圖像為主，運作起來毫不費力費時，即使個體在被麻醉、鎮定或其他的意識狀態下，它均持續地運作著（Tinnin, 1994b）。從生物進化的觀點而言，大部分非語言的溝通是透過爬蟲類及早期哺乳類的古腦（ancient brain）部分來運作。當非語言的訊息與口語的表達有所衝突時，意識所在的左半腦之心理機制會將其間的衝突隱藏起來。個體記憶庫中所儲存的視覺影像，及透過聯想和其他刺激所形成的心象，都涉及到一些情感的反應（Riley, 1997）。而在個體資訊傳遞的過程中，假若其非語言的訊息（如表情、手勢等）與口語的傳達不一致時，唯有非口語的自我情緒表達及藝術表現能逃過此心理機制的監督（陸雅青，1999b；Tinnin, 1990），此說法與上述精神分析中當個人的意識鬆懈時內在衝突方能顯現的假設一致。

藝術治療師亨雷（Henley, 1992a）及克拉曼（Kramer, 1992）則投入動物行動學（ethology）的研究，以探討人類象徵表達的前導。這兩位學者由進化論的觀點推論到人類對美感的反應有一種天生的趨勢，為藝術治療的推廣提供了強而有力的依據——藝術創作不只能滿足人類心理與文化上的需求，對個體的生理滿足亦有極大的貢獻。以上這些研究讓我們得知藝術在醫療復健上極具潛能（Alyami, 2009; Garner, 1996; Kim, 2013; Reynolds, 2012; Stuckey & Nobel, 2010; Tinnin, 1994a），

由上述幾點我們可以做如此的推論：藝術形式的自由創作能幫助人們真誠地表達出當下的狀態，在符合「心流」的條件下，有自我導向正向發展的趨勢。藝術的療癒功能已非只是傳統以來一般人所熟悉的「潛意識慾望的滿足」及「情緒的淨化與昇華」而已，配合心理治療及相關教育的理論與技法，藝術能更積極有效地被應用於一般的教育情境中。

（二）人本心理學

人本心理學發展於第二次世界大戰後的美國，被認為是除了精神分析與行為治療外，心理學的第三勢力，主張尊重當事

人的主觀經驗，強調人有邁向自我成長的潛能，在此以理念被普遍用於教育系統的羅吉斯的人本治療來做說明。羅吉斯深信人們擁有自我了解和自我解決問題的潛能，在特定的關係中，他們不需要治療者指導性的介入，自身即能夠靠著自己的能力達成自我成長。羅吉斯自一開始即強調治療者的態度與人格特質，以及與當事人之間的關係品質是治療有效的主要因素。他認為治療師必須能創造出一種促進成長的氣氛，讓當事人能在此氛圍下發揮個人潛能。人本主義的思潮運用於教育，成為「以學生為本位」（student-centered）的教育模式，而教師或治療師所需具備的特質／態度是：

1. 同理（empathy）：能夠欣賞當事人的主觀世界，創造出一個過程，在其中能愈來愈接近當事人的意義與感覺，發展出對另一個人的尊重，以及了解到一個正在不斷深入的關係。
2. 無條件的正向關注（unconditional positive regard）：同義詞如溫暖、接納、關懷與珍視。
3. 一致性（congruence）：即真誠、表理一致的態度，避免躲在專業面具之後（Rogers, 1967）。

藝術教育治療以學校一般班級及特殊班級的學生為對象，在我國目前心理衛生網絡上，是屬於三級預防的角色，而學生的心理健康狀態是我們評估教育治療介入的基準。關於心理健康的定義，各家說法大同小異，不少人格心理學家將心理健康視為一般人追求成長的依歸。若將人的心理健康以一條自「非常健康」到「非常不健康」的光譜來看，創意潛能開發、教育（預防）、心靈成長和治療可說是藝術治療介入這條自左到右的光譜時的不同目的（陸雅青，2012），而藝術教育治療治療則是偏創意、教育端的極端。羅吉斯認為創造性（creativity）是健康人格的特質之一，在其治療中強調「營造創造性發展的情境」（Rogers, 1954），而這種創造性的特質其實涵括了三種心理素質，即：(1) 對經驗採取開放的態度；(2) 對事物有內在的評價；以及 (3) 具備將事情的要素和概念加以把玩的能力（Rogers, Tudor, Tudor, & Keemar, 2012），此與藝術教育治療所強調的創造性不謀而合。除了教師所秉持的教育哲學和態度外，「對經驗採取開放的態度」好似藝術創作中提問和解答的歷程（problem-solving process），它不像一般的學科常有標準答案；「對事物有內在的評價」亦即所有創作的內容素材均是創作者心象或意念具體化的呈現；而「具備將事情的要素和概念加以把玩的能力」則意指在教育治療的關係下，學生透過藝術形式在創作歷程中將學科的概念加以整合，換言之，藝術創作歷程本身即具備營造創造性發展的情境。因此，適切的藝術教育治療介入，能滿足班級中不同發展需求的孩子，讓他們忘情於創作的過程中；且因教學歷程中以影像和身體感官來儲存記憶之故，往往可達到「寓教於樂」的目的，讓孩子從創作中獲得樂趣與自信（黃麗娟，2014；蘇銘昌，2014）。

(三) 藝術與同理

無論將藝術運用於教育或心理治療場域，兩者均涉及到與人互動的歷程——可以是在創作或鑑賞／分享的歷程，或在學生／當事人與教師／治療師之互動間。教育治療中的藝術並非中性的存在，創造的歷程或已有意識、無意識地為個人與自己或與群體對話的結果，而創作完之後的鑑賞／分享亦然。在此以近來對人類發展上的新認知為出發點，介紹源自心理動力學派的依附（attachment）理論、鏡向神經元（mirror neurons）的理論以及相關的文獻，來說明透過藝術形式、人本取向之教育模式，何以能在教學情境中自然而然地導入同理的元素而具備療癒之潛能。

英國的兩位藝術治療師凱斯（Caroline Case）和黛里（Tessa Dalley）由新近發展心理學的研究發表中推論到嬰兒發

展、主要照顧者與嬰兒之間的主體互動性（intersubjectivity），以及其互動性中之「協調」（attunement）對依附關係的影響（Case & Dalley, 2014）。依附關係理論由包比（John Bowlby, 1907-1990）所提出，強調嬰兒與其主要照顧人間親密的情感連結對個體在求生存上的重要（Bowlby, 1969），這個連結模式一旦建立，便有持續一輩子的傾向（Bowlby, 1988）。依附困難，可以是孩子在成長過程中被疏忽、沒被即時關注、被以病態方式對待，或是未能有照顧者可互動（Perry, 2002）。神經心理學研究顯示嬰兒的腦部是從與其照顧者成熟的腦有情感的互動中逐漸形塑而成（Siegel, 1999），而此情感在大腦建構的過程中扮演舉足輕重的角色，直接影響到往後心智的經驗整合和壓力調適的能力（Balbernie, 2001）。一項依附關係的研究分別測量：(1) 在機構中成長；(2) 二～六歲時被出養；以及 (3) 在零～二歲時被出養的三組孩子到十六歲時的 IQ，研究結果得到三組孩子的 IQ 分別為 60、80 和 100。研究顯示愈早被領養、愈早脫離被疏忽環境的孩子，他們的 IQ 分數愈高（Dennis, 1973）。而一個以 62 個研究中 17,767 位被領養孩子為研究對象的後設分析研究，比較被領養學童與其班級中非被領養學童的 IQ 和學業成就，結果顯示被領養學童的 IQ 與對照組學童沒有太大差異，但在學業表現和語言能力上則表現較為落後。本研究顯示在育幼院或機構中成長、未能獲得個別關注的孩子，他們的認知及情緒等發展與非機構成長的孩子有顯著的不同（Van Ijzendoorn, Juffer, & Poelhuis, 2005）。上述的這些研究說明了大腦發展與環境互動的重要性，暗示早期不穩定或創傷性的情感經驗對兒童發展的影響以及修復的可能。

每個孩子在成長的歷程中或多或少都會經驗到不同程度的挫折、壓力或創傷，學校教育的目的在這個議題上，理應能提供學生心理修復、調適與成長的空間。藝術教育治療中的師生關係的品質為促成正向轉變的關鍵。在依附理論中，母嬰之間的互動性被定義成透過情感上的同調與他人共享個人主觀的狀態。藝術教育治療中強調教師採人本的態度教學，認同在最佳的情況下，學校教師在兒童發展中扮演穩定的支持性角色，有如溫尼考特所言的夠好的母親（good enough mother）——提供足夠但是又不會太多的抱持（hold），既不忽略也不會多管閒事與過度干涉（楊添圍、周仁宇譯，2001）。透過親密的情感連結，教師有耐心地陪伴與見證孩子的成長，便能修護孩子與家長原先可能脆弱的依附關係（林雯菱，2014；陳佳淇，2014；黃麗娟，2014；蘇銘昌，2014）。

此外，關於對創作的同理方面，義大利的神經心理學家嘎勒斯（Vittorio Gallese）從短尾猴之鏡向神經元的研究中推論到當人們看到或聽到別人的特定舉動時，他們自身體內的鏡向神經元迴路也會同時啟動（Gallese, 2008）；而此則意謂著透過內隱、自動式的、無意識的身體刺激可以讓觀者得以運用自身的資源來進入他人的世界（Gallese, 2003, 引自 Franklin, 2010）。由此推論到藝術教育治療教學，只要教師能用心關注學生的創作歷程，感受過程中的種種細膩變化，便有進入孩子內在世界的潛能。

四、課程實施目標與教學要點

在藝術教育治療的實施上，郭淑惠（2014）提出了以下六點教學原則：(1) 提供學生創作的空間與時間；(2) 人本取向的師生關係；(3) 尊重學生的創作歷程與作品；(4) 依班級團體的特性來設計課程；(5) 擴大學生的生活經驗；以及 (6) 運用多元的評量方式。依照台灣現行的學校教學模式，筆者以為班級的種類（幼兒，小學低年級、中年級、高年級、資源班、特教班……）、班級的學生人數、上課的學科以及上課的形式和時間、空間，是在課程實施時需要考慮到的因素。依據兒童發展上的特質來衍生的教育因應在前幾章已有詳盡的討論說明，本節則依上課的學生人數，約略分兩部分來探討。

(一) 學生人數較少時（十人以下）

一般而言，無論是哪個學科單元的學習，藝術治療教育的課程目標除了應包含原有的課程單元目標外，還可以增加因為透過藝術創作的手作過程而衍生的目標或觀察重點，當然每項目標因學生的發展與特質以及班級風氣等而有不同的強度。一些有經過鑑定的特殊生，無論是在特教班、資源班或原班級，藝術教育治療實施前宜有更進一步的評估。以下為美國的學校藝術治療師對處遇對象的評估項目（Siegel, 2015）：

1. 認知發展

1. 運用精細動作與粗動作的能力。
2. 複製或轉用的能力。
3. 了解、保留以及聽從一個程序步驟指示的能力。
4. 了解、保留以及聽從好幾個程序步驟指示的能力。
5. 定序（sequence）的能力。
6. 了解空間關係的能力。
7. 使用抽象思考的能力。
8. 連結的能力。
9. 聚焦的能力。
10. 展現解決問題的能力。

2. 情意發展

1. 識別及表達情感的能力。
2. 控制衝動的能力。
3. 調適挫折的能力。
4. 延緩滿足的能力。

5. 維持現實定向（reality orientation）的能力。
6. 接受後果的能力。

3. 社交發展

1. 適應環境壓力的能力。
2. 溝通想法、念頭和需求的能力。
3. 與同儕互動的能力。
4. 與成人／權威人士互動的能力。
5. 同理他人的能力。
6. 合作的能力。

以上幾個項目，可作為評估資源班學生和特殊孩子能力表現時的參考。事實上，對於不同診斷的特殊兒童，自有不同的藝術課程目標（Silver, 1978）。對於那些語言能力較差但視覺知覺和動作能力相對較好的學生，擴展其溝通的範圍和模式是必要的。學生需要老師語言上的回饋以增強其藝術經驗。藉由視覺形式的表現和語言的溝通，有情緒困擾的學生通常都能從這種自我獎勵的活動中獲得情感上的平衡。因此，課程目標對情緒困擾的學童而言，首在幫助他從種種限制中解放出來，並鼓勵他能自由自在地表現。至於引發學生創作的動機，在藝術教育治療中與任何的藝術動機只有輕重程度的區別，並非種類的不同（陸雅青，1993a；Lowenfeld & Brittain, 1987）。

除了為每位特殊的孩子先做確切的評估之外，大部分的藝術教育治療專家也認為在為特殊孩子提供課程時，可以把握到以下幾點原則，諸如：(1) 限制其藝術媒材的種類；(2) 在藝術創作的過程中，盡量避免高難度的技巧；(3) 提供反覆練習同一媒材或藝術經驗的機會；(4) 將過程分解成幾個小步驟，然後按部就班地去實行；(5) 在學生的技巧日趨成熟後，提供成功的機會，以獲得有效的藝術經驗（陸雅青，1993a；St. John,

1986）。

(二) 學生人數較多時（十人以上）

藝術教育治療以班級為實施單位，因此在課程目標的訂定上，宜整合學生的發展階段、特別的需求和原融合課程的目標來彈性訂定。但大體而言，這個取向的教育模式考慮到學生全人的發展。依據我國現行國民教育將有經鑑定的特殊生融入一般班級（至多三名），並設置不同類別的資源班以補救學生一些主科（國語文、數學……）能力或提供資優教育（如數理、語文、音樂、美術、舞蹈……）的作法，在「融合教育」的政策下，「自然科技」、「社會」、「藝術」、「綜合活動」、「健康與體育」等領域為全班共同參與的課程。因此，此一以學生為本位的教學課程，因為學生人數較多，教師無論是在設計或執行上都面臨極大的考驗。治療取向藝術教育的課程目標，除了前面所描述的幾項特質外，尤其注重第三項「社交發展」的能力。課程效果的評估，亦以特殊兒童是否能與同儕成功地互動，及所有的兒童是否能融入藝術活動中來作為重要的評估依據（Clements & Clements, 1984）。此點在執行上，老師必先了解班級中少數特殊孩子的背景（如家庭史、學業成就、障礙的種類和程度等），以便能掌握學生在課堂上的表現。教師應善用班級經營的技巧，如以學期為單位，將全班分為若干個固定的小組來上課，將較特殊的孩子分配於成員包容度較大、有積極助人成員的小組。如何利用同儕的力量來幫助少數特殊的學生回歸主流，以及如何統整各領域的學習以提升效率，應是藝術教育治療的教學重點。但這並不意謂著教師要犧牲大多數正常學生的權益來成全少部分學生的學習，而是利用有系統的教學方式讓學生從人際互動中學習成長。藝術教育治療期望每位教師能因材施教，但並不一定要求一對一的授課方式。藉由藝術活動，讓正常和特殊的孩子一起上課，可幫助彼此的成長（林雯菱，2014；蘇彬純，2014；Henley, 1992b; Schleien, Olson, Rogers, & McLafferty, 1985; Schleien, Ray, Soderman-Olson, & McMahon, 1987）。

大體而言，一般班級課程的設計和教學要在「適齡」的前提下能發揮以下的功用：

(1) 能提升學生的自我概念

活動設計以自己的身體為中心，充分利用藝術媒材的特質，如提供學生探索自己的身體和各種感官知覺並發展動作模式的機會。對自我的概念會自然地投射在人像畫或雕塑中，相對地，自我的畫像亦能從一連串的探索中獲得統整（Lowenfeld, 1952）。指印畫、掌印畫、指畫、身體描繪（body-tracing）等為能提升學生身體自覺度的活動，尤其適用於幼兒、低年級兒童或對自我的概念較不健全者。活動的題材，如「自己眼中的我和別人眼中的我」、「現實我與理想我」、「自己與影子的對話」等，則能促使較大的孩子和情緒受困擾者去思索人我的關係，並從中獲得洞察力，統整對自我的概念，建立自信，進而實現自我。

(2) 能培養對家庭、學校和社會的環境適應能力

家庭為最基本的社會單位，與家人相處的生活經驗，往往對孩童日後人際關係的發展有決定性的影響。透過感覺動作的刺激讓學生在視覺創作表現上能區辨出主體與背景的關係，此意謂著學生將能從以自我為本位到漸能客觀地意識到物體與自己的關係。對於有腦傷、知覺障礙、情緒困擾和智能發展較遲緩者，提供對比較為強烈的視覺刺激，可幫助輕易地辨識圖與地以及物與物之間的關係。創作題材如：「全家福」、「我最喜歡的家人」、「難忘的假期」、「我們那一群」、「運動會」、「大掃除」等，均可促使兒童去省思自己和家人以及同

儕的關係。小學中、高年級以上學童的集體創作和創作後的小組討論（分組時，可將特殊兒童分配與較具愛心、學習能力較強的兒童同組），能有效地促進學生的互動、矯正少數學生不健全的習性和態度、發展明朗而積極的人生觀，並從中體驗民主的真諦。

(3) 能培養獨立思考和創作的能力

藝術教育治療雖是全班級一起實施的課程，但在有結構但主題開放的教學情境中，由於創作的時空整合性，同一上課時間，實則上每位學生都可以享受創作當下的私密感，體會創造的喜悅和成品的獨特性。教師若能針對學生的創作特質予以個別化的指導與給回饋，強化其創作的動機，必要時提供技巧上的支援，便能鼓勵孩子「投入」表達，努力成就一件完整性高的創作，並從其創作的獨特性中，體現自我認同和成就感。課程設計不建議全部依照課本範例而使用樣板化的、以整學期為單位的美術材料包；鼓勵教師善用現成的資源回收物品，提供學生從藝術性的媒材和非藝術性的媒材（如鈕釦、通心粉、樹皮、樹葉、穀類、瓶蓋、紙盒、軟木塞片等）中去尋找創作的泉源。各種不同媒材的貼畫或實物版畫，提供學生充分運用其視覺、嗅覺、觸覺和運動等感覺的機會，能加強手部操作的能力，有效地促進其感覺統合。運用「未預設立場」（open-ended）的技巧，讓學生在有限的範圍內，自由地選擇創作的題材和媒材（如自由媒材創作：最難忘／懷念的一個人／事／物），則提供更寬廣的思考和創作空間，有利其適才適性地表現自我。

(4) 能由淺入深呈系統化的規劃，並針對學生的需要做適度的調整

即考慮學習對象的發展階段、特殊兒童的類別和在班級中所占的比例等因素。此一原則的基本前提是，教師具備特殊教育方面的專門知識、熟悉教育心理、擅長班級的經營與管理。在了解班級的班風和班上特殊兒童的個別困擾之後，能將一般美勞活動做適度的修正，如對有過動傾向的孩童，限制其使用的色料種類或創作形式，或在其創作的過程中使用行為制約的技巧；對畏縮、極度內向的孩童，利用遊戲、節奏或肢體律動來當作其創作前的暖身活動，以減低其心理防衛，提高能量程度，而能逐漸地投入於全班的活動中。

(5) 重視分享的歷程

「分組教學」可謂藝術教育治療應用於一般班級時的關鍵性技巧。教師在分組時宜考慮到不同階段兒童的發展特質，而給予不同的目標和期待。低年級學童雖以分組的形式在上課，但在大部分的時候都是花在操作或自我表達的工作上，無須讓孩子花太多時間傾聽別人發表。分組的功能可定位在促進團隊精神的發揮，及展現時間和空間的效率上，如教師可以分組遊戲或競賽的形式來強化孩子的學習。「分組教學」對於處於黨群期階段（9 ～ 12 歲）的中、高年級學童及青春期的少年男女，則有更積極的意義與價值。愈是高年級的學童，愈有共同參與計畫、討論執行或創作、傾聽及給予回饋的能力。

創作後的小組分享能活化學習單元的內容，擴展認知與情意的廣度和深度，使藝術創作和實際的生活經驗產生連結。老師可事先說明分享的原則，如：學習傾聽同學對作品的說明，不動手破壞別人的作品，創作者有權利不說話，但同意或不同意讓小組同學欣賞等。學生透過「見證」彼此的作品，無形中意識到每個人的獨特性，也更能從實際的學習過程中學會尊重與包容。當然，小組教學需要老師循序漸進地在旁輔導，尤其有較特殊孩子的小組；採小組分享教學的班級教室會較吵雜，在可忍受的範圍內，老師需要有更完善的班級經營技巧與更多的包容。當然，每個班級的生態、班風均不同，教師也唯有透過不斷地累積經驗，才能有效地處理分組教學中因人際互動所可能出現的種種狀況。

創作後的分享除了能促進人際間的溝通外，亦能提升學生對自我和周遭事物的洞察力，培養其同理心和責任感，學習從施與受中取得心理的平衡。

(6) 提供真誠而具體的回饋

回饋不管是得自於教師或同儕針對學生的創作、鑑賞的過程或藝術成品，均能強化學生的學習動機、鼓舞創作的意念。回饋的形式眾多，從物質性的給印花、糖果、貼紙、鉛筆……，到精神上的摸頭、拍肩、點頭、注視、微笑、稱讚……，均可視當時的實際教學情形彈性地應用。少數功能較差或現實感不足的孩童，因為缺乏行為自覺的能力，無法了解自己的行為和其結果間的確切關係，藝術創作往往是破壞性的，無法統整於學習情境之中。因此，教師在課堂上除了是指導者外，亦扮演具「反映」功能的角色，隨時注意這些少數孩子的創作歷程，給予具體而真誠的回饋（用語言或肢體動作讓孩子了解他正在做什麼，避免使用抽象化和概括性的語言），幫助他專注於自己的創作活動，也避免其特殊行為干擾到全班的團體動力。

五、課程設計重點與簡例

「藝術與人文」領域的範圍廣泛，形式多元。教師在教學主題的選擇上，要能配合學年的教學主題，把握孩子身心發展的特質，同時要兼顧此課程與其他課程的關聯，以幫助學生類化經驗，提升學習的效果。再者，由於「獨特性」為藝術表現的特色，因此，若能以「開放式」的主題來設計課程，將能幫助學生去統整其個人的經驗，提高學習的動機。主題的選擇除了可以配合其他同時期的學習領域的單元之外，亦可以配合節慶（如母親節、端午節……）、氣候、地理環境、時事、氣象、社區活動等來取材。至於與兒童身心發展有關的主題，則應考慮各個發展階段兒童身心發展的特質。

以下以小學中高年級兒童（9 ～ 12 歲）的課程設計考慮為例（陸雅青，1999b）：

黨群期的孩子在生理的發展上，已逐漸邁入前青春期階段，第二性徵逐漸出現，具備較佳的肌肉協調能力，漸能操作機械性的器具（如雕刻刀的使用），且兩性無論在生活習性、嗜好上都漸有差異。在認知發展上，這時期的孩子已逐漸發展利用邏輯去思考具體問題的能力，能推理事物而後做判斷；亦即逐漸地發展黨群關係，不再以自我為中心（Piaget, 1952）。在社會心理的發展上，孩童有將性驅力昇華和將社交能力導向較具技術性活動的傾向。此時期孩童的行為表現會經由正式或非正式的社會比較，而讓他們體驗到因勤奮致使技能精進所帶來的喜悅，或是因身心的限制或不良的工作習慣，以致無法掌握技能學習所產生的自卑。換言之，來自課業或活動的「成功」給予他們一種正向的、努力的感覺，反之，失敗將給予他們低人一等的感受（Erikson, 1982）。

在自我發展上，此階段的孩子開始能內化師長給予的規則且遵守之，當他們破壞這些規則時會有羞恥或罪惡感產生，且孩子對人際關係所下的定義是依據一些行動而非情感和動機（Loevinger, 1976）。綜合上述各家發展學說的論點，教師在設計小學中、高年級階段的教學單元時，宜考慮到兒童發展上的特質，將「性別」、「黨群」、「共同的經驗或活動」、「成功的經驗」視為教材設計及教學介入時應把握的重點。唯有順應兒童發展需求所研發的教材教法，才能幫助孩子快樂而有效地學習。

此外，也由於藝術表現中的「個別化」特質，讓此能力之評量更為困難，相對地，也比較容易讓每位孩子獲得成功的經驗。教師在評量時不妨採多元的評量向度，諸如：孩子在活動過程中的準備程度、參與程度、善後程度，活動成品的表現性、原創性、技巧使用、完整性、美感程度等，營造成功的學習經驗來幫助孩子快樂地成長。

以下的三個教學案例，無論為單一學習領域或是跨領域的統整設計，均以小組的形式來完成。

1. 例一

活動名稱：春天來了。

學習領域：生活、國語。

適用年級：國小低年級。

活動目標：1. 能認識季節的轉換，春天的自然生態，透過藝術的表達（歌唱、黏土塑造、表演），發展對主題的認知與其情意。

2. 能透過表演過程中的分享，重視自己的作品，並欣賞他人的作品。

3. 能透過藝術的表達，熟悉所使用藝術媒材的特質，感受創作及參與的喜悅和樂趣。

相關連結：三月份主題教學。

活動媒材：紙黏土、彩色黏土、紙杯、吉他一把或鍵盤樂器、大自然音樂 CD、綠色塑膠布、假樹、盆栽、布偶、報紙。

活動內容：1. 老師在課前先將教室內小朋友的桌椅排列成口字形（留相對的兩個出口），在口字形中央鋪上綠色塑膠布，並在布上擺盆栽、人造草叢……，將塑膠布範圍布置成森林情境。將紙黏土、彩色黏土及紙杯分給各個小朋友。

2. 由兒歌「春天來了」的帶動唱引起學生興趣，導入主題。
3. 老師操作布偶，利用角色扮演的方式說故事，說明春天來了，此角色正在森林裡散步，看見很多昆蟲和小動物，很想和大家做朋友。請小朋友想想，自己想當哪一種動物或昆蟲。
4. 老師說明黏土塑造的注意事項及相關技巧，利用桌上的黏土，請小朋友捏出自己喜歡的小動物或昆蟲。
5. 個別創作（播放大自然音樂）。
6. 小朋友在綠色塑膠布所搭建好的森林裡，將自己的作品找個適合的位置放置（老師從旁協助）。
7. 由老師所扮演的布偶走進森林，一一與小朋友們的動物打招呼。利用布偶和小動物之間的互動，使得老師與小朋友可以彼此進行交談與分享。
8. 整理與清潔工作。

2. 例二

活動名稱：奇妙的海底世界。

學習領域：藝術與人文、自然與科技、綜合活動（跨領域的統整設計）。

適用年級：國小中、高年級。

活動目標：
1. 能了解並妥善地應用周遭可回收利用的資源，展現創意。
2. 體認並欣賞自然與人造世界之相互協調、依存的韻律，透過海底世界的創作，表達學生對海的感情。
3. 能運用資源回收廢棄物，以集結主體創作成一主題的方式呈現。

4. 能展現團隊合作的精神。
5. 拓展欣賞的角度，提升鑑賞的能力。

活動媒材：彩色紙黏土、有關海洋的影片、大紙箱、白膠、雙面膠、泡綿膠、彩色黏土、廣告顏料、色紙、針線、剪刀、美工刀、回收的資源（如紙杯、垃圾袋）、作品樣本、水彩用具、吹風機、保麗龍球。

活動內容：1. 教師於上課前一週告知學生本次活動的主題，並請學生開始蒐集可回收的資源（如紙杯、垃圾袋、毛線、碎布、糖果紙等）。
2. 教師將全班分為若干小組（一組三～六人），老師播放海底世界影片，以引起動機。
3. 教師展示某知名海洋藝術家的平面作品，並對照海洋或河川被汙染後的情景（影片）。
4. 教師詢問：「我們的海洋怎麼了？」鼓勵學生去思考和討論，並說明工業的發展如何破壞了海洋的生態。
5. 鼓勵每位學生以某一種海底生物為主體，用廢棄物去創造出牠／它們及其所處之生態環境（放音樂），並以組為單位將所有作品加以裝置、統整於大紙箱中。
6. 收拾桌面。
7. 老師講解獎項評分依據（獎項包括：最佳裝飾獎、最佳趣味獎、最佳創意獎等），請各組學生上台展示成品並發表之。
8. 老師講解投票規則，學生進行投票，將原本發的幾個（與獎項數同）保麗龍球，投入講桌上的幾個（與組數同）透明管中。
9. 揭曉投票結果並頒獎，邀請得獎組學生上台發表創作感言。

相關主題：動物森林、夢幻花園（分別以陸地上的動物和植物來取代原課程設計中的海底生物）。

3. 例三

活動名稱：母親節卡片製作。

學習領域：藝術與人文、綜合活動（跨領域的統整設計）。

適用年級：國小高年級、國中。

活動目標：
1. 能藉由小卡的製作，傳達個人對母親的情感，展現創意。
2. 能欣賞和同理他人的創作，並給予真誠的回饋。
3. 能從創作與分享的過程中對個人的親子關係有所領悟。

活動媒材：色卡紙、美工刀、舊雜誌、色紙、膠水、彩料、與母親相關的音樂等。

活動內容：
1. 教師於上課前一週告知學生本次活動的主題，強調內容的「獨特性」（有別於市購的母親卡片或其他兄弟姊妹所繪製的），將個人與母親的關係呈現於卡片中，並開始準備所需的媒材（如照片、毛線、碎布，糖果紙等）。
2. 透過以口語讓全班同學一起冥想的方式，幫助學生回顧個人自出生至此時與母親生命的連結，鼓勵學生以真誠的態度創作出一張能展現與母親獨特關係的卡片，傳達個人的情意。
3. 創作（播放音樂）。
4. 小組分享與回饋。
5. 整理與清潔工作。

注意事項：與母親有關的議題會讓少數家庭功能不彰、喪母或現階段未與母親同住的孩子陷入情緒的低潮。此課程之設計宜數週前預告，並在之後有後續課程的支援。教師需以包容的態度，將對母親有不好的情感連結一事「正常化」，無論學生的母親是否健在都鼓勵各種情感的表達，以便學生在小組分享時能透過創作開啟更多的對話與支持。

六、台灣藝術教育治療發展的回顧與展望

「藝術教育治療」為「藝術治療」光譜中，與「治療」端相對映，屬於「成長」端價值在學校場域的應用。有感於它的意義與價值深遠，筆者自 1989 年返台，因任教於專司培育小學與幼兒園師資之學校，積極耕耘與試驗藝術治療應用於學校體系之可能性；也因任教於美勞教育學系（今更名為視覺藝術學系）之故，最初十多年的研究發表多以藝術教育的觀點介入。回顧過去二十多年來藝術治療在台灣的發展，幾個重要的轉捩點均與重大災難相關，也均以校園為中心來開展；在賑災時期，藝術教育治療的實施有積極的療癒意義，而在承平年代，則蘊含了預防以及促進學生心理健康的目的。

(一) 與災難並行發展的教育專業

1999 年突如其來的 921 大地震重創台灣中部，為近代台灣首次面臨的重大天災。災後復健資源陸續湧入災區，藝術治療的專業亦然。當人們的傷痛無法以口語表達時，藝術便成為最自然的介入媒介。災後一個月起每隔兩週，台中的國立美術館針對災區教師所提供的五梯次、每梯 36 位教師四天三夜（含食宿）、長達 30 小時的「藝術教育治療種子教師培訓課程」，成為藝術教育治療有系統推廣的濫觴。該研習的設計以上午講解理論，介紹兒童繪畫發展階段理論與藝術治療在學童輔導的運用為主；下午與晚上則為自我探索式的實務操作，目的在於提供災區第一線教師情感上的支持，以及將藝術創作融

入教學，透過它來了解協助學生的方法。雖然在 921 之前，藝術治療在校園已有一些推廣活動在進行，但在 921 之後，各縣市中、小學及幼兒園的輔導和特教研習中，藝術治療已成為幾個最熱門的專題之一。

而後，幾篇行動式的、探討藝術教育治療效果的研究陸續發表。

鄭安修（2002）探討人本取向教學對國小三年級學童生活適應的影響。他以所任教學校三年級共六個班級的小朋友為研究對象，其中實驗組在美勞課施以藝術教育治療教學，而對照組則由另一位教師施以一般美術教學。該研究以「行為適應量表」為研究工具，在學期初與學期末對研究對象施測，但學期初所填寫的量表並未立即分析，直至後測結束後才一併做比較分析。本研究將高於兩個標準差（實驗組 16 名、對照組 6 名共 22 名）的學童界定為「生活適應不佳學童」，在實驗組與對照組的美勞教師均不知班級中何者為生活適應不佳學童的情況下進行一學期、每週兩小時的教學。研究結果發現實驗組學童在整體生活適應上有所改善，但對照組則不然；兩組生活適應不佳學童的後側均較前測有所進步，實驗組的生活適應不佳學童尤其有顯著的差異。此外，研究者五年來所任教班級學童在該校輔導室每年針對小學三年級所做的學童生活輔導調查問卷之一題：「我最喜歡的科目是？」選擇美勞課為最喜歡課程的人數百分比的增加，由 28%、42%、38%、47%，到實驗課程當年的 66%，此結果肯定了研究者教學效能的提升，或也意謂著藝術教育治療課程強化了師生間的連結，肯定了藝術教育治療理念落實於學校教學的可行性。

李杰禧（2002）以國小級任老師的身分探討利用美勞課時間實施一學期藝術教育治療後，對中年級 16 位學生的自我概念以及同儕關係有何影響。研究採不等組前、後測準實驗設計，以一所國小四年級的兩個班級各 17 名學童為對象；實驗組為研究者任教的班級，另一班為對照組。此質、量並重的研究，除了以利用「國小兒童自我概念量表」、社會記量法之評等法為評量工具，分別於學期初與學期末實施前、後測之外，也蒐集課程進行期間觀察員紀錄、不定期訪談（家長、兒童、科任教師）、錄影、學生作品拍照以及學童的作文、家庭聯絡簿等文件資料來做質性分析。研究結果發現實驗組學生在「學校自我概念」上有顯著進步，在「家庭自我概念」、「外貌自我概念」、「身體自我概念」、「情緒自我概念」與自我概念整體表現上有進步，但與對照組並無顯著的差異，但在「同儕接納度評量」則有顯著的進步。研究者最後結論認為本課程對同儕關係有所助益，因它：(1) 營造了學童互動的空間；(2) 能引發學生自發地互動；(3) 改變了學童在課外的互動模式；(4) 促進班級中次團體的融合；(5) 能幫助學童發展和諧的兩性關係與互動。研究者以敘述的方式生動地描繪每個單元上課的故事與自己當下的反思，深具實務上的應用價值。

另一篇為五位資源班高年級學童藝術教育治療團體的歷程研究（沈榮林，2003）。研究者為該校的輔導主任，在學期中帶領八次、每次 80 ～ 90 分鐘的藝術教育治療團體輔導。本研究以「行為困擾表」、「情緒障礙量表」為團體之前、後測評量工具，並以個別成員之「行為觀察記錄表」（級任教師用）、「團體成員行為觀察記錄表」（觀察員用）、「活動日誌」、「成員回饋意見表」、活動錄影、作品拍照、訪談等資料來評量團體歷程中學員行為之變化及三個月後的影響。團體前後測的研究結果顯示四位學童的行為及情緒困擾有明顯的改善，一位在整體情緒與行為表現略微退步，但在整體能力部分則表現進步；而三個月後的追蹤則顯示四位團體結束時有改善者亦有正向、穩定的表現，而那一位治療後無改善者則無明顯的改變。

以上三篇行動研究的研究者，一致肯定在藝術教育治療進行中定期接受督導的必要性。教師自藝術教育治療實施中獲得的成長有：(1) 對班級動力更敏銳；(2) 對學生心理狀態的察覺及對其生活事件有更深的洞察；(3) 對教學有更高的自我覺察（李杰禧，2002），此意謂著藝術教育治療的訓練，或可成為教師專業成長的重要選項之一。許多縣市教育局開始主辦教師專業知能深度工作坊，開啟了數天藝術治療研習（18 ～ 30 小時），甚至進階督導的研習模式（林惠煌編，2003，2004）。

2009 年八八風災重創台灣中、南部，廣達文教基金會「莫拉克專案」中的子計畫——藝術教育治療，進一步將此取向的理念落實與推廣（陸雅青，2013）。該長達五年（1999 ～ 2014）的計畫除比照 921 國美館的研習模式，在計畫執行期間的寒、暑假針對災區教師提供共十梯次的「藝術教育治療種子教師培訓課程」之外，也自 2012 年起對第一階段訓練結束後已在校園服務至少滿一學期之教師，提供共三梯次、每梯 15 人，為期一學期、每個月聚會一次、每次六小時，共 24 小時的「教學督導團體」，為在第一現場執行藝術教育治療的教師，提供支持與引導。多位督導團體已結業的教師持續以旁聽的身分參與後來的督導團體。這個種子教師陪訓課程，不只是新知識的傳遞，更重在教師的「質」變與增能。藝術教育治療的理念雖剛開始只在少數的校園間萌芽，卻以頗快的速度蔓延，協助學生快樂學習、健康成長，也成就了多位教師樂於教學，堅定以「教師」為志業的信念與情懷。至今，正式的督導雖已結束，但自主性的聚會仍以支持團體的形式持續著……。

專業知識的追求，對教育的熱忱、同理心、包容和關懷是理想教師具備的基本教學態度。已接受第一階段訓練的教師在落實藝術教育治療時，往往因與慣有的教學習慣不同，或嘗試運用卻因未見到預期的成效，而心生抗拒或自我懷疑。「教師是教學的主體，建構知識到實踐是一條專業成長之路，教師在運用藝術教育治療的教學法時，常常會面臨課業進度壓力、學校活動與學生家長的回應等因素拉扯；教學是動態與創造性的歷程，人本取向的教師不只鼓勵學生，亦在教學中體驗自己；唯有充分地體驗自己，信賴自己有能力和環境形成新的關係，教學便是自身湧現創造性的作品和創造性的生活」（郭淑惠，2014）。原本因應災難而生的廣達藝術教育治療研習，在進階督導班的學員以不同的角色（低中高年級級任、不同科任、行政教職、特教老師）利用不同的時機（早自習、藝術與人文課、自然與體育課、健康教育、輔導或綜合活動課、週三下午彈性時間……）介入的同時，在守密的原則下，將教學實務現場的複雜議題帶入督導團體，透過理論的擴展、實務演練、同儕回饋等方式而得以解惑與增能，為個人的教學注入活水。廣達五年的藝術教育治療研習訓練不只將「透過藝術的教育」和「藝術即是治療」的理念真正落實於校園，並深獲肯定（高震峰、陸雅青主編，2014），也建立了未來藝術教育治療師資培訓的可行模式。

藝術治療專業從 1960 年代末期發展至今已近 50 年，但除藝術教育領域外，國外尚無教師透過藝術來教學以提升全班學生心理健康的文獻。在校園中的藝術治療師角色比較類似國內的專任輔導教師或駐校心理師，工作性質以輔導個別學生以及帶領小團體為主（Siegel, 2015）。台灣藝術教育治療得以發展推究其原因有二：首先，台灣地小人稠，較大的天災或人禍往往重創整個區域的食衣住行。中、小學在災區重健的歷程中為優先復健的指標，即便災難發生的第一時間外部資源湧入，但百年樹人的教育大業盡可能由原學校教師擔綱，外部的支援為輔。此意謂著在錯亂失序的當下，學校為安頓孩子身心、家長得以全力重建家園的駐所。同為災民的教師，頓時身負輔導的職責，所承擔的壓力難以言喻，促成了以紓減教師壓力、提供輔導專業知能訓練的藝術教育治療研習之推展。再者，幼兒園、國小師資培訓為全才走向，藝能科目為通識課程，基層教師多才多藝者比比皆是。「透過藝術的教育」雖已是存在的教育哲學，確需要投注更多的能量方能落實；而大規模的災難或社會亂象，提供了它發展的時空。

（二）藝術教育治療師資培育

藝術教育治療教學需要較高度的專業技巧，教師除具備原學科背景，亦須具備心理輔導、特殊教育、美勞教學的相關知能。因此在各大專院校修習師資培育學程中有系統地規劃藝術教育治療學群課程，則能確切地幫助學生未來在教學與實務上的運用，提高其職業素養。除了從師資培育的課程選修上培訓未來藝術教育治療的師資外，最理想的方式是透過已有教學經驗、熟悉班級經營的教師們的再訓練。教育當局可在定期舉辦的教師研習中，提供中小學及幼兒園老師，如同廣達藝術教育治療訓練模式的在職教育機會。再者，在教育主管機構鼓勵各校教師發展專業社群以提升教師專業的氛圍中，藝術教育治療社群應可為重要的選項之一。在實際教學中，鼓勵教師調整原本學科本位的心態，適時地與其他科的教師協同教學，以統整學生的學習為最大的考量。當然，建立督導（supervision）制度，讓資深的藝術教育治療老師來督導新手；或跨校間有志於此教學的教師，在倫理考慮、保密的原則下，透過網路來提供彼此教學上的支持，亦不失為符合現代潮流的作法。

（三）全人化教育理念的實現

近年來由於少子化的趨勢，多數學校面臨招生不足、減班、併班上課、甚至於廢校等議題，加上現代社會文化變遷快速，學生的身、心發展以及與學生家長的互動均考驗著現代的學校教師。雖然藝術在本質上即具有治療的價值，藝術的歷程可增強其他學科內容在知、情、意上的學習，但它卻需要更多專業訓練、教學歷練和督導才能勝任；尤其，需要教師個人有相當程度的成長。個人心理成長良好的教師會因在創作中經驗過被涵容的感受進而能鼓勵孩子透過創作來表達、反思；在體驗過自己的所有真實情緒後，能更加地疼惜自己，也因內在的自己被疼惜、尊重進而能去尊重與同理他人。

學海無涯，教育的專業亦然，是一個透過教學不斷成長的歷程。藝術教育治療教師當清楚自己個人的心理界限，量力介入班級中少數特殊兒童的教學輔導，為其尋找更恰當的資源或轉介做更進一步的輔導或治療。在過程中，老師應避免將帶有價值判斷意味的標記附加於特殊兒童的身上，揚棄傳統以缺陷為基礎的特殊兒童醫學分類，改以「教育」需求來界定孩子。不諱言，少數特殊學生的行為可能會左右教師的教學，相對地，這些教學上的挑戰也會帶來個人教育專業上的成長。兒童本位，意謂著以孩子為中心去串起更有效的資源網絡，如與其他上同一班級的教師、家長和輔導室保持密切的聯繫。當由師生所建構的學校成為一個友善的環境時，孩子自然樂於學習、快樂成長。

七、結語

藝術教育治療為在一般班級、特殊班級或資源班的原有教育結構中，以全班學生為對象，運用藝術的手法於各學科教學的教育模式。本教學法以學生為本位，旨在透過教學中的表達性藝術創作歷程，整合學生的學習經驗，解除或緩和生理的束縛及情緒的困擾。

藝術教育治療以本書前幾個章節中所介紹的羅溫費爾德的兒童中心取向的藝術教育以及克拉曼「藝術即治療」的理論為核心來發展；在教學態度上，則以人本、存在的精神為依歸。本教學模式之衍生與發展與災難後以及亂世時校園中普遍且大量的心理照護需求有關。

藝術教育治療學理的探求與實踐，開啟幼兒園及中、小學教師精進教學專業的另一扇窗。無論是包班制的級任導師、各科科任老師、資源班和特殊班級的老師，均可適當地運用藝術創作的歷程來幫助學童整合所學，是「透過藝術的教育」、全人教育理念之實踐。

參考文獻

中文部分

王秀雄（1990）。**美術教育**。台北：台北市立美術館。

王德育（譯）（1991）。Victor Lowenfeld 著。**創造與心智的成長**。台北：三友。

呂廷和（譯）（2007）。Herbert Read 著。**透過藝術的教育**。台北：藝術家。

李杰禧（2002）。**藝術教育治療的實施對國小中年級學童自我概念與同儕關係之影響：一位國小導師的教學行動研究**。台北市立師範學院視覺藝術研究所教學碩士論文，未出版，台北市。

沈榮林（2003）。**藝術教育治療團體對國小身心障礙資源班兒童介入歷程之研究**。台北市立師範學院視覺藝術研究所教學碩士論文，未出版，台北市。

林惠煌（編）（2003）。**台北縣幼教專業知能深度工作坊——幼稚園藝術治療**。台北縣政府發行。

林惠煌（編）（2004）。**台北縣幼教專業知能深度工作坊——幼稚園藝術治療教學**。台北縣政府發行。

林雯菱（2014）。入班融合的實踐——以藝術教育治療的概念應用於巡迴輔導班同儕接納課程設計。**國教新知，61**

（3），53-60。

范信賢、尤淑慧（2013）。十二年國民基本教育課程的願景與理念。**教育研究月刊，231**，34-48。

高震峰、陸雅青（主編）（2014）。透過藝術的教育——藝術教育治療實務分享。**國教新知，61**（3）。

教育部（2014）。**十二年國民基本教育系統架構**。台北：教育部。2014 年 1 月 2 日，取自 http://12basic.edu.tw/File/Levelimg_230/s_blue_3.png

郭淑惠（2014）。藝術教育治療：跨越藝術與教育的人本教學趨勢。**國教新知，63**（3），5-15。

陳佳淇（2014）。藝術教育治療課程導入高年級「視覺藝術課程」教學實例——馬賽克課程設計在生活藝術上的應用。**國教新知，61**（3），35-43。

陸雅青（1993a）。藝術教育治療。載於**當代美勞教學理論與實務學術研討會論文集**（頁 23-42）。台北：台北市立師範學院。

陸雅青（1993b）。**藝術治療——繪畫詮釋：從美術進入孩子的心靈世界**。台北：心理。

陸雅青（1999a）。**藝術治療——繪畫詮釋：從美術進入孩子的心靈世界**（第二版）。台北：心理。

陸雅青（1999b）。基本能力二：欣賞、表現與創新，於「**規劃國民中小學九年一貫課基本能力策略**」。國立台灣師範大學教育研究中心專題研究編號：0151。

陸雅青（2000）。**藝術治療團體實務研究——以破碎家庭兒童為例**。台北：五南。

陸雅青（2005）。**藝術治療——繪畫詮釋：從美術進入孩子的心靈世界**（第三版）。台北：心理。（簡體版於 2009 年由四川重慶大學出版）。

陸雅青（2012）。漫談藝術治療中的表達。**台灣藝術治療會**

訊，**16**。

陸雅青（2013）。**兒童繪畫發展階段理論在藝術治療評估與介入的應用**。2013 年廣達莫拉克專案「藝術教育治療種子教師研習營（嘉義場）」講義。時間：7/29-8/1，地點：嘉義縣政府創新學院。

陸雅青（2014）。序二於〈透過藝術的教育——藝術治療實務分享〉專輯。**國教新知，61**（3），3-4。

黃銘祝（1999）。從藝術與生活的重要性來談藝術教育的改革。**國教世紀，185**，107-111。

黃麗娟（2014）。運用藝術教育治療於班級團體輔導——一位低年級導師的回顧與省思。**國教新知，61**（3），16-24。

楊添圍、周仁宇（譯）（2001）。N. Gregory Hamilton 著。**人我之間：課體關係理論實務**。台北：心理。

鄭安修（2002）。**人本取向教學對國小三年級學童生活適應的影響**。台北市立師範學院視覺藝術研究所教學碩士論文，未出版，台北市。

蘇彬純（2014）。應用於高年級班級經營之曼陀羅主題的藝術教育治療課程。**國教新知，61**（3），25-34。

蘇銘昌（2014）。一位輔導教師的藝術療癒之旅——談藝術教育治療在班級輔導中的運用。**國教新知，61**（3），44-52。

外文部分

Albert, R. (2010). Being both: An integrated model of art therapy and alternative art education. *Art Therapy: Journal of the American Art Therapy Association, 27*(2), 90-95.

Alyami, A. (2009). The integration of art therapy into physical rehabilitation in a Saudi hospital. *The Arts in Psychotherapy, 36*(6), 282-288.

Anderson, F. E. (2015). "Special needs" Federal mandates and opportunities for art therapy. In D. Gussak & M. L. Rosal (Eds.), *The Wiley Blackwell handbook of art therapy* (pp. 295-305). Malden, MA: John Wiley & Sons.

Arrington, D. (2007). *Art, angst, and trauma: Right brain interventions with developmental issues*. Springfield, IL: Charles C. Thomas Publisher.

Balbernie, R. (2001). Circuits and circumstances: The neurobiological consequences of early relationship experiences and how they shape later behavior. *Journal of Child Psychotherapy, 27*(3), 237-55.

Bowlby, J. (1969). *Attachment*. New York: Basic Books.

Bowlby, J. (1988). *A secure base: Clinical applications of attachment theory*. London: Tavistock/Routledge.

Bush, J. (1997). *The handbook of school art therapy: Introducing art therapy into a school system*. Springfield, Illinois: Charles C Thomas.

Case, C., & Dalley, T. (2014). *The handbook of art therapy* (3rd ed.). London & New York: Routledge.

Chalmers, F. G. (1971). *Toward a theory of art and culture as a foundation for art education*. Unpublished doctoral dissertation, University of Oregon.

Chapman, L. (2014). *Neurobiologically informed trauma therapy with children and adolescents: Understanding the mechanisms of change*. New York, NY: W. W. Norton & Company, Inc.

Chilton, G. (2013). Art therapy and flow: A review of the literature and applications. *Art therapy: Journal of the American Art Therapy Association, 30*(2), 64-70.

Clements, C. B., & Clements, R. D. (1984). *Art and mainstreaming:*

Art instruction for exceptional children in regular school classes. Springfield, IL: Charles C Thomas.

Cloninger, S. C. (2012). *Theories of personality: Understanding persons* (6th ed.). Upper Saddle River, NJ: Prentice-Hall.

Copeland, B. (1984). Mainstreaming art for the handicaped child: Resources for teacher preparation. *Art Education, 37*(6), 22-29.

Csikszentmihalyi, M. (1990). *Flow: The psychology of optimal experience*. New York: Harper Perennial.

Dalke, C. (1984). There art no cows here: Art and special education together at last. *Art Education, 37*(6), 6-9.

Dennis, W. (1973). Children of the Crèche. New York: Appleton Century Crofts.

Dissanayake, E. (1992a). *Homo aestheticus: Where art comes from and why*. New York: Free Press.

Dissanayke, E. (1992b). Art for the life's sake. *Art Therapy: Journal of the American Art Therapy Association, 9*, 169-175.

EPC (1968). The role of the fine arts in education. *Art Education, 21*(7), 3-7.

Erikson, E. H. (1982). *The life cycle completed: A review*. New York: Norton.

Essex, M., Frostig, K., & Hertz, J. (1996). In the service of children: Art and expressive therapies in public schools. *Art Therapy: Journal of the American Art Therapy Association, 13*, 181-19.

Flood, J., Heath, S. B., & Lapp, D. (Ed.) (2015). *Handbook of research on teaching literacy through the communicative and visual arts, vol. II*. A project of the International Reading Association. New York and London: Routledge.

Franklin, M. (2010). Affect regulation, mirror neurons, and the third hand: Formulating mindful empathic art interventions. *Art Therapy: Journal of the American Art Therapy Association, 27*(4), 160-167.

Gallese, V. (2008) Mirror neurons and the social nature of language: The neural exploitation hypothesis. *Social Neuroscience, 3*(3-4), 317-333.

Garner, R. L. (1996). The NAT Model: Factors in nueropsychological art therapy. *American Journal of Art Therapy, 34*, 107-111.

Heath, S. B., & Wolf, S. (2005). Focus in creative learning: Drawing on art for language development. *Literacy, 39*(1), 38-45.

Henley, D. R. (1992a). Facilitating artistic expression in captive mammals: Implications for art therapy and art empathicism. *Art Therapy: Journal of the American Art Therapy Association, 9*, 178-192.

Henley, D. R. (1992b). *Exceptional children exceptional art: Teaching art to special needs*. Worcester, MA: Davis.

Hite, S. (1996). A reference library for school art therapists. *Art Therapy, 13*(3), 202-204.

Johnson, D. R. (1984). The arts and communities. *Design for Arts and Education, 86*(1), 36-39.

Julliard, K. N., & Heuvel, G. V. D. (1999/2011). Susanne K. Langer and the foundations of art therapy. *Art Therapy: Journal of the American Art Therapy Association, 16*(3), 112-120. (DOI: 10.1080/07421656.1999.10129656)

Kaplan, F. F. (1992). Environmental preference in knowledge-seeking, knowledge-using organism. In J. H. Barkow, L.

Cosmides, & J. Tooby (Eds.), *The adapted mind: Evolutionary psychology and the generation of culture* (pp. 581-598). New York: Oxford University Press.

Kim, S. K. (2013). A randomized controlled study of the effects of art therapy on older Korean-American's healthy aging. *The Arts in Psychotherapy, 40*(1), 85-93.

King, J. (2015). Art therapy: A brain-based profession. In D. Gussak & M. L. Rosal (Eds.), *The Wiley Blackwell handbook of art therapy* (pp. 77-89). Malden, MA: John Wiley & Sons.

Knight, W. B. (2015). Culturally responsive teaching in art education. *The International Journal of Arts Education, 13*(1), 70-89.

Kramer, E. (1992). Reflections on the evolution of human perception: Implications for the understanding of the visual arts and of the visual products of art therapy. *American Journal of Art Therapy, 30*, 126-142.

Kramer, E.(1979). *Childhood and art therapy: Note on theory and application*. New York: Schocken Books.

Loevinger, J. (1976). *Ego development*. San Francisco: Jossey-Bass Publisher.

Lowenfeld, V. (1952). *The nature of creative activity*. London: Routledge and Kegan Paul.

Lownfeld, V., & Brittain, W. L. (1987). *Creative and mental growth* (8th ed.). New York: Macmillan.

Malchiodi, C. A. (1996). Introduction to special issue on art therapy & education. *Art Therapy: Journal of the American Art Therapy Association, 13*(3), 162-163.

McNiff, S. (1997). Art therapy: A spectrum of partnerships. *The Arts in Psychotherapy, 24*(1), 37-44.

Nelson, C. L. (2010). Meeting the needs of urban students: Creative arts therapy in Jersey City public schools. *Art Therapy: Journal of the American Art Therapy Association, 27*(2), 62-68.

Orians, G. H., & Heerwagen, J. H. (1992). Evolved responses to landscapes. In J. H. Barkow, L. Cosmides, & J. Tooby (Eds.), *The adapted mind: Evolutionary psychology and the generation of culture* (pp. 555-579). New York: Oxford University Press.

Perry, B. D. (2002). Childhood experience and the expression of genetic potential: What childhood neglect tells us about nature and nurture. *Brain and Mind, 3*(1), 79-100.

Piaget, J. (1952). *The origin of intelligence in children*. New York: International University Press.

Prinzhorn, H. (1972). *Artistry of the mentally ill*. New York: Springer-Verlag.

Regev, D., Green-Orlovich, A., & Snir, S. (2015). Art therapy in schools: The therapist's perspective. *The Arts in Psychotherapy, 45*(4), 47-55.

Reynolds, F. (2012). Art therapy after stroke: Evidence and a need for further research. *The Arts in Psychotherapy, 39*(4), 239-244.

Riley, S. (1997). Art psychotherapy stress reduction group: For therapists dealing with a severely abused client population. *The Arts in Psychotherapy, 23*(5), 407-415.

Rogers, C. R. (1954). Towards a theory of creativity. *ETC: A Review of General Semantics, 11*, 249-260.

Rogers, C. R. (1967). A process conception of psychotherapy. In *On becoming a person* (pp. 125-159). London: Constable.

Rogers, N., Tudor, K., Tudor, L. E., & Keemar, K. (2012). Person-centered expressive arts therapy: A theoretical encounter. *Person-centered & Experiential Psychotherapies, 11*(1), 31-47.

Rubin, J. A. (2004). *Art Therapy has many faces* [DVD]. Expressive Media, INC. 中文版：「藝術治療的多重面向」。台灣藝術治療學會、華人心理治療研究發展基金會共同發行。

Rubin, J. A. (2005). *Child art therapy* (25th anniversary edition). Malden, MA: John Wiley & Sons.

Rubin, J. A. (2015). Psychoanalytic art therapy. In D. Gussak & M. L. Rosal (Eds.), *The Wiley Blackwell handbook of art therapy* (pp. 26-36). Malden, MA: John Wiley & Sons.

Sadock, B. J., & Sadock, V. A. (2007). *Kaplan & Sadock's synopsis of psychiatry* (10th ed.). Philadelphia, PA: Lippincott Williams & Wilkins.

Safar, L. T., & Press, D. Z. (2011). Art and the brain: effects of dementia on art production in art therapy. *Art therapy: Journal of the American Art Therapy Association, 28*(3), 96-103.

Schleien, S. J., Ray, M. T., Soderman-Olson, M. L., & McMahon, K. T. (1987). Integrating children with moderate to severe cognitive deficits into community museum program. *Education and Training in Mental Retardation, 22*(2), 112-119.

Schleien, S., Olson, K., Rogers, N., & McLafferty, M. (1985). Integrating children with severe handicaps into recreation and physical education programs. *Journal of Park and Recreation Administration, 3*(1), 50-66.

Siegel, C. A. (2015). School art therapy. In D. Gussak & M. L.

Rosal (Eds.), *The Wiley Blackwell handbook of art therapy* (pp. 435-442). Malden, MA: John Wiley & Sons.

Siegel, D. J. (1999). *The developing mind: Towards a neurobiology of interpersonal experience*. New York: Guilford Press.

Silver, R. (1978). Developing cognitive and creative skills through art. Baltimore, MD: University Park Press.

St. Johns, P. A. (1986). Art education, therapeutic art, and art therapy. *Art Education, 39*(1), 14-16.

Stuckey, H. L., & Nobel, J. (2010). The connection between art, healing, and public health: A review of current literature. *American Journal of Public Health, 100*(2), 254-263.

Tinnin, L. (1990). Biological processes in nonverbal communication and their role in the making and interpretation of art. *The American Journal of Art Therapy, 29*, 9-13.

Tinnin, L. (1991). Creativity and mental unity. *Perspectives in Biology and Medicine, 34*, 347-354.

Tinnin, L. (1994a). *Preverbal memory.* Paper presented at the conference, Explorations in Unity and Multiplicity, Pittsburgh, PA.

Tinnin, L. W. (1994b). Transforming the placebo effect in art therapy. *American Journal of Art Therapy, 30*, 75-78.

Troeger, B. J. (1992). Application of child art theories to the interpretation of children's art. *Art Therapy, 9*(1), 30-35.

Van Ijzendoorn, M. H., Juffer, F., & Poelhuis, C. W. K. (2005). Adoption and cognitive development: A meta-analytic comparison of adopted and nonadopted children's IQ and school performance. *Psychological Bulletin, 131*(2), 301.

Vecchi, V. (2010). *Art and creativity in Reggio Emilia: Exploring the role and potential of ateliers in earlier childhood education*. New York, USA: Routledge.

Wadeson, H. (2010). *Art Psychotherapy*. Hoboken, NJ: John Wiley & Sons.

國家圖書館出版品預行編目（CIP）資料

藝術治療──繪畫詮釋：從美術進入孩子的心靈世界／
陸雅青著.--四版.--新北市：心理, 2016.09
面；　公分.--（心理治療系列；22158）
ISBN 978-986-191-655-2（平裝）
1.藝術治療
418.986　　105015544

心理治療系列 22158

藝術治療──繪畫詮釋：從美術進入孩子的心靈世界（第四版）

作　　者：陸雅青
執行編輯：高碧嶸
總 編 輯：林敬堯
發 行 人：洪有義
出 版 者：心理出版社股份有限公司
地　　址：231026 新北市新店區光明街 288 號 7 樓
電　　話：(02)29150566
傳　　真：(02)29152928
郵撥帳號：19293172　心理出版社股份有限公司
網　　址：https://www.psy.com.tw
電子信箱：psychoco@ms15.hinet.net
排 版 者：鄭珮瑩
印 刷 者：竹陞印刷企業有限公司
初版一刷：1993 年 12 月
二版一刷：1999 年 5 月
三版一刷：2005 年 4 月
四版一刷：2016 年 9 月
四版四刷：2021 年 1 月
I S B N：978-986-191-655-2
定　　價：新台幣 400 元